北京工业大学　中国医学装备协会

# 医疗器械
# 使用与安全

〔瑞典〕贝蒂尔·雅各布森（Bertil Jacobson）
　　　　　　　　　　　　　　　　　　　　　　著
〔英〕艾伦·默里（Alan Murray）

张　松　郑定昌　杨　琳　译

中国科学技术出版社
· 北 京 ·

**图书在版编目（CIP）数据**

医疗器械使用与安全 /（瑞典）贝蒂尔·雅各布森（Bertil Jacobson）,（英）艾伦·默里（Alan Murray）著；张松，郑定昌，杨琳译 . — 北京：中国科学技术出版社，2017.7（2018.4 重印）

ISBN 978－7－5046－6854－7

Ⅰ.①医… Ⅱ.①贝… ②艾… ③张… ④郑… ⑤杨… Ⅲ.①医疗器械－使用方法②医疗器械－安全管理 Ⅳ.① R197.39

中国版本图书馆 CIP 数据核字（2017）第 158921 号

| | |
|---|---|
| **策划编辑** | 杨虚杰 |
| **责任编辑** | 胡　怡 |
| **责任校对** | 杨京华 |
| **责任印制** | 马宇晨 |
| **装帧设计** | 中文天地 |

| | |
|---|---|
| **出　　版** | 中国科学技术出版社 |
| **发　　行** | 中国科学技术出版社发行部 |
| **地　　址** | 北京市海淀区中关村南大街 16 号 |
| **邮　　编** | 100081 |
| **发行电话** | 010-62173865 |
| **传　　真** | 010-62173081 |
| **网　　址** | http://www.cspbooks.com.cn |

| | |
|---|---|
| **开　　本** | 787mm×1092mm　1/16 |
| **字　　数** | 392 千字 |
| **印　　张** | 26.5 |
| **版　　次** | 2017 年 7 月第 1 版 |
| **印　　次** | 2018 年 4 月第 2 次印刷 |
| **印　　刷** | 北京圣彩虹科技有限公司 |
| **书　　号** | ISBN 978－7－5046－6854－7 / R·2045 |
| **定　　价** | 168.00 元 |

# 目录
CONTENTS

# 序一 作者中文版序

我们每个人都期望有一个健康的晚年，并期望比我们的祖辈们更好地享受晚年。人类疾病治疗和护理的临床能力在逐年提高，这归功于经验丰富的临床医生，充满创造力的临床工程师以及他们之间成功的合作。

本书倡导高质量的医疗器械以及它们安全有效的使用方法。无可置疑，医疗器械对医学发展做出了巨大推进，但是若使用不当，它们会、而且确实造成了医疗事故和伤害。考虑到我们大部分人不经常寻求医疗咨询、诊断、医院护理或手术，所以对于医疗器械事故的发生，我们感觉并不常见。然而，由于医疗器械使用不正当造成的的伤害甚至死亡，即便是一次，也是太多了。因此，本书旨在促进临床医生、护士、医院管理者、医疗器械制造商、医疗工程师和临床工程师之间的沟通，以帮助改善医疗器械的使用，降低潜在危害。

本书首版中记录的匿名"事件"中包括有50多人死亡，70多人受伤（其中30多人属于严重伤害）以及80多例事故中相关人员侥幸避免了受伤的丰富案例。这些案例发生在世界各地。贝蒂尔·雅各布森教授作为作者之一，对病人的安全管理做出了巨大的贡献，不幸的是，他于本书首版出版后去世了。

自本书第一版出版以来，医疗器械所导致的悲剧性事故在继续发生。我们下面给出近几年报道的一些案例事故，希望大家对这些事故的存在有基本认识。在英国，一名病人从维护不善的医院推车上坠落身亡，另外一名病人从病人升降机上坠落；美国发生机器人手术导致的数起死亡事件；印度一名女婴在婴儿培养箱内因线路短路所导致的火灾中死亡；在意大利，有8名患者在重症监护病房中因氧气和另一种气体被错误连接而导致死亡；在挪威，一名患者被电疗装置严重烧伤；在一艘海轮上，一名男子因心脏病发作后去世，只因为除颤仪的电池没有充电。虽然还有许多其他报告不能与特定国家相关联，包括轮子掉落的医院推车的继续使用，识别不良的连接导致错误治疗和死亡，以及有创性手术中的成像设备停止工作导致的严重伤害等都有发生。此外，各种各样的医疗器械因为采用微控制器所导致的功能失效故障和需要重新修改程序也成为主要问题。和医疗器械相关的"事故"清单远远超出了上面给出的这些近年来的例子。

出版本书中文版本的初衷，是为了让中国的读者意识到医疗器械安全问题和患者被伤害的事件，在中国也同样发生，包括呼吸机和除颤仪故障导致的死亡，诊断椅腿断裂使病人从椅子上跌落导致的死亡，以及内固定板失效导致对患者进行二次手术等。医疗器械事故的多发是由一系列原因导致的，包括维护不及时，缺乏校准以及购买劣质设备等。最新的"全英可疑医疗器械不良事件报告"确定了一年内有184例与医疗器械有关的可疑死亡事件，并将以下医疗器械列为不良事件的前列，包括：患者监护仪、输液泵和注射器、电子血压计、血液透析机、心电图仪、血糖仪、呼吸机、电子体温计、婴儿培养箱和微波治疗仪等。

本书的宗旨是为了能够改善医疗护理的现况。医务人员需要了解设备的工作原理，了解设备的局限性，并且高度关注潜在的问题。医疗器械工程师需要继续创新发展，并且要充分了解医疗需求，并生产出高效、易用的设备。医院临床工程师需要确保设备的正确维护，临床医生能够得到充分培训。最后，重要的是，全体相关工作人员需要紧密合作，报告所有医疗事故，并且与他人分享，从错误中汲取经验和教训而不只是责怪他人。

在这里祝愿所有读者能安全有效地使用医疗器械，避免任何伤害，并推进医疗器械创新。

艾伦·默里

2017 年 5 月

# 序二  作者原版序

《医疗器械使用与安全》是为应对医疗器械的实际应用过程中涉及的安全隐患而编著。这本书为那些从事医疗行业并在医疗器械使用中为患者的安全承担责任的人服务。

假如没有医疗器械，现代医学的成就将不会如此辉煌，很多挽救过来的生命也将早已逝去。在某种程度上，这本书歌颂了他们的成功。但是医疗器械也会造成事故，只有了解仪器潜在的规则才能更好地避免事故的发生。随着知识的增长，人们可以更充分地应对未知的事件，也可以在护理病患时更快地提出应对措施。《医疗器械使用与安全》一书通过提高对于医疗器械功能及故障原因的重视程度来鼓励人们安全使用。作为某些仪器专家的读者可能会发现书中的描述仅仅提供了一些必要的细节，主要原因是本书并不用于替代专用说明手册或是安全指南。

这本书的核心是一些吸引人且令人震惊的案例记录。除了在第13章的一个案例是由几个不同的事件组合而成以外，其余所有的案例都是记录在不同出版物上的真人真事，书中涉及的真名都用化名替代。为了增加可信度，作者尽量避免改变任何报道中的细节，将事件的本来面貌呈现给读者，虽然有的事件看起来非常匪夷所思。这里多数的案例都取自年度的出版物以及医学期刊，还有一些来自于《健康仪器、生物学的安全与标准》这类出版物，以及药品医疗产品监管机构的报道。事故发生在什么地方无关紧要，人们生来会犯错误却是一个不幸的事实。

由于本书为不同背景知识层面的读者设计，某些部分给出了"原理窗"和"技术窗"的介绍。因此读者可以在某种程度上选择个人所需的知识层面，但建议所有读者都阅读书中案例，这可以促进本书的根本目的：达到现代医学的质量与安全双保证。

20年来，作为瑞典健康与福利委员会在医学工程方面的科学顾问，第一作者被那些相同类型但又重复发生的事故所震惊。编著这本书的目的便是希望能为减少医学事故做出贡献。虽然最初这本书是为瑞典的读者而著，但由于医学在很多发达国家也同样得到高度发展，这本书已被广泛应用。本书的英文版已修订完成，与此同时本书也已经在瑞典增印第二版，书中还增添了一些最新的病历。所有的数字和图片都是为了体现一些基本的原理，为了帮助读者更好地理解，编著时略去了部分细节。为了我们的提高与改进，欢迎您提出宝贵的意见与建议，作者将不胜感谢！

贝蒂尔·雅各布森

艾伦·默里

瑞典斯德哥尔摩

英国纽卡斯尔

2006 年

# 序三　中国医学装备协会序

　　医学装备的研发和广泛应用，催生了现代医学革命性的巨变，使疾病的预防和诊治能力有了极大提高，给人类健康带来了福祉。但是，事物都是有两面性的，医学装备也概莫能外。从一定意义上来说，医学装备就是一把双刃剑，管理应用得好，就能救死扶伤，反之，则会伤人于无形，给患者带来无妄之灾。所以，医学装备的质量管控和安全有效使用就成为世界性的课题。西方国家得益于强大的经济实力和医学资源优势，医学装备研发和应用较早，积累了丰富的经验。张松、郑定昌和杨琳等翻译出版的瑞典卡罗林斯卡医学院贝蒂尔·雅各布森（Bertil Jacobson）教授和英国纽卡斯尔大学艾伦·默里（Alan Murray）教授共同撰写的《医疗器械使用与安全》一书，总结了医疗器械领域普遍存在的安全问题，具有很高的学术和实践价值。特别是书中列举的大量惊人案例，读来竟有振聋发聩之感。此译著的引入，对于中国提高对医学装备质量管控的关注度和执行力，无疑是一种警示和启迪。

　　"他山之石，可以攻玉"，这是先贤们留给我们的古训。改革开放以来，我们把这一古训发挥到极致，博采众长，奋发图强，取得举世瞩目的成就。一向因囊中羞涩而举步维艰的医疗卫生事业，也仰仗经济的快速发展焕发了活力，采"他山之石"奠基，展开了向现代医学迈进的伟大征程。这些先进的医学装备和技术的引进，对于促进我国现代医学的发展起到了重要作用，同时也激励和带动了我国医学装备产业的发展，这是应当肯定的。时至今日，我们霍然回首，既有成功的喜悦，又不免有几分遗憾：我国的医学装备事业与发达国家仍然有着很大的差距，我国的医学装备尤其是高端产品市场仍然由外国产品占据主导地位。我们可以不惜巨额资金引进大型高端设备，却对先进的人才培养、设备管理的经验和理论鲜有问津，这是否有买椟还珠之误，值得我们深思。国际上许多成熟的医学装备质量管理理论和成功经验，值得我们认真学习，朝花夕拾，犹未为晚。

加强医学装备的质量管理，理论研讨和学习国际先进经验固然重要，但更重要的是强化责任感。美国著名作家门肯说过：人一旦受到责任感的驱使，就能创造出奇迹来。责任感可以出细心，能够见微知著，防患于未然；责任感可以出爱心，能够真正视患者如亲人，满腔热忱，精益求精地做好本职工作；责任感又可以出信心，不怕任何困难，把医学装备质量管理工作做得更好。张松、郑定昌和杨琳等不辞辛苦引进这部著作，并非他们独具慧眼，而是为人民的健康服务的良知使然，中国医学装备协会之所以大力推荐这部著作，也是因为肩上负有沉甸甸的责任。医疗机构的各级管理者和从业人员，是医学装备质量控制的直接责任人，希望能带着高度的责任感，认真读一读此书，相信一定会大有收益。

赵自林

中国医学装备协会理事长

2017 年 5 月

# 序四　译者序

　　医疗器械作为构筑医疗体系的重要支撑点，正发挥着越来越大的不可替代的作用。医疗器械是医生诊断和治疗疾病的重要手段，没有医疗器械，现代医学的成就将不会如此辉煌，很多生命也将逝去。不幸的是，医疗器械事故时常发生。

　　本书总结了医疗器械领域广泛存在的安全问题，具备较高的学术价值和实践价值。本书第一作者贝蒂尔·雅各布森（Bertil Jacobson）曾是瑞典卡罗林斯卡医学院（学院有一个诺贝尔委员会而闻名于世，每年负责评审和颁发诺贝尔生理学或医学奖）教授，担任瑞典健康与福利委员会医学工程顾问长达 20 年，在医疗器械安全领域经验丰富并具有很高的国际威望。他早在 1977 年即出版了 *Medicine and Clinical Engineering* 一书。第二作者艾伦·默里（Alan Murray）是英国纽卡斯尔大学电子工程学院和医学科学院教授，曾荣获英国创新技术与制造者奖，国际医学和生物工程联合协会终身成就奖章等。本书初版为瑞典版，一经出版，便得到广泛赞誉。之后再版修订了英文版，影响力不断扩大。

　　本中文译著的引入，在一定程度上顺应了我国社会对医疗安全问题关注度不断提高，医疗行业改革不断深化的潮流，填补了国内缺乏专业的医疗器械安全使用书籍的空白。本书适用于作为相关从业人员及科研人员的参考书，也可作为具有一定专业知识读者的科普图书。

本书主要涉及医疗器械实际应用过程中的潜在安全隐患，通过分析医疗器械功能及故障原因来指导和鼓励人们安全使用。本译著的核心是精选了大量令人震惊的案例记录。所有案例来自于医学期刊或医疗产品监管机构报告。有的案例看起来非常匪夷所思，作者尽量避免改变任何报道中的细节，将事件的本来面貌呈现给读者。为了适合不同知识背景的读者阅读，针对书中的部分案例给出了"原理窗"和"技术窗"的介绍，有利于读者进一步掌握相关知识内容，以促进技术原理与实际应用的结合和理解。

本译著由北京工业大学张松、杨琳和英国纽卡斯尔大学和安格利亚鲁斯金大学的郑定昌完成。译者长期从事医疗器械原理研究、创新医疗技术研发和临床应用研究，在医疗器械的研发、设计和安全使用方面具有丰富的经验。

在本译著的翻译过程中，北京工业大学生命科学与生物工程学院的钟儒刚、杨益民、郝冬梅和李旭雯等老师及同学们给予了热情的帮助，在此表示衷心感谢；同时感谢北京易思医疗器械有限责任公司所给予的无私帮助，他们对医疗设备创新研发和应用的深刻理解在本书的翻译过程中，给予了译者很大的鼓励和帮助。

由于医疗器械具有原理复杂，种类繁多等特点，本书涉及的内容广泛，加之译者水平有限，书中一定有不少疏漏及错误之处，欢迎广大读者批评指正。

译者
2017 年 5 月

# 第 **1** 章
# 医疗保健中的安全

古代的医师们即已充分认识到，在身体检查和治疗中，切不可造成患者任何状况的恶化，这一点比任何其他事情都重要。医生最基本的医学道德原则是 *Primum non nocere*（拉丁语，意思是首位的要求是不伤害），即在任何情况下，患者都不能受到伤害，或者遭受不必要的痛苦。

如果没有那么多新型医疗器械的诞生，我们将不可能实现超越了我们父辈想象的生命救护和生命质量提升的手段。这些进步，就其本质而言，会带来风险，但同时带来的益处将远大过风险。如果不接受这些风险，很多人将不会活到现在。

在安全监管措施发达的国家，每一百万居民中，每年发生的与医疗器械相关的重大事故仅用一只手的手指就可以计数。如果以使用的时长来计算，则死于使用医疗器械的风险，与在工作场所或在家中遭受致命意外的风险在量级上是相同的。因此，其危险一般是很小的。尽管如此，这并不意味着专业医护人员就可以高枕无忧了。作为主要责任单位和个人，他们仍需尽一切所能来防止事故的发生，尤其是那些非致命事故。相比之下，非致命事故导致人身损伤的概率要高得多。回顾研究显示，包括医疗器械事故在内的大部分事故是完全可以避免的。

医疗保健系统中使用的大部分医疗器械均是前沿科技产品，这意味着对患者有更多的益处。但医护人员通常是在还未完全了解仪器设备工作原理时就迫不得已开始使用，这时使得医护人员必须从一个使用者的角度来独立学习其中的技术。

大部分事故都发生在例如外科手术、麻醉和重症监护这类技术密集领域内，但仍有三分之一发生在其他领域内，如图 1-1 所示。报道的医疗事故中，大约一半是人为因素导致的，如图 1-2 所示。然而碍于法律要求，很多事故并未报道，因此这个比例可能更高。英国一份匿名研究报告表明，80% 的事故是由于人为因素导致的。

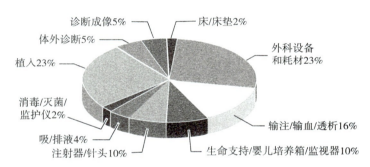

图 1-1　设备公司提供的常见报道与医院相关事故的构成比例
（不包括轮式移动设备造成的事故）

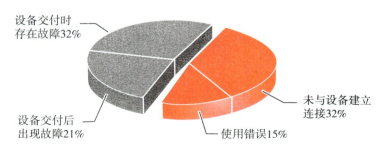

图 1-2　在报道的事故中，约半数由非设备因素造成，即很可能由人为失误造成

操作人员必须提高责任意识，充满自信地使用医疗器械，否则操作人员的犹疑可能会使患者感到紧张、焦虑。每个国家都需要制定基本方针与指导意见来管理、监督医疗器械的安全使用。例如在英国，所有的器械相关事故和事件必须报告给药品和健康产品管理局（Medicines and Healthcare Products Regulatory Agency，MHRA）。除了医院工作人员递交的正式报告之外，政策亦鼓励其他医疗中心匿名向国家患者安全局（National Patient Safety Agency，NPSA）报告任何医疗事件，以此来获取更全面和独立的评估。这些责任中从最重要的法律角度来解释的内容将在第13章详加讨论，在这里我们将专注于如何根据实际情况最大限度地实现高质量的医疗保健。

## 质量保证

为每一位患者提供安全的医疗保健的关键是质量保证。根据定义，这涉及使用方法和设备以"保证达到一个适当的工作质量水平"。这就意味着，如果我们没有制定一系列规定去明确如何达到一个具体的水平，那将仅仅是一种模糊且空洞的目标。本书的目的就是协助医疗保健人员来明确这些原则并达到这些要求。

能够预测从而规避风险是至关重要的，这也是风险分析在质量保证过程中占如此重要地位的原因。就像在行车视野相对较差的地方司机必须考虑到小孩子可能会突然横穿马路一样，在使用医疗器械时，操作人员必须预测在操作过程中可能会出现的问题。

在这里我们将一并讨论所有有关适用范围的问题：合适设备的购置，制造商的缺陷，设备交付时的首次检查，维护，培训，设备的处置和操作、患者监护的注意事项，以及当意外发生时必须做和禁止做的事项。

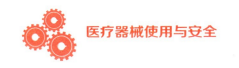

# 第**1**节
## 医疗器械安全

按照欧洲医疗器械指令（Medical Devices Directive，MDD，见第13章），医疗技术产品（Medical-Technical Products，MTPs）分为三类。其中大多数属于"医疗器械"的组别。这些通常用于直接接触患者，例如那些被动的、植入式产品，如髋关节假体和心脏瓣膜、输液泵、心脏除颤器、外科高频电刀和X线设备，以及其他大量正在用于医疗保健中的低风险产品。这种分类方法主要有利于制造商的管理。大多数保健人员对这些分类并不感兴趣，对他们来说，只要设备按照预期目的运行即可，分类无关紧要。

制造商必须设定好每一款产品的特定使用目的。如果该产品用于其他目的，则制造商不负责任。

所有医疗保健人员均有权力要求医院和其他保健机构中的所有设备是合适的。在这里，最重要的问题是根据医疗器械指令及特定的使用类型，看这些设备是否符合其"基本要求"。这就表示制造商已为其规定的仪器性能的精确性和准确性承担责任，并描述了潜在的不良作用和风险。如果在医疗器械的生产中，制造商遵守了统一的标准（参见第13章），那么就可认为该设备满足了基本要求。

### 标志

了解一款仪器在其特定应用中是否安全是十分重要的。自1998年起，欧盟所有新上市的医疗器械必须印有CE标志（CE为法语Conformité Européenne的缩写，意为欧洲共同体）。尽管这是专为欧盟而设的规定，但是其他各国也发现了该标志的价值。CE标志表明该设备符合明确的使用要求，制造商同样保证仪器在其使用期限内始终符合这些要求，而不仅仅是在其担保的一定年限内有效。CE 标志必须符合如图 1-3 中所示的特定设计标准。

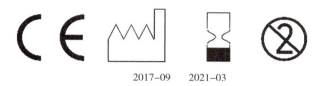

图 1-3　医疗器械标志

制造商还必须详细说明产品的维护方法。如果一个产品未能按照说明正确地使用与维护，那么使用者将为其负责。如果两个本不应该同时使用的标有 CE 标志的设备被连接到一起工作，那么 CE 标志所提供的保证也将失效。在这种情况下，责任同样也将由进行操作或下令将两台设备连接起来的人承担。

一些专门定做的医学技术产品和处于临床试验阶段的新产品可能没有 CE 标志，这种情况同样见于"内部生产的设备"，即医院生产的仅在医院内部使用的设备。其他的一些原则我们将在之后讨论。

除了通用的 CE 标志，设备常常被贴上其他各种特殊标志。一些稳定性有限的产品会以工厂建筑物及生产日期标注于下的形式表示，如图 1-3 所示。同样的，沙漏图像及下方的日期表示"有效截止日期"。

又例如一次性使用的标志，该符号是一个被划掉的数字"2"，表明它不能重复使用。例如如果一套管子被贴上这个符号，它将禁止重复使用，否则使用者将承担责任，即使发生事故，制造商可以不承担责任。

由于产品的应用领域不同，还有许多其他标志符号。在以下章节中，我们将讨论几个比较重要的标志。

## 设备要求

确保只购买合适的设备是保健提供者的责任。这些保健提供者包括在公共卫生领域中的国营、民营或私人医院的一个或多个特定的权威机构，也包括负责患者的临床医师。在英国有国家健康服务体系（National Health Service，NHS），包含个体信任管理委员会和临床医生。在私立部门它由健康保健设施的所有者组成。一般来说，在购买设备时应该咨询所有将会使用该设备的人员。临床工程师的意见也非常重要，因为他们将为该设备提供一切的检验和维护服务，并承担责任。

在订购一台设备之前，必须对其进行需求分析，此分析应该产生一份列有设备所需性能特征的设备需求列表。明确设备的使用目的是至关重要的，否则，后期再因为该设备不满足预期的要求进行索赔就不可能了。

除了医学和技术要求，有关可用性、人体工程学、环境因素、简便维护方法和安全问题也应该详细说明。当设备按照规定运行时，如果有事故发生，需求规范在保证买方和使用者都不被追究责任方面起着非常重要的作用。

虽然提供合适的设备是医疗提供者的义务，但是也不能免除相关主管（如医院的医疗主任或委托人、护士长或是与此有关的健康护理人员的主任）的责任，这些人也需要确保不使用不合适的仪器。必须建立交流渠道，当新购入设备时，医院的器械科主任、部门主任和病房主任均应得到通知，以获悉新设备在其各自负责的领域内是否适用。由于护士直接接触并使用医院的各个设备，跟护士交流并听取他们的意见至关重要。

## 不同使用年限的设备

新购置的设备在移交给各部门和实验室前，必须进行一次全面的验收测试。错误设计或组装的仪器在以下两种情况形成隐患：陈旧的无 CE 标识的仪器仍然在医院使用；或由没有资格认证的工作人员为特殊目的在医院内部自行生产或改进仪器。

**新购置的设备**

在一些特殊的情况下，新购置的设备是无意中被直接送去医院部门或实验室的，阐明示例如下。

---

**案例 1-1　控制柄松动**

患有颈部或是手臂疼痛的患者有时要接受牵引治疗以缓解被颈椎压迫着的神经紧张。为此医生要使用一款牵引设备，该设备包括一个系在下巴和头部的固定装置、一个电动牵引设备和一个调节牵引力度的控制柄。

有这样一个例子，当使用牵引装置时，为其设置的是产生 2kg 的重力，然而传输到患者身上的牵拉力量却是 30kg。其原因是位于操纵轴上本应调节牵引力度的控制柄松弛了，这导致调节器滑动过多以至于产生了不正确的牵引力。

该牵引装置是在至少 3 年前被直接运送至健康保健中心的，不论是在运送期间，还是在其他时间段内，都没有对该设备进行检查或者定期维护。根据目前的标准，必须将这些手柄设计为固定在操纵轴上的确定位置上。

多亏了在这个健康中心工作的医务人员的小心警惕才避免了事故发生。然而这里的风险是巨大的，曾经有一位仪器设计者在最后一次测试自己设备的时候，不幸身亡。

---

一些患者——通常是残疾人——需要定制的设备，此类设备不会印有 CE 标志，也不可以被其他患者使用。

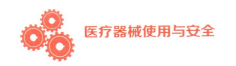 

**老设备**

老设备没有 CE 标志。必须检查那些不太老、但不合适的或者过时的仪器，决定他们是否有留存的必要。

| 案例 1-2 | 短路 |
|---|---|

新生儿，尤其是那些体重较轻的新生儿，其体温的维持是非常困难的，这也是将新生儿放置在婴儿培养箱的原因之一。婴儿培养箱是一个盒子，盒子是关闭的，或在顶部开了口。婴儿培养箱中配备了加热设施以保证合适的恒温条件。温度由一个电子电路控制，当温度低于或是高于预定值时，调节增大或是减小加热设施中的电流。

在电子控制技术刚刚兴起的时候，发生了不少由电路故障导致的事故，其中的婴儿被严重烧伤。基于这个原因，婴儿培养箱必须装有加热安全继电器用以及时切断加热设备，还需备有一个声音警报系统用以在温度过高时报警鸣笛。

尽管有了这个规定，另一起事故还是产生了。婴儿培养箱温度一直上升至 47℃，警报系统却没有报警。检查结果表明，因为调节电路短路，警报系统可能被阻断了。生产一个有可能会阻断警报的医疗器械这个举动本身就是一个大问题。然而最严重的缺陷是保温箱没有配备一个过热安全限制温度值，导致了婴儿培养箱的过热。

那些应该正式承担责任的人，不论是医院的负责人，还是高级医师，都未曾构建一套采购程序以便由临床工程师通过检查来确保设备符合指定的性能要求。

幸运的是，这一次儿科护士很警惕，及时救出了婴儿，使其免于严重受伤。

虽然大多数负责医疗保健的护士实际上不负责医学技术设备，但通过与临床工程部门的非正式接触，他们常常能够减少事故的风险。一些医院会指派特殊的"技术责任护士"以保证医疗器械安全。

很多过去认为合适的老设备，如果其产生的电磁干扰（电磁兼容性，参见第 3 章）影响到了很多新进设备的正常运行，那么他们就不合适继续使用了。

## 内部制造设备

内部制造设备可分为三类：

- 一次只生产一台的独一无二的设备，例如作为某些研究目的的设备。
- 结构已被修改的有 CE 标志的设备。这一类包括制造商交货后的软件修改。
- 几个 CE 标志设备连接使用，组成一个没有得到制造商认可的模式。

内部生产的设备可以提供令人满意的和有价值的产品开发，这些设备也是那些富有创造力的人主动提高健康保健质量的努力。但这样的热情有时会蒙蔽了正确的判断。

**案例 1-3　廉价变压器**

　　一个没有受过生物医学工程领域教育培训的技术员试图减少用于干燥细胞的老式直肠镜的能耗。于是他装配了一块劣质技术设计的代用电池。

　　第一次使用该代用电池进行直肠镜检查时，助理护士一手抓住直肠镜，另一只手抓住固定在墙上的灯。抓杆是金属制成的，而且恰好是接地的（接地，参见第 3 章）。电流自 230V 电压源经过她的手臂通过她的身体，她双手痉挛，并且全身都无法移动。这个护士遭受了严重的心脏电击，并且手、臂烧伤，长期的疗养后才得以康复。

可见，个人对于自身专业技能的信任有时是靠不住的。

**案例1-4** 气管内导管在喉部爆炸

麻醉通常是通过一个从喉部插入的气管内导管向肺中输送气态麻醉药进行。为避免气体泄漏，导管还配备了一个充气气囊，用以封住导管和喉部内壁的结合处。当然非常重要的一点是要避免导管受到过大的压力，这很可能会造成组织损伤。

外科手术中，有时需要用激光靠近气管内导管。市场上可买到的塑料的气管导管已得到改进且配有金属管来避免塑料熔融和着火的可能。然而，有一次在金属管和通常连接袖带并给袖带充气的小注射器的薄塑料管间发生了泄漏。因此，后来就一直不断地充气来补偿气体泄漏。

现已设计了一款"压力控制器"，用于连接内壁和医用气体出口，它的加压水平通常大约是4个大气压。除此之外，为调节压力，还附加了一个三向的活塞，目的是使开口能够大，以便将气流分开和排放过量的气体。此外还附加了压力计用以测量压力，另外还有多种不必要的组件"伴随"这款设计。

当使用这个仪器时，气体活塞处于打开状态，压力计却没有读数。然而袖带却"爆炸"了，并"使患者喉部受到一定损伤"。

一个压力计没有读数的解释是，可能因为连接管弯曲以致阻塞了气流。

三向活塞对于压力调节来说不够精确。此外这款设计中的一个主要错误是设备缺少安全阀来防止过高压力的产生。

对于内部制造设备，有专门的规定：①在欧盟，这些仪器必须满足医疗器械指导的基本要求。②必须记录细节。③设备必须由合适的专业人士设计和生产。④在设备投入使用前必须进行风险分析。⑤除了产品的设计者，必须存在一个有资格的并具备专业背景的人员对设备进行客观检查。检查不仅包括产品，还必须检测医疗员工的培训、在产品投入使用后的流程，以及如何进行即将到来的维护工作。所以对于内部生产设备进行了严格的要求。

对于提供护理的人员，如下检查是十分重要的：

- 技术文件可用，证明已进行了风险分析并且产品达到了有效需求。
- 结构已经得到临床工程师的批准。
- 仪器使用之前已建立患者信息登记的规程。
- 为应对事故或险情发生的报告规程。

在这些要求下，新设备的开发是非常缓慢的——但这是为增加安全系数而必须付出的代价。

内部生产的设备，不一定非常复杂也会成为隐患。

## 案例 1-5　弄错了的管子

一个患者由于食道破裂渗透至胸膜而入院进行重症监护。为了保证胃是空的，给患者插了胃管，胃管的另一端和吸出器相连。患者躺在一个防褥疮的褥子上——褥子相邻的部分通过交替充气和抽气以防止产生褥疮。

午夜时分，一个助理护士发现胃管和吸出器断开了，于是她将管子重新连上，却错将胃管和给褥子充气的气泵相连接了。下一班的工作人员很快发现了患者的腹部膨胀，并迅速定位找出原因，及时地纠正了导管的连接，患者很快得到恢复。

最初胃管和褥子的连接口专门被设计为不可能被混淆的样子，但褥子充气的接口附件损坏了，于是有人将一个用于其他目的的、简单的塑料连接器置换在了那里。因此这个事件产生的原因是，一个热心的人在没有合格的临床工程师监督的情况下就去试图修补管子的连接。

## 特别提示

切记医院中专门负责医疗器械的部门通常是设备管理部门，在获得设备前必须咨询相关的安全与可靠性。在得到相关专家的书面批准前，禁止使用自制的或是改造过的设备。

## 初始检查

从设计的角度来说，新设备是完全没有任何缺陷的，然而仍然需要检查以确保没有制造失误。因此强制要求在所有设备交付使用时都要由合格临床检验工程人员进行检查。

案例 1-6 **有缺陷的电气连接**

高频电刀设备是用电弧来切割组织并达到止血作用。一名助理护士在为一次外科手术做准备时负责连接这样的设备。当进行准备时，她受到了一次强烈的电击，但幸存了下来。

随后的调查发现，一个本应该在内部的电气连接被不正确的放置在了外部，从而造成了整个房间都呈带电状态。该装置在投入使用前没有做任何初始检查。

电气连接故障时而发生，很多时候，在连接新设备与电源时，患者和医护人员的生命均受到威胁。甚至做过初始检查的设备，也可能存在故障。

案例 1-7 **麻醉机中失踪的垫圈**

一个 6 周大的婴儿即将接受手术，它通过麻醉机进行麻醉，但在吸入麻醉气体中出现全身呈青紫色的症状（发绀）。气体混合器是以 60% 的一氧化二氮（笑气）和 40% 的氧气的设置进行混合的。婴儿的医护人员迅速将其设为 100% 的氧气，孩子的皮肤颜色恢复正常。尽管呼吸声音正常，医护人员依旧怀疑是呼吸道阻塞造成紫绀。气体混合器再次被设定在 60% 的一氧化二氮上，而这个婴儿再次出现紫绀。一氧化二氮被切断，手术在无一氧化二氮改用其他方法麻醉的条件下完成了。

在检查机器时，我们发现当控制门柄设置在 100% 的氧气时，氧确实是全部输出。然而当设定在 50% 的氧气和 50% 的一氧化二氮时，检测不到任何氧气的输出。这台机器被停用拆卸后才发现，氧气流量计上一个 O 形的橡胶垫圈不见了，导致氧气泄漏出去而不是被输送给患者。

尽管气体混合器在交付期间经过了临床工程部门的检验，在正式使用前其缺陷并未被发现。这一事件发生后，生产商为初始交付时的检查设计了一个测试流程来检测可能的故障。

这个例子告诉我们，在设备初次使用时都必须要提高警惕。第 3 章中包含关于如何避免电器事故的诸多建议。在使用麻醉机时，在怀疑有故障时立即断开连接是一个很好的原则，不要等待太久。

**特别提示**

切记新设备在交货时必须由设备管理部门和一个适当的合格人员（如临床工程师，但也可以是一个适当的有资格的临床技术专家）进行验收、测试和检查。即使在这样的检验后，在设备的最初使用阶段也应谨慎的保有额外的警惕。

## 维护

很多事故是由磨损和维护不足造成的，因此，由临床工程师定期进行预防性维修是尤为重要的。即使这样，器械科主任或部门主任仍旧需要确保设备经过严格的检查后才能投入使用。维修人员承担正式责任，并不意味着主任们能够因此而免除这些责任。一个好的系统应该在每个设备上均有临床工程部门标签并有检验日期（进一步讨论请参阅第 13 章）。

发生的事故中有很大一部分是由于设备维护不充分导致的，设备砸伤患者或患者摔倒在地板上，这样的事故在 X 线检查中很常见。如下案例表明，经常维护是很有必要的。

**案例 1-8　链子损坏 5 次**

　　X 线仪越来越尖端复杂，当然，这也在一定程度上减少了 X 射线操作人员改变患者体位的工作量。如今，移动患者体位通常有电力驱动床代劳。这样的设计可以在患者仰卧位时进行 X 线检查，之后升高检查床，使之直立，以便在患者站立位置时继续检查。同时，工作台将会升高，患者得以被升到和 X 线管相同的高度。

　　有一次当电动床改变患者位置的时候，提升台子的链条断了，患者从半米高的位置摔到了地板上。此前当这台设计拙劣的床卡住的时候，这根链条已经损坏了不少于 4 次。

事实证明，当设备的运行好坏直接决定患者死活的时候，糟糕的设备维护是非常致命的。

**案例 1-9　呼吸机电池未充电**

　　在腹部外科手术时，需要肌肉彻底松弛来完成手术，因此给患者注射肌肉松弛剂，以麻醉横纹肌肌群。患者会因此而逐渐无法自主呼吸，所以他们通常需要连接上呼吸机。

　　一个新到货的呼吸机投入使用，但在运行 15min 后停止运转。呼吸机未连接到电源，它通过电池驱动。

　　有人怀疑呼吸机停止是因为用于带动呼吸机运转的压缩空气中含有粒子碎片。然而之后人们便发现这个电池单元在第一次使用前未被充电。充电电池在工厂充足电量是为了呼吸机能够通过初始检查。然而操作人员没有阅读使用说明，在说明书里规定：呼吸机需在使用前充电满 10h。

作为一种安全措施，医院的很多地方都安放了心脏除颤仪（参见第10章），以便它们能够在紧急的情况下应对突发的心室颤动。心脏除颤仪经常很长一段时间不被使用，在此期间电池会放电。因为这个原因，除颤仪造成了一些重大的危害事件，除非电池经常充电。

即使是近期使用过的设备，也不能因此而放松警惕——正相反，以下的案例说明了这一点。

**案例 1-10　分娩中瘫痪的女患者**

为缓解分娩期间的疼痛，有时用输液泵进行硬膜外麻醉，麻药被注入到椎管中，围绕在子宫及其他部位的神经周围。这种麻醉剂必须交由会人工设置输液泵注射速率的麻醉师使用，或者把这个任务委托给一个助产护士。

在一次类似的情况下，输液泵之前被送到临床工程部门做定期维护，返还的时候，输液率设为每小时99.9ml。导管插入后，医生打开输液泵，由于它刚刚做完了维护，医生想当然地认为它肯定是状态良好的。

该女患者胸部以上很快全部被麻醉，且因此下半身完全瘫痪，以致在分娩过程中不能移动腿或是进行活动。

调查发现，患者接受的麻醉剂量是正常情况下的20倍，因为一开始麻醉机就被设定在了错误的麻醉剂量上。工作人员们已经形成惯性思维，认为麻醉机向来都被设定在"正常的麻醉率"一档上。

幸运的是该女患者未因这个事件受到任何永久性伤害。

**特别提示**

设备必须接受定期的维护。尽管做了维修与维护，仍旧要做好故障发生的准备。在设备维护后第一次使用时要多加注意。

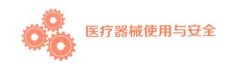

# 第2节
## 安全处置与操作

上报的医疗事故以及事件中，约 50% 的原因是直接关系到患者护理的人为因素。如图 1-2 所示。尽管有些医生护士很负责，但是很多时候，事故的发生还是由于管理力度不够。

## 培训

无论是谁负责医疗护理，负责医疗保健设施的部门主任都有责任确保这些人员都具备操作所有设备的能力。关于相关责任的分配将在第 13 章中进行讨论。

下面的例子指出了一些并不罕见的处理事件与操作过程中的错误。这些案例包括机械损伤、气体用量错误和热损伤，并解释了这些错误可能产生的后果。

### 机械损伤

每年都会有很多由于设备部件掉落砸中患者，或者患者从检查设备、床及轮椅上摔落而造成的伤害事故。

**案例 1-11**　**位置过高的患者——摔落在地板上**

通过升降装置可把患者从轮椅上转移到床上。在患者被放到床上前，护士发现患者被抬得过高了。于是协助的护士放开了患者的腿，导致患者被悬挂在升降带中开始摇摆而没有保护措施。突然连接升降带与升降装置的四条带子中的一条松动了，接着患者摔在了地板上。这造成了患者肋骨骨折，且伤到了肺，1 周后不治身亡。

　　造成该事故的原因是升降装置上挂了两个附加的钩子，这与制造商在培训课程中的说明相悖，因此错误的操作造成了这起事故。

关于器械伤害的多种事故案例将在第 2 章中给出。

## 错误的气体用量

　　由于相关规定的建立以及相关工作人员对于使用错误剂量后果严重性的充分认识，使得使用气体时发生事故的风险变得很小。后面的两个事故可起到很好的提醒作用。

### 案例 1-12　无麻醉的手术

　　一个 17 岁的患者将要进行阑尾炎手术。术前需要同时对其施用镇静剂、一氧化二氮与肌肉松弛剂进行全身麻醉。在插管后，她的心率瞬间由每分钟 95 次上升到 158 次。

　　这种现象被认为是由于麻醉剂量不足造成的，于是在 15min 后进行了额外的静脉注射镇静剂。鉴于心率始终过高，在手术的最后阶段，使用了一种挥发性麻醉剂——氟烷，那时手术即将完成。直到这时，麻醉师才发现，在麻醉初期她忘了给患者吸入一氧化二氮了。

　　手术后发现，患者在切开切口后的整个手术的主要过程中一直感到痛苦。她曾尝试移动，但由于肌肉松弛剂的作用，她动弹不得。

　　这起事故发生的原因是麻醉师搞混了流量计输出一氧化二氮与氧气的控制杆。她已经习惯了在另一家医院操作另一种类的麻醉机。那种麻醉机的气体输出控制杆位于它们通常的位置，氧气的控制杆在最左端，而一氧化二氮控制杆位于最右端。但这家医院使用的是另一种型号的麻醉机，控制杆位置与之前那种不同。

麻醉师习惯性的操作设备，没有意识到她在操作的是不同于以往的一种麻醉机。

## 案例 1-13 　仪器误读

通常需要在婴儿培养箱中给予未发育完全的婴儿额外的氧气。但由于 100% 的纯氧环境对婴儿有毒且会造成包括失明在内的伤害，纯氧环境是绝对禁止的。

尽管初始目的是仅仅输送 21% 含氧量的空气，很多的新生儿还是在无意间被给予了纯氧，罪魁祸首是设计失败的保温箱。婴儿培养箱上装配的混合仪表存在问题，当表盘拨到氧气纯度上限 100% 时，读数就变得难以辨认。尽管设计存在缺陷，但直接参与患者护理的临床医生仍然要对错误负责。

第 4 章中还给出了更多气体设备潜在危险的案例。

## 热损伤

各种类型用于加热的设备也存在着危险。特定医学方面的热损伤将在第 4 章中描述。从技术角度上说，当使用婴儿培养箱、加热衬垫及加热灯时，应随时保持高度警惕。

## 案例 1-14 　不适当连接的加热灯

为保证新生儿不患低体温症，一般会使用加热灯。没有婴儿培养箱时，往往使用热灯并将其固定在婴儿旁边的落地支架上。在这样一个案例中，加热灯朝着婴儿的方向滑落，小于了 80cm 的安全距离。婴儿死于长时间过热。

造成这起事故的直接原因是加热灯没有稳固地固定在落地支架上，但是根本原因还是要归于人为操作错误，因为检查一下加热灯是否被牢牢地固定在落地支架上并不是一件难事。

更多关于过热伤害的案例将在第 4 章中给出。

## 阅读使用说明

所有医疗设备必须有使用说明，说明书必须让使用者易于理解。当产品标记有如下标志时，阅读产品的使用说明更是非常重要。

使用说明都是必须要阅读的；如果不这么做，将会带来灾难性的后果。

**案例 1-15　角膜烧伤**

眼球内的压力需维持在一个正常的范围内。医学认为高眼压症如果不及时治疗，可能会导致青光眼以致失明。因此在老年患者中需要用眼压计来测量眼压（参见第 6 章）。测量原理是将一个已知力作用在角膜上，然后测量角膜向内凹陷的距离。角膜被向内推动地越少，眼球内的压力便越大。在老式的张力计中，这个压力是由金属圆盘提供的。

为了防止污染，在每个患者使用前，都需将圆盘加热到 250℃ 以进行消毒，在加热期间红灯亮起并伴有文本显示正在消毒。当消毒过程结束后，绿灯将亮起并伴有"完成"的文本提示。但当绿灯亮起时圆盘依旧灼热，需要降温后方能再次投入使用。

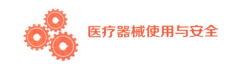

一个熟知另一款眼压计而不熟悉此款眼压计的医生将这个灼热的眼压计放置在了患者的眼睛上，因此导致了患者角膜烧伤。

如果医生在使用前阅读了使用说明，这起事故就不会发生。无独有偶，1年后，在另一家医院中又发生了一起类似的事故。

**特别提示**

切记医疗器械的使用是需要培训的。永远不要在阅读使用说明前操作设备。

## 警报和指示

警报是当出现危险情况时用以提醒我们的。但由于不断增加的设备数量和正确设置报警界限的困难，警报虽然很有用，但有时却是一种干扰源。当几个警报同时响起，工作人员很难知道应该先处理哪个，这也增加了工作压力。最终人们厌倦了，就会断开那些不甚重要但频繁报警的警报器。有时将警报信号与医院、救护车中的其他声响区分开来也是件困难的事。

鉴于这些原因，一些相关的标准被提出，即新设备应该配备发出信号的报警系统，且报警信号应明显区别于其他声响。各种音调被混合从而得到一个容易识别的有特点的和弦。为了便于人们分辨，还建议依据不同的紧急程度，报警信息应含有不同的声音特征：

- **较高的优先级**：警报信号的脉冲率高。
- **中等优先级**：警报信号的脉冲率低。
- **低优先级**：警报信号只有一个或两个脉冲。

报警信息不同的声音特征可以被直观地辨认出来，这样人们就能知道事件紧急程度了。

指示灯颜色传达的信息同样需要统一规定：

- **红色：** 危险或错误，要求立即采取行动。
- **黄色：** 注意或警告。
- **绿色：** 装置是安全的，可以使用。
- **其他颜色：** 除安全与危险以外的信息传达。

## 意外故障

当设备不正常运转时想要避免错误是比较困难的，一些事故就是这样发生的，某些设备甚至还一直存在结构上的问题。

**案例 1-16　控制旋钮旋转次数过多**

在实行四肢的外科手术时，往往需要切断通往手术区的血流。这不是一件难事，只要在手臂或腿部捆绑充气止血带，并施加高于动脉血压的压力，就能产生一个出血少的手术区域。

在一次手指外科手术中，为产生不流血的手术区域，操作员将压力调节器与止血带连接了起来。操作后发现，由压力调节器产生的压力高达 850mmHg（113kPa），这相当于压力计设置的 230mmHg（31kPa）加上附加在压力调节器设定旋钮上的压力。调压旋钮被旋转了太多次数。

由于手术中的高压作用，患者遭受了神经损伤。如果在充气过程中能够检查充气止血带的压力，这场事故是可以避免的。

**特别提示**

多疑并不是件坏事。每当要改变设备设置时，一定要观察和评估读数。

调查显示，当操作人员感到工作压力时，事故风险发生的可能性会增加，例如被电话打断或是被同事及患者亲属的问题打断。当患者身上同时连接多个设备时，事故风险也比正常情况下要高。在一片混乱的导管与电线中，你很难弄清楚哪根线可能出问题。操作人员之间的矛盾也会导致事故风险增加。

---

**特别提示**

在有精神压力的情况下，或是如果你与同事有了矛盾，或是被患者某些行为惹得烦躁时，一定要多加警惕。

---

## 照顾患者

虽然天花板上的设备应该始终固定，手术台要固定好，电源设备禁止随意移动，不幸的是，很多时候的情况并不是这样。鉴于可能会发生意外事故，操作人员必须时刻准备好迅速应对。幸运的是，大部分这样的小插曲都没有演变到严重的足以称之为"险情"的程度。这多亏了相关人员的警惕与快速反应，然而事情也并不总是这么幸运。

---

**案例 1-17** **患者脚趾被压碎**

在 X 线检查中，X 线射线管和 X 射线暗盒都是由电源控制。尽管已经松开了电源控制按钮，但由于技术上的结构错误，再加上材料本身的缺陷，X 线设备并没有停止下降，结果患者的一根脚趾被压碎了。

这只是很多案例中的一个，所有通过电子控制的设备连接到患者时均有造成碾压伤害的潜在危险。

---

工作人员受伤的概率一般比患者小，因为他们在自身部门中熟知这些设备且能够预见并规避事故。

工作人员对确保患者不会自己造成事故始终负有责任。当有技术性设备在患者可够及范围内使用时，如果可能的话，最好不要单独留下无人照看的患者。尤为重要的是要教导患者，使其不要在没有意识到潜在危险时擅自操作仪器。幸运的是这样的事故比较稀少。以下有两个案例。

### 案例 1-18　患者关掉了输液警报

肝素常被用来治疗血栓，它可以降低血液凝固的能力并防止血栓增长。然而由于肝素能够导致出血，例如脑出血，因此它被禁止过量使用。

一个肝素注射治疗血栓的患者被送去做 X 线检查。当患者等待检查时，输液泵的警报响起，于是患者按下了用于关闭警报的按钮。不久警报再次响起，患者再次关掉警报，且并未向医务人员报告。X 线检查后患者留在等候室中，尽管输液泵警报一直在响。

几个小时后患者返回了自己的房间。临床查房时，发现装满肝素的输液袋竟然空了。患者已经接受了 25000 IU 的肝素，远远超过了预期的 3000 IU，而输液泵的设置还设在预期的每分钟滴量。

幸运的是，患者并未表现出任何出血的症状或迹象，但直到接受解毒剂消减掉如此大量的肝素之前，该患者一直承受着巨大的风险。

### 案例 1-19　老龄患者将自身病床升到了天花板

一个住有四位老年患者的病房里装备了一台永久固定在天花板上的起重机用来变换所有床铺的位置。在使用说明中强调起重机需要在用完后移至"停泊位置"，但是没有人知道它的真正含义。

一个通过电缆与升降机马达相连的遥控装置不经意地落在了一个患者床前，患者或许将其误认为电铃，于是按了一下按钮，接着起重机又降低了。他见没有人来，又按了另外一个按钮，这个按钮是控制起重机叉上升的。当时的状况是起重机叉插入了床的左半边，之后带着床的左半边向上升起。当床距地面有 1m 高的时候，患者从床的右半边跌下。患者前额和一条腿受了伤，由于床栏杆挡住了患者，没有造成更严重的伤害。

**特别提示**

当技术设备正在使用时，要照顾好患者。如果患者需要被独自留下，告诉患者什么能做什么不能做是非常必要的。尤其要多加照看年老或是意识模糊的患者。设备永远代替不了人，它仅仅是起到辅助的作用。

## 相信患者

我们往往难以辨别患者真正想要表达的内容，或许会将患者的话全认作是无理取闹。但在患者表达的每件事中，都存在某种形式的信息，即使有时患者的措辞让人费解。善于察言观色的医生或护士仍能够理解患者所说的话，并明白患者真正的麻烦。

无论何时，只要是使用了技术设备，医护人员必须始终注意患者的话语并准确理解其意思。下面的案例发生在 1968 年。这就是一个因忽视了患者表达的信息而造成的悲剧。

**案例 1-20　在手术台上遭受"煎烤"的患者**

在患者接受膝盖外科手术前，尚不清楚是否需要用到高频电刀（参见第 11 章），但为了安全起见，还是连接了高频电刀装置。仪器的连接过程显然没有什么错误，恰当地使用了病人回路电极。而在手术过程中并没有用到高频电刀，或者说大家以为没有用到。

患者接受了脊髓麻醉，并且从腰部以下被麻醉。在手术过程中，麻醉效力持续了约 1h。刚开始，患者抱怨说，他感到"热得让人冒汗"。之后他改变了措辞说，"他像是在煎锅里被煎炸"。在场的每个人都试图说服患者相信一切都在掌控中，并且手术很快就会结束。

术后，在患者臀部发现了一块手掌大小的三度烧伤，除此以外在前臂还有轻度烧伤。在事故发生的 9 个月后，烧伤仍然没有痊愈。

事故发生后的回顾表明，外科透热的电极棒很可能滑落并接触到了手术台的金属部分。除此之外，在手术期间外科医生很有可能把脚放在脚踏开关上来歇脚，且并没有意识到他因此启动了电灼器，电灼器的电流通过回流电极传导到了患者的一条大腿上，然后电流流入躯干并分散开来，大部分电流流过了臀部，而一小部分电流流过了手臂。

这个事故发生当时，使用的透热疗法仪器是当时一款非常先进的设备，但该设备确实并未给出任何报警信息。这起事故以及发生在其他国家有类似的事故，使外科透热机均装备了蜂鸣报警器以便于发觉任何不经意的活动。

即使类似的事故不会再次发生了，这个案例还是给我们上了一堂很重要的课：患者说的很可能就是事实，即使他的说辞看似非常荒谬，比如他正在手术台上被"煎烤"。

**特别提示**

倾听患者说话并认定它是事实。

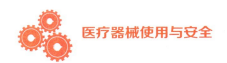

图 1-4 总结了降低事故风险最重要的八项措施。

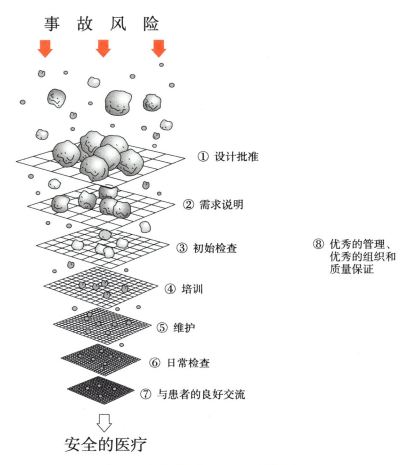

图 1-4 降低事故风险的八项重要措施

# 第3节

## 报　告

当发生意外事故或险情时，如何控制局面是很重要的。例如当事故是由设备故障造成时，则这种设备要取出停用。如果事故是由于操作错误造成的，从这种教训中学习当然是同样重要的。面临事故和险情，要记住以下几点。

事故发生时，要保证所有的电缆和其他可拆卸的设备组件保持原样，这样就能够知道什么设备组合曾被使用过。只有这样，技术专家才有可能调查出事故产生的原因，请求临床工程师或合格临床技师的帮助。在触摸设备之前，需要拍照或者以其他方式记录该事故，而且一定要让临床工程师通知制造厂商。

---

**案例 1-21**　　**接触不良导致三名患者死亡**

急性心肌梗死患者在发生心室纤维性颤动后死亡的风险非常大，很多患者得以被救活，得益于救护车上的护理人员能够在将患者运送至医院途中为患者除颤。

但有一次，在将心梗患者送往医院的途中，除颤仪失灵导致了患者死亡。人们猜测是由于电池有缺陷而产生故障，于是替换了一块电池，但没有将这次事故报告给临床工程部门。几个月之后，除颤仪再次失灵，导致了另一名患者的死亡。由于始终没有留下事故的完整记录，依旧未发现相关技术上的错误。6个月之后，悲剧再次上演，造成了第三名患者死在送往医院的途中。

技术调查中显示电池本身完好无误，仅仅是接触不良。

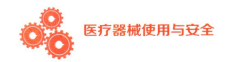

当事故发生时，切记要确定所有的技术设备必须是安全的。如果可能的话，不要移动任何部件，且不要改变任何设置，并隔离所有的设备。

在事故发生后，场面往往会混乱不堪，这时很难描述清真正发生了什么。除此以外，一些很重要的细节很容易被遗忘。因此需要尽可能立即记录下事故的一切细节。

事故发生时，立即从你的角度记下所发生的一切，并记录你做了什么。

当患者已经死亡或受伤或面临伤亡的危险时，要立即通知医疗设施的主管或医院的安全员，由他们来轮流决定如何进一步处理事故。必须将该次事件的相关信息上报。出于这个原因，每一家健康保健机构或医院都需任命一名专门负责该医院临床事件报告的人员。这方面的责任有时由临床工程部门的主任承担。

必须填写一个特殊的"临床事件表格"。出现事故时，要在第一时间将记载事件的表格交给国家医疗安全监管部门。此外，在某些情况下，健康与安全管理委员会也希望能了解事故信息。

另外，根据警戒系统，制造商与经销商同样需要被通知。他们也需要参与调查，虽然他们肯定没有接触过设备。如果事故是由医院操作人员不称职而造成，那么之后必须由医院外部的独立调查人员进行调查。

报告的目的并不是寻找替罪羊，而是确保事故不会再次发生。

# 第**4**节

## 总 结

1991年，在英国一项特护病房中完成的研究中，首次应用了匿名报告事故的方法。在该项研究中，一些可能会导致灾难性后果的严重情况被匿名报告，不过好在事故由于恰当的应对措施而被避免了。报告得到了几名研究者的分析，并在之后被销毁，以防有人对报告进行追踪。

其他国家也做了类似的研究，并形成了正式的匿名事件报告机制，此外还确立了关于如何使用在健康保健中的科学方法来避免事故发生的指导方针。这些研究总结如下：

- 定期检查设备功能。

- 在责任交接及在紧张状态下时要特别警惕。

- 使用书面检查清单。

- 不要忽视任何一个警报信号。

- 怀疑不止一个原因导致事故发生。

- 如果你不确定，请询问。经验丰富的人员检查并帮助经验较少的人员，可以避免事故发生。

# 第2章
# 机械与安全

地心引力既是一种馈赠也是一种破坏，它使地球和太阳保持适当的距离，从而给予我们舒适的温度防止我们过冷或者过热影响生存。但是地心引力不仅对跳高运动员造成了一个问题，对于医护人员也同样是一个不得不考虑的问题。地心引力会使没有支撑的患者跌倒，会使没有固定牢固的大型医疗器械掉落，对患者和医护人员的安全造成很大的威胁。

当提到可能对患者造成伤害的意外时，我们往往想到的会是复杂的设备，例如体外循环机和正在运行中的输液泵，我们很少会想到单纯的机械性原因，但是机械性的伤害在医疗护理中是相当常见的。在讨论复杂的技术性问题之前，我们先来简短地探讨下可能存在的风险。在接下来的内容中我们将要讨论护栏、有缺陷的器械、可移动设备和设备包装中隐藏的危险。

# 第 1 节

## 护 栏

在病床上安装护栏，可以说是对患者增加了一项安全保护。但是护栏也可能是致命的陷阱。根据"2001 年护栏事故统计"调查，在 1985—1999 年间，美国发生了 371 例患者被床的护栏缠住或者卡住的事件。其中 228 人死亡，87 人受到非致命伤害，56 人得到医护人员的救助。

改善病床的设计会在一定程度上减小发生危险的概率，但是很多旧式病床仍旧在使用中。事故发生主要有两种不同的情况，一种是患者可能卡在床垫和侧边护栏或者床垫和床头板 / 床脚板的间隙中，如图 2-1 所示。这种情况可能产生严重的后果。

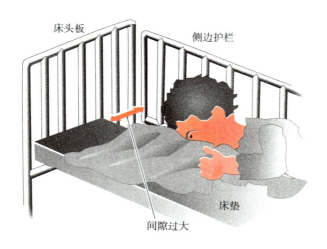

图 2-1 床垫和护栏的间隙

案例 2-1　**养老院的死亡**

午夜过后，一名老年妇女在养老院死亡，她的头卡在床垫和护栏之间，鼻子骨折而且有污渍。她的腿在护栏下，地面上有尿液、血渍和排泄物，可见死者在窒息直至死亡之前经历了多么痛苦的挣扎。

　　另一种情况是患者身体的某部分被护栏卡住，如图 2-2 所示。被护栏卡住有几种可能，例如在护栏的间隙中，即两个相邻栏杆之间，或者一个侧边护栏上的两个挡板之间的间隙大于患者的头部，就有可能发生危险。如果患者头部转到一定位置后位于两个相邻栏杆之间，那么再转回来时就很可能被卡住。儿童和老年人都没有足够的力量在救援之前自我解救从而避免窒息。

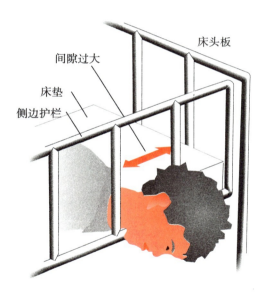

图 2-2　护栏两栏杆之间的距离

　　可能发生此类危险的患者包括精神状态不稳定的、虚弱的或老年患者，或者坐立不安的人，还有婴儿和儿童。评估患者的身体机能和精神状况并且密切监控高危患者是必要的。除了要避免使用存在设计缺陷的床以外，选择适当尺寸的床垫对防止患者卡在床垫和护栏之间也非常关键。

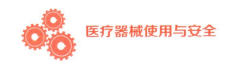

# 第**2**节

## 有缺陷的器械

在放射线部门内与患者有关的事故中，机械性事故占有一半之多，这种情况同样发生在其他科室中。这些事故基本上是由于意外的移动和机械故障造成的。

常见的事故是患者身体的某部分受到压迫性损伤。这其中很多是不经意间发生的，就是当患者将手或者脚放置于意料之外的地方时事故发生了。这种情况非常可能发生，例如当患者刚刚恢复意识后会试图抓住某物来支撑自身，参见图 2-3。同样，儿童对于外物的好奇会驱使他们把手指或者手伸进洞里或裂缝中去探求。

一些现代的器械非常重，而且如果没有电力驱动是无法操作的。操作者的责任在于要检查患者是否还有身体哪部分例如手、足等处于可移动的结构和各种硬性表面之间，如地板和设备部分，如图 2-3 所示。

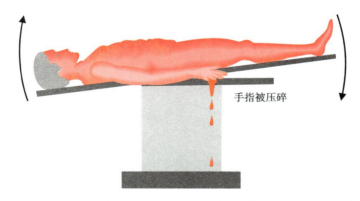

手指被压碎

图 2-3　患者恢复意识后的危险。当患者恢复清醒，平台也通过倾斜逐步调整到正常位置时，患者可能把手放在容易发生危险的位置

案例 2-2　患者脚趾的压迫性损伤

在一个患者的放射检查中，X 射线管和它的支撑架都已经启动，虽然动力控制按钮已经被释放，但是因为技术构造的错误和材料上的缺陷继续向下移动无法停止，导致患者一个脚趾遭受了压迫性的损伤。

这个例子只是许多案例中的一个，所有和患者身体相接触并需要动力驱动的医疗器械都有给患者带来损伤的可能。

特别提示

在运行任何有电力驱动部分的仪器之前，都要仔细检查患者远离你一侧的情况，检查患者是否处于或者接近于有潜在危险的医疗器械中。

案例 2-3　患者"自杀"

英国一名患者自己开动了一个电动床的控制开关。她的头触动了脚踏控制开关，导致了操作台的移动以致被挤压死亡。

这个案例促使医院检查脚踏开关是否可以被意外开启，并且考虑是否可以将脚踏开关覆盖或者加锁。

有时候错误是在安装外围设备时发生的，例如安装那些支持检测灯、理疗装置、射线罩和造影剂注射器的设备时。这些风险完全可以通过避免剧烈操作而降低，例如避免重重地把仪器推到他们的停止点上。当事故发生时，工作人员的快速反应可以阻止伤害的发生。

**案例 2-4** **值得称赞的沉着**

在 X 射线的检查过程中，21 inch（53cm）的监控器从装在天花板的摇臂上脱落下来，一个医护人员用手臂接住了 23kg 重的监控器。这一次没有人员因为摇臂的问题而造成直接伤亡。

**案例 2-5** **致命的下落设备**

一个患者正在做核磁成像系统检查，当重型设备向患者移动时却被一个脚凳阻碍并使其移位翻转下落。患者被压砸以致死亡。

我们必须特别留心可移动设备是否被放置在正确的位置以及安全锁是否被锁好。在患者被这类仪器抬起时，必须保证所有安全锁没有被打开。纺织品或者毛巾都可能会影响锁钮的正常工作。

**案例 2-6** **老年患者的跌倒**

对于医护人员来说，搬运不能行动的病患是非常困难的工作，因此设计了很多运输患者的设备，其中有一些有很严重的缺陷。

一个新进的用来将患者转移到车上的设备在出事故前仅用过 20 多次。在这次事故中，皮带和座椅之间的安全锁没有锁紧，导致患者倒地以致大腿骨骨折。

**案例 2-7** **松脱的胶卷暗盒**

在一次胃部的 X 射线检测中，设备中的胶卷暗盒松脱了。暗盒掉在地上，擦碰到了患者的头部。如果这么重的暗盒直接砸中患者，会产生很严重的伤害。

事故发生的原因是 X 射线检测的助手没有将胶卷暗盒正确插入到影像槽，暗盒没有被推送到底直到启动安全锁。当暗盒被正确安装后会有自动的咔嗒声，表明安全锁已经启用。所以错误的操作导致了事故的发生。

**案例 2-8　坠落的新生儿**

一个新生儿在体重秤上称重时因托盘松动导致婴儿坠地，孩子受到了严重的冲击。

这个事故的发生是因为没有给托盘与体重秤的连接处采用合适的插入卡盒式安全锁，只需轻微的拖动就能轻松打开该连接锁。

**特别提示**

当具有安全锁的仪器设备的可移动装置被正确安装在其正确位置时，你会听到咔嗒声，如果没有听到你就需要重置这部分，检查是否有异物阻碍了锁的启动并且再次尝试。必须要听到咔嗒声以说明安装无误。

松动的螺丝钉、螺栓和螺母是一个经常性的问题，即使按照机器制造的使用说明和要求做也不能保障器械不会发生零部件的松动。在这种情况下，需要医护人员对事故发生有危机意识。松动的螺栓是主要的问题，特别是在托举患者时。

**特别提示**

如果发现任何螺栓螺母松动了，在专业维修人员检查修复之前切忌使用该设备。

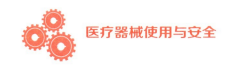

# 第 **3** 节
## 移除部分和包装

在其他情况中，使用一些设备之前移除相应部分是必要的。老人和儿童经常会使用喂食管和无针头的皮下注射器，这些设备前端都有一个保护帽。喂食管可能预先已经装好了液体药品，注射器也可能会装完药品后取下保护帽（有些注射器是不需要摘除保护帽就能装药的）。已经发生了几起危及生命安全的事故，由于执行注射之前没有移除安全帽，安全帽从注射管的末端被射进患者的气管中。

| 案例 2-9 | 6 个月大女婴的呼吸困难 |
| --- | --- |

> 一位 6 个月大的女婴注射解充血剂时突发呼吸困难，给其做心肺复苏并进行插入式检查，发现了一个塑料的注射器保护帽并将其移除。
>
> 这说明注射者在注射前没有移除保护帽，从而将其推进女婴的气管。

电池在递送过程中经常是由透明的收缩性薄膜包装来防止意外的短路。有些护士在给临时起搏器或是便携遥感发生器更换 9V 电池时会忘记拆掉包装。这种情况就不经意间造成了危险隐患，因为一些医用器械的电池间距在弹片接触电池前端上与标准的消费类设备并不相同。在一些医疗器械中，电池是通过电池间的弹簧张力使其和传导片连接起来的，这就会发生电池未拆包装也可装入，但却不能为仪器设备提供电力的危险事故。

# 第 3 章
# 电与安全

　　尽管电器产品的使用数量逐步增长，但是在具有完善的安全法规的国家，每年用电事故中的死亡人数从每百万中的 5 人下降到每百万中的 1 人。在其他工业化国家这个数字超过了每百万人中 3 人的概率，而非致命用电事故的数量更加庞大，将近是它的 30 倍之多，而且这些受害者常常会因此长期病假。在电力事故总数中，约有 60% 发生在那些专业从事电力工作的人员中，40% 发生在其他行业。虽然那些专业人员经常工作在高压环境中，但是他们的用电事故致命率只有非专业人员的三分之一。他们的专业知识挽救了生命。

　　每年报告的大量医疗事故和未遂事故都与电力设备的故障或者错误使用有关。

　　健康保健的特殊化体现在三个方面。首先，患者往往处在他们无法保护自己的脆弱情况下，例如无意识状态或者连接到了医疗设备上。第二，工作人员正在使用的设备可以完全不考虑电器安全，例如除颤仪，它的预期治疗效果就是基于强电流流过人体。第三，被治疗的患者有导管和电极嵌在心脏里或者在心脏附近时，这就大大地增加了风险，因为心肌本身就是身体中特别敏感的部分。因此相关部门已经对电气医疗器械的使用制定了具体的规定和管理条例。

　　普通的电击事故被称为强电击，而微电击则是指当装置放置于体内心脏附近时发生的电击。为了了解如何规避这些风险，有必要知道什么是电流、电压和导电率。对接地以及漏电概念的理解是认识医疗安全问题的核心。我们将关注和讨论那些由于电磁作用而引起的人体上的生物反应。一个很重要的问题是，由于缺乏适当的电磁兼容性而导致的对敏感电子设备的影响。最后，我们会介绍一些用于医疗技术设备的符号。

　　在这里，我们将主要讨论电源线频率的危险，主要指广泛分布在供电系统中的 50 ~ 60Hz 的交变频率。之所以选择这个频率是因为考虑了经济因素，降低电力从发电厂到用户的传输成本。不幸的是，这个频率恰好是最危险的。

# 第 **1** 节

## 强电击和微电击

电流通过身体可以产生两种不同的影响：热效应和神经肌肉刺激。除了在电急救过程中特别的风险外，热效应不是一个很大的医疗问题，导致烧伤的强电流大多发生在电力行业。

但是电流的刺激效应却是一个大问题。电流会影响神经和肌肉，导致肌肉收缩，而且还引起心脏的心室颤动。在致命个案中，两种影响通常都会发生。当人们受到电击，电流可引起肌肉的收缩，以至于他们无法自己摆脱电源，进而触发了心室颤动。

组织受到的影响与风险主要取决于电流密度。如果电流集中在一个小的组织上，例如在心脏导管的顶端，这样的风险将远大于相同的电流分布在整个胸腔上。认识并区分这两种电击非常重要。

## 强电击

在发生强电击时，电流会流过两块不同的皮肤区域，如图 3-1 所示。除非电接触直接发生在胸部，这种情况很少见，最危险的情形是电流在两手之间，很大一部分的电流通过心脏。当电流在左手和脚之间流过时同样也很危险。这两种情况下心肌处都有很大的电流密度。

电流对人体的影响程度取决于电流强度（如图 3-2）和电流分布。当电流强度低于 1mA，电流几乎不被察觉，至少不会产生不适。几毫安的刺痛感可以被感觉到，说明已经达到了灵敏度的临界。随着电流强度的增强，肌肉开始收缩直到正常情况下不能摆脱的位置。

人体可以摆脱的最大电流强度称为摆脱电流。女性的摆脱电流约为10mA，男性的摆脱电流是 15mA。当电流进一步到达 20～30mA 时，除非电

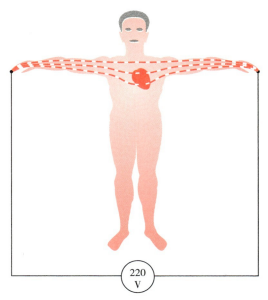

图 3-1　在强电击中，电流从左手臂到右手臂是最危险的

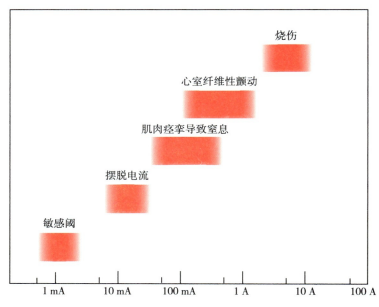

图 3-2　50Hz 或 60Hz 电流的阈值。所有的值都是近似；最高限值是粗略估算的，因为在人体进行试验是不可行的

流下降，否则会引起呼吸肌收缩和窒息死亡。心室颤动发生在 100mA 左右。更高的电流会导致烧伤和包括心肌在内的全身肌肉收缩。当电击发生在深层组织时烧伤往往非常广泛，并且恢复时间会很长。

如果你发现一个人在电气事故中由于肌肉收缩而无法行动，不要用没有保护的手直接触摸他或者带电设备和电线，应该尝试以下几种替代品。

**特别提示**

中断电流：例如拔出插头或关闭电源。如果无法实现，考虑是否可以通过关闭电源线断路器来中断电流。

如果不行，考虑下一条。

**特别提示**

尽量使用绝缘材料，例如：一个干毛毯、大衣或者没有连接着的绝缘电线。握住一端，将另一端放在或者扔过触电者，尝试用自己的体重举起他。避免不小心让你身体无保护的部分触及带电体，也必须避免用空手直接接触触电者，否则你自己的生命也将受到威胁。

电击解救成功后依照其他心搏骤停的情况，用人工呼吸和心脏按压等心肺复苏术直到医疗人员接管。

**案例 3-1　老年夫妇在砍树时遇难**

丈夫砍倒了一棵树，他没有注意到那棵树上挂着一条 10000V 的电缆。在砍掉树枝的时候，他的妻子接触了电缆，立即触电身亡。丈夫尝试抓住他的妻子，也被电击死亡。

在心室颤动时，10s 后人就会失去意识。在这段时间，触电者是会走动的。

**案例 3-2　电工没有睡着**

电工在一个新建筑里做安装工作，他的同事以为他是在午睡，坐在地板上，靠着墙。其实，他已经触电身亡了。

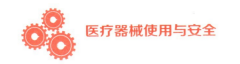
调查表明，他一直在安装一根他认为没电的电缆。但是不幸的事发生了，他被电击了一下，爬下他工作时用的梯子，走了几步，在他失去知觉前，坐下靠在了墙上。

**特别提示**

要严密观察一个触电了的人——如果某人触电但行动并没有因为肌肉收缩而受限，你应该继续观察他的反应，准备好给他做人工呼吸和心脏按压。

## 微电击

每当电极或者导管插入心脏或靠近心脏时，就会存在微电击的风险。电流会在皮肤表面和心脏或其附近的电流集中区域传输，如图3-3所示。比如在测量温度的时候，电极会被插入到食道至心脏水平，这时就会有微电击的危险。集中在一小块心肌区域的$50\mu A$电流就可以引发心室颤动。在正常情况下患者能够忍受通过心脏的电流最大值被称为微电击安全阈值，为$10\mu A$。

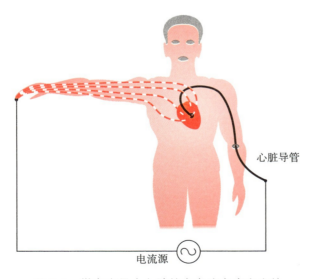

心脏导管

电流源

图 3-3　微电击是由心脏的高电流密度产生的

# 第 **2** 节
## 电流、电压、电导

电流强度和随之产生的电流密度是最关键的因素。高压本身并不危险；比如 100kV 与几微安的电流强度相结合时并不危险。但是另一方面，只有几伏特的手表小电池如果与起搏器的引线相连接，几百微安的电流都可以是致命的。有时候甚至不需要电池就能引起事故发生。

**案例 3-3** | **患者因护士触碰起搏器引线而死亡**

在心脏起搏器植入之前，需要测试选择合适的起搏器型号。这时候，引线的一端要插入心脏，另一端则通过患者胸部皮肤导出。

一个新到部门工作的护士从未见过身体插有起搏器引线的患者。她问那是什么，并触碰了电极。由于她整个人充满了静电，这导致电流通过她的手经由引线到达患者的心肌，患者因此引发心室纤维性颤动而死亡。

 **原理窗 3-1** **欧姆定律简介**

电线里的电流可以比喻成管子里流动的水。用安培计测量的电流强度相当于单位时间内流过的水量。每秒流过管子的水越多，流量越大。

用伏特计测量的电压，相当于管子入口与出口之间的高度差，差级越高，电压越高。用欧姆计测量的电阻，相当于管子对水流造成的阻碍；流量由管子大小决定——管子的直径越小，流量越小，阻力越大。

根据欧姆定律，用伏特计测量的电压 V、用安培计测量的电流 I 和用欧姆计测量的电阻 R 之间存在一个公式：

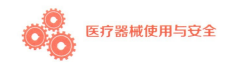

$$V = R \times I$$

临床工程角度认为，应用电导 $G$ 比电阻更实际，电导单位是西门子（S）=1/Ω，等于电阻的倒数，$G = 1/R$。如果电阻是 100Ω，那么电导就是 0.01S。在欧姆定律中，如果用 $G$ 替代 $R$，便得出公式

$$I = V \times G$$

如果电压是 220V，电导是 0.01S，那么电流量度是 2.2A。

---

从安全角度来说，电流强度是关键因素，正如原理窗 3-1 所展示，它可以由以下公式导出：

$$电流 = 电压 \times 电导$$

如果是双倍电压，则电流变成原来的两倍。如果是双倍电导，则电流也是原来的两倍。最坏的情况是电压和电导都很高。考虑到电源，我们几乎无法控制电压的大小，因为大多数国家都采用 230V 的电压，所以我们只能减小电导。

## 电导

电气设备是由带有很低电导的绝缘层包覆的，比如缠绕在一缕铜丝上的塑料，这通常避免了电击。

身体有一种类似的保护来抵抗电流。如果皮肤是干的，电导率也低，如果皮肤是湿的，因为水具有较高的电导率，皮肤的电导率会增加。因此用湿手触碰带电物体比用干手触碰更危险。

水的高电导率允许了电流通过身体——人体由大约 70% 的水构成。由于水的特性，在潮湿的屋子里或者地板上有水时使用电器是危险的。在这种区域，所有的电源必须接地，除了那些有特殊绝缘的，比如电动剃须刀。不要通过使用没有接地的插线板来规避这些规定。

## 案例 3-4　死在浴缸的十三岁女孩

一个女孩正在浴缸里玩她的洋娃娃。她想用电吹风吹干洋娃娃的头发，还带进浴室一根老式的没有接地线的插线板。

当她正拿着电吹风在水里玩的时候，她遭到电击，意识模糊，呛水死亡。

把电线带进浴室是违反安全规定的。因为在这个事件中的电线没有接地，所以电流流过水和那女孩——而不是像原来设计的那样直接流经接地导线。因为没有短路到地，所以保险丝没有断掉。

电流想要流动，必须在电源和地之间形成一个完整的回路，如图 3-4 所示。当我们无意的碰触带电物体时，我们的衣服或者房间的性质无意识地形成了保护抵抗电路。有橡胶鞋底的鞋和有塑料覆盖物的地板都是不良导体。在这种情况下，我们碰触带电物体是不会有危险的。有时我们甚至都没意识到发生了什么事情。

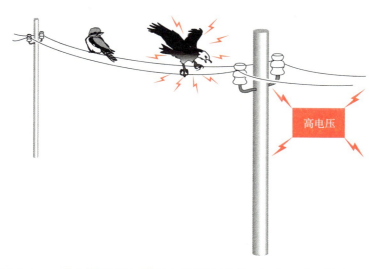

图 3-4　一只鸟两只脚与两根电线相连形成了闭合回路，被电了一次。但是与一根电线相连是没问题的。

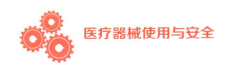 

案例 3-5　　由于三个月前的电气安装导致丧命

　　在清洗间，一名护士助理正要把放在加热机架上的便盆收起来。当触摸到加热机架时，她触电了，摔倒并且摔伤上臂。

　　调查表明电工互换了地线和火线，从而导致加热机架带电。电线是在事故发生前 3 个月被接错的。

　　这个错误连接之所以没有被及早发现是因为工作人员以前总是穿橡胶鞋。而当事故发生时，护士助理穿着皮底鞋。

案例 3-6　　三分之一死亡

　　一名水管工、一位主管和一位同事打算安装热水器。当他们推动热水器穿过楼层时，一个电源线卡在了地板下。加热器的重量破坏了电源线的绝缘，导致热水器带电。

　　三个人的手都在热水器上，穿破皮革薄鞋底的水管工触电并死亡，穿厚革制鞋底的同事触电但没有受伤，而穿厚橡胶鞋底的主管一点都没有感觉到触电。

　　许多事故发生时，我们误触了电源电压并同时接地的物体，我们的身体充当了电路回路。如果有人穿潮湿的皮革鞋底站在导电的地表，例如湿地板，电流有可能按图 3-5 的路径通过：电源—导电设备—手—胳膊—身体—地板—接地—电源。

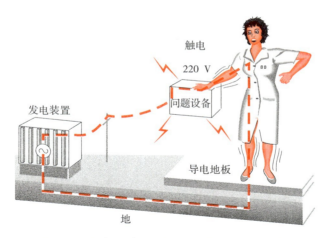

图 3-5　发电机放在潮湿的地板上会引起触电

但如果我们没有与地相连，例如我们穿橡胶底的鞋，电流就不能那样轻松地通过身体。正如案例 3-6 描述的，如果电路处于开路状态，我们甚至注意不到任何事情。正如上文所强调，用一只手触碰带电物体并且用另一只手接触地是特别危险的。

**特别提示**

只使用一只手。当处理线和插头或者触摸开关运行某个设备时，作为额外的预防措施，不要用另一只手触摸设备套管或任何其他导电物体（接收器、手术台、洗涤盆等），从而避免两只手之间的电势差产生的电流，导致在心脏中的高密度电流。

当操作电气设备时有几点需要牢记：

- 金属具有高电导率。触碰带高电压的金属物体是危险的。
- 水导电。处理潮湿的空间中的电力设备必须非常小心。
- 在潮湿的地方使用损坏的电线和损坏的电连接器是特别危险的。
- 人能在大多数情况下的电击下存活。然而对电导率概念的理解可以大大增加他们存活的机会。

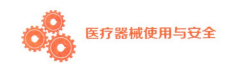

# 第 **3** 节
## 接地和保护接地

接地这一概念可以通过两种方式实现。当电压值被标示时，指的是相对于数值为 0 的功能性地电压，它用伏来衡量；功能性接地是被设备施工人员使用的一个概念，这个概念较少考虑到实际医疗保健。更重要的是，通过使用单独的接地线，将设备的外露部分接地可以避免电击的危险。

外露部分带电的一个示例是自动电饭锅的加热板。导电的金属板，如果没有单独的接地线它就能够导电。它必须一直连接地线，以便在出现故障时电路短路、保险丝熔断或断开电路的断路器。在炊具上的塑料或陶瓷旋钮是一个不暴露的部分，因为它不能导电。发生故障时，旋钮可能永远不会变得危险。

避免电击的最重要手段是设备的外露部分充分接地。

此类设备均配有 I 级连接器，即它们有第三条接地线。当插入一个有接地线的墙上插座时，设备外露的部分接地。

一些家用电子设备装有 0 级连接器。这种连接器只有两个接头：火线用来传导电流给设备，另一个传导回路电流。0 级的连接器不能插入接地的墙上插座。

在潮湿的地方使用 0 级设备会造成危险，例如在接近不锈钢水槽的厨房。金属经由管道接地。用一只手触摸一个带电物体并用另一只手触摸厨房的不锈钢水槽，将使电流通过带电物体—手／胳膊—胸部和心脏—另一只胳膊／手—水槽—地面—电源—回到物体。

**原理窗 3-2**　电容

　　电池的电流只沿着一个方向流动，即所谓的直流电。电缆线内传输的是交流电，每秒钟会变换 50 次或 60 次电流方向，即电流的频率是 50Hz 或 60Hz。用交流电而非直流电传输的原因是，交流电比直流电传输更容易，也更加经济。

　　电容器可以传导交流电。电容器由被一个绝缘体隔开的两个导电板组成，如图 3-6 所示。

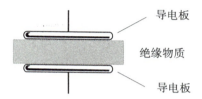

图 3-6　电容器由两个导电片夹着绝缘物质组成

　　电容器的大小和它传导交流电的容量可以用电容表示，以法（F）测量。当导电板的面积增加或两个导电板之间的距离减少时，电容增加。

　　电容器传导交流电的能力取决于电流的频率。电容也可以存在于由绝缘体隔开的任何两个导体对象之间。电流频率很低时导电能力差，但随着电流频率的增加导电能力会增强。例如在 1MHz（MHz=1000000 Cycles/s），电导率很高，以至于绝缘层被击穿，电流在没有任何导线的情况下完成了设备和触电者间的回路，正如第 11 章所述。电流流过了由身体、空气和设备组成的电容。

---

**案例 3-7**　**赤脚女子触电**

　　一间公寓的厨房里安装了没有接地的墙上插座，这是与现行安全规定相违背的。带有金属灯罩的吊灯插在这个电源插座上。一天，灯不亮了，为了查看原因，一个女人赤着脚踩在洗涤槽上，触摸了金属灯罩，当场触电死亡。

　　由于电源插座的错误安装，灯罩在绝缘层破损后带电。

假使灯已经被接地，当绝缘层破损时电流将会流向地面。这种强电流将会造成断路器跳闸，电流将被中断。这样就会发现灯是有问题的。因此，附加的第三条地线是有很大作用的。

双重绝缘的电器有两个导电的电源线，它们可以在所有的室内环境里安全地使用，因为有三根导线的电源插头要接到三相插座上。Ⅱ类插头均可以插入接地的电源插座。它们由以下符号标记：

某些设备通过降低电压来降低风险。电压不超过 60V 的直流电或电压不超过 25V 的交流电，不需要为直接触摸提供保护。低电压在许多日常使用的设备中是很常见的，例如闹钟、玩具、手提电脑和移动电话，以及电池充电器。最常见的是里面装有变压器的电源适配器，见原理窗 3-3，它可以直接插入墙上的插座上。这种用于一般使用的电源适配器可能不适用于临床领域，除非是那种有 CE 标志的电源适配器可以作为医疗器械的一部分。为临床环境设计特殊的电源适配器是必要的，但应避免如下例所示的情况。

**案例 3-8　护士抓住了带电部分**

电源适配器正在给营养泵供电，电源适配器直接插在墙上的插座中。当要关掉设备时，护士去拔墙上插座中的适配器。然而适配器的外壳脱落了，护士意外地抓起了已经从盖中掉出的松动的变压器。变压器中的电线仍然和墙上的插座连接着。

护士触电，幸运的是她活了下来。变压器在早些时候掉到了地板上，外壳摔裂了，但没有人发现，适配器像平常一样被插回墙上，从而导致事故发生。

## 原理窗 3-3　变压器

通过变压器可以轻松改变交流电的电压。发电厂的线缆的电压是很高的，例如 40kV，而在正常的电源插座上它已被转化到 220V 或 120V。在大多数的医疗器械中它进一步被转换，比如从 220 或 120V 转换至 5V。

变压器由包含两个绝缘铜线的线圈铁芯组成，如图 3-7 所示。电流被送入变压器，通过初级线圈流入，从次级线圈流出。两个线圈中线圈数量的比值，叫作变压器的比率，这个比率可以改变变压器输出的电压值。如果要把 220V 降压到 5V，初级线圈中的绕组数必须是次级线圈的 46（220 ：5）倍。变压器的比例应该是 46 ：1。

隔离变压器利用初级和次级线圈间的特殊绝缘减少漏电。

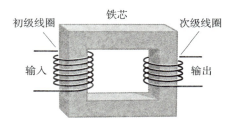

图 3-7　一个交流电的变压器。如果变压器的次级线圈匝数比初级线圈匝数少，输出电压会比输入电压低。

不接地的设备可能不会被用于要求接地的地方。不允许在不同电压等级之间连接插线板。

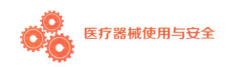

# 第4节
## 接地故障电路断路器和隔离变压器

电路断路器为防止火灾从根源上提供了保护，但并不能为有缺陷的电气设备或电线所造成的个人伤害提供有效的保护。为避免电器事故，接地故障的电路断路器（ground fault circuit interrupters，GFCIs）可以永久地安装在建筑的供电中心。电路断路器也适用于临时插入在墙上的电源插座和要使用的设备插头之间。这样的接地故障断路器在日常使用中很受欢迎，它们用来确保在流进或流出设备时没有电流泄漏。在正常的供电情况下，火线和零线上的电流肯定是等量的。如果有什么差异，这一定是由于不适当的对地绝缘。电流泄漏超过 10～30mA，断路器就会断开。

如果触碰了由接地故障断路器控制的设备的一个带电部分，电流通过人的身体传到地面，那么断路器立刻会觉察到，从而避免了电击事故的发生。但是接地故障断路器有一个很大的缺陷，由于所有的电气设备都由同一个接地故障断路器控制，当电路断路器出差错时，所有的电气设备都将会失去控制。家用电路板中的接地故障断路器的不便之处在于，如果家里其他地方出现电气故障，冰箱和冰柜都会停止工作。如果那时主人不在家，没人发现并给冷冻设备供电，食物就会变质。

在医疗方面，接地故障断路器很少使用，这是因为如果断电，很多设备将会造成安全危害，比如呼吸机和血液透析设备。因此隔离变压器取而代之。隔离变压器由一个没有接地输出的变压器组成。由于没有形成一个完整的通路，所以人可以触碰输出电线而不触电。隔离变压器上配置了一个带有电源线隔离监测器（line isolation monitor，LIM）的综合测试功能，所以可以随时检测它的功能。不良绝缘电气设备经由隔离变压器连接后，一旦发现绝缘故障，电源线隔离监测器就引起警报并亮起警告灯——使用者就会警觉到发生了差错。警报可以随时终止以继续完成当前工作。

# 第 **5** 节
## 漏电流

我们知道绝缘体的导电性能差，但这并不表示它的导电功能就是零，特别是在交流电的情况下，所以总有一些电流泄漏，即便是用最好的绝缘体。当使用的设备靠近患者心脏操作时，这个问题就变得非常重要。所以任何设备无论以何种方式与患者相连，漏电流都必须相当低才行。

限制漏电流实际上很重要，让患者带电并与地面连接是特别危险的，分析如下。

电器中最常见的安全缺陷之一就是接地电路故障，它出现在各种老旧的和新式的设备中，甚至明星制造商的明星产品。这样的故障在日常使用中通常不被发现，直到事故发生后才被注意。

一个没有任何接地保护功能的设备，各种漏电流会通过其他方式流入地面。比如，如果一个患者连接着心电图电极，漏电流就很有可能通过患者的身体。当患者握着接地的物体，比如实验桌的金属边缘，则会出现更大的危险。除非漏电流是很有限的，否则危害生命的情况会随时发生。所以每一次临床检查都必须选择合适的设备型号，如原理窗 3-4。

若只需一个设备，那么选择一个正确的医疗器械型号是很容易的。但是如果要选择多个设备，比如心电记录仪、高频电刀、电子温度计，那么必须保证总漏电流不超过当前应用中的漏电流限制。所以多个设备要一起使用时，必须要咨询临床工程师，对这些设备组合的电气事故风险进行评估。

电源线必须尽可能的短，因为漏电流会随着电源线长度的增加而增加，因此不能使用插线板；如图 3-8 所示，因此不能使用插线板，医疗技术设备应该直接连接到墙上的电源插座。

有时在医疗电气系统内同时连接多台设备是必需的（比如一台个人电

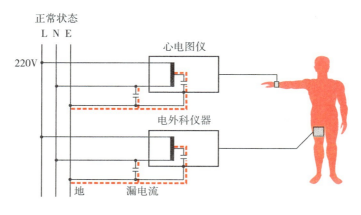

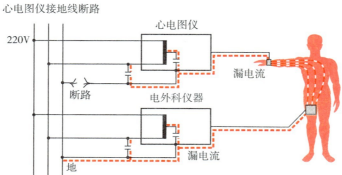

图 3-8　如果地线有破损，危险的漏电流会传导

脑、录像机和其他原本不是为医疗目的而设计的装置）。在这种情况下，设备应该由合格的临床工程师连接到一个隔离变压器。在隔离变压器里，初级和次级线圈是分开的，这样在某种程度上减少了漏电流，如原理窗 3-3 和技术窗 3-1 所示。所有的设备放在一个特别的台车上面或者其他限制性的物体里，再连接到隔离变压器。用这种方式限制漏电流，这甚至适用于那些不符合 B 型、BF 型或 CF 型的医疗器械。这种设备台车上所有的修改必须由临床工程师操作进行，决不能被非专业员工修改，也不能再与额外的设备连接。在一些国家，所有的修改都必须记录在台车的设备卡上——设备卡有定义哪些设备可以被连到台车上，从而避免非专业人士添加额外设备。医疗电气系统的技术问题，包括隔离变压器的使用，必须委托给临床工程师。

　　由于标准的应用以及良好的维护，医疗器械在使用过程的风险是很低

## 原理窗 3-4　　医疗器械类型

医疗器械分为三大类，通过以下特征进行标记：

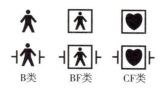

有除颤电极的标志表明该仪器是可以耐受在除颤过程中产生的高电压的。

**B 型（身体）**

从临床工程学的角度上看，那些带电装置和患者分开的医疗器械被称为 B 型。这类装置没有导电的部分与患者相连，比如 X 线机、手术台和呼吸机。在有些情况下，如果有需要，B 型装置可能会与患者相接触，如手术台。

**BF 型（身体浮地）**

所有通过电缆或者充满液体的管子与患者电气性相连的装置至少是 BF 型。如内窥镜、血液加温器中患者使用的部分、电外科设备、电压力表和电温度计。

**CF 型（心脏浮地）**

任何与心脏或其附近有电气连接的仪器都属于这一类。比如心脏导管和重症监护的装置，还有内部带心脏电极的除颤仪。

---

的。但是任何一个简单的错误都可以造成致命的伤害，比如没有整理好松散凌乱的电缆线，尤其是当它们连接到主电源线时。

## 案例 3-9　　患者将她的心电图仪连接到电源线上

一个中年女子吞下 19 片安眠药，在洗胃后被送往重症监护病房。第二天她完全清醒了，随后被送到普通病房。她被连接到一台心电监测仪进行检测，当她到床上侧身翻转时，电极导线从心电监测仪上断开了。

为了不麻烦病房的工作人员，她决定自己连接电极。她在地板上发现一根连接线有三个凹形接触点，并认为它属于心电图示波器插头，她觉得她应该将心电图仪的三个插脚插入插孔。当她插入第二个插头时，她胸前受到电击然后失去了知觉。

一名助理护士突然发现患者有收缩痉挛并且已经昏迷。她叫来了连接心电图机的医生并诊断为室颤。患者除颤后，出现心搏停止（心脏肌肉停止工作），通过肾上腺素静脉注射和心脏按压被迅速扭转。

由于及时的发现和正确的治疗，患者没有受到任何脑损伤。那根被连接到患者心电图仪的松散电源线当时是连到一个电源插座上的，属于一个未在使用的输液泵。

**特别提示**

整理好所有的电源线。不要将松散的电源线连接到电源插座。

**技术窗 3-1**　漏电流

电阻性漏电流和电容性漏电流是不同的。电阻性漏电流的产生是因为没有绝对的绝缘体，所有的绝缘体在一定程度上导电。这是现代材料学的问题而不是医疗技术单独可以解决的。所以重点是如何减少电容性漏电流的破坏性影响。这种漏电流是由于交流电击穿变压器和导电板间的电容时引起的，如原理窗 3-2 和 3-3 所示。

一个简单的例子如图 3-8 中的上图所示，心电图机连接到患者的手臂，高频电刀的病人回路电极线被连接到患者大腿上。漏电流通常发生在两个设备的电源线和其他组件之间，由于连接了地线因此不影响患者。

医院中最常见的电气故障就是地线断路。我们假设心电图机的接地线坏了，如图 3-8 下图所示说明，漏电流传导到心电图机—心电图机导线—患者手臂、躯干和大腿—透热回流电极—高频电刀—地线；这是一个明显的安全隐患。

医疗器械的设计必须有效地防止产生危险的漏电流，并能阻止其他故障设备所产生的漏电流的传播。

在 B 型医疗器械中，正常情况下漏电流被限制为 100 $\mu$A。这种大小的漏电流通过患者是无害的。但是如果患者被连接到一个 B 型设备，同时又与另一个 220V 的故障设备相接触，致命的电流就可能通过 B 型设备流入地。

BF 型医疗器械最大漏电流和 B 型设备一样在正常情况下限制为 100$\mu$A。但为了保护患者不在意外情况下被连接到 220V，BF 型医疗器械对地的漏电流限制为 5mA。这可以防止危险电流通过任何部位的皮肤传导，然而在设备连接到患者心脏附近时，这个漏电流的限制是不够的。

CF 型医疗器械，在正常情况下，接触患者的部位所产生的漏电流不能高于 10$\mu$A，这样在心脏附近检查时才不会产生危险电流。如果患者无意间接触到 220V 的电源电压，通过 CF 型设备的漏电流最大应低于 50 $\mu$A。

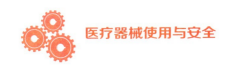

# 第6节
## 电磁场的生物学效应

电场与磁场是有区别的，电场用伏特每米（V/m）测量，磁场是用特斯拉（T），或者更经常用微特斯拉（$\mu$T）测量。电场很容易被接地的防护层削减；但磁场却难以消除。这两种类型的场是紧密相连的，并且源自彼此。因此经常很难辨别出一个效应是被电场还是磁场导致。电磁波辐射，产生电磁场，其生物效应取决于频率。

### 高频电磁场

正如前面所提到的，在高频段（例如1MHz），热效应在组织上发挥多大的程度取决于每个组织块吸收了多少能量。这个原则应用于外科透热疗法（见第11章）。其中的风险也是众所周知的。

在高频区域，电磁场除了热效应外，是否还有其他心脏以外的生物学效应尚不知道。我们有理由相信，就算有，这里的风险也肯定很低，因为这些应用已经被使用了几百年，也没有探测到任何明显的关联。但是随着移动电话越来越普及，因为它工作时在靠近大脑部位发出高频电磁场，人们对其安全性再一次提出质疑。

### 低频电磁场

同样的，我们很难定义50Hz频率的电力线的风险。我们必须区分短期接触和长期暴露造成的影响。曾有人对有"电力过敏"的人体进行试验，这些参加实验的人被带到单独的房间，并给予已知强度的短期电磁场。参加者没有意识到电磁场的开启或关闭。这些人的症状（例如头晕、注意力不集中、刺痛和皮肤瘙痒）很有可能是由除了过敏以外的电效应导致的。

有建议称，长期暴露于低频场可能增加儿童患某些肿瘤的风险。这种怀疑的原因是，生活在接近高压输电线路的儿童患白血病病例的数量有所增加。但是这样的怀疑并没有在专门的研究中证实。因此对孩子们造成影响的并不是由输电线旁的电磁场而是其他某些环境因素。

发动机驾驶者和电焊工暴露在比那些高压电缆强 1000 倍的电磁场中。我们可以有把握地得出这样的结论：与其他许多职业类别比较，他们在健康保健方面没有增加风险。

## 电场

不导电的物体，例如尼龙衣服，往往会产生静电，尤其是当空气干燥时。当我们脱衣服时，我们会看到火花。静电也可以出现在与某些电气设备连接的地方。例如电视屏幕上的尘土比电视柜多，这是因为这些带电的玻璃管表面会将灰尘吸过来。在以前，当旧电脑屏幕上的玻璃产生一个与在电脑前工作人不同的电压时，被污染的空气会被吹到脸上（粒子可以穿行在两个方向上取决于它们的电荷），眼睛和脸可能会出现疼痛和瘙痒。现代计算机的屏幕必须严格遵守磁场强度的生成，此外，现在屏幕通过接地来避免静电效应。

## 磁场

磁共振成像仪（见第 7 章）周围产生的非常强大的磁场，并不被视为有任何严重的破坏性影响。但是，如果另一个磁性物体被带进了房间，比如一个钥匙环、工具或氧气管，风险会大大增加。这些物体被强力吸引，像炮弹一样穿过房间，粘在磁铁上。患者在进行磁共振检查前，必须确认身体里没有任何会被磁铁吸引的手术植入体，如人工关节等。

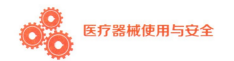 

磁铁会导致意想不到的问题：

案例 3-10　健康磁铁能引起心脏病突发

　　一个装有心脏起搏器的老人被允许进入心脏科进行检测。好几个晚上患者向左边躺着时就会发生胸痛（心绞痛）。值班护士注意到心电监护仪上心率增加，同样的情况连续发生好几个晚上。最后医生解决了这个问题，他注意到，患者有一件不寻常的珠宝用一根皮革带子挂在脖子上。

　　患者的孙女对天然药品很感兴趣，给了她的祖父一块磁铁来"改善血液循环"。每天晚上当患者左侧位睡觉时，磁铁滑下去，从而落在心脏起搏器的顶端并且触发一个测试功能，使起搏器每分钟跳动100次。

## 电磁兼容性

　　电子技术正在成为医学技术设备越来越重要的一部分。因为这些设备易受外磁场磁化，因此被干扰的风险增加。同时越来越多的设备会发射电磁波。基于这个原因，各类仪器需要明确各自的电磁兼容性（electromagnetic compatibility，EMC）。

　　这个问题在旧设备中最为突出，因为它们是在 EMC 标准被应用之前制造的。拥有 CE 标记并不意味着该设备不会引起或屏蔽干扰。

　　那些会造成干扰的设备，例如移动电话、寻呼机、CD 播放器、摄像机和微波炉，甚至遥控设备都会干扰其他设备。这些设备里最重要的是移动电话，因为它们永远不能被设计成不发出电磁波的结构，毕竟它们的根本目标就是向接收站发出信号。许多医院曾经禁止使用手机，但最新设计的手机降低了磁场强度，所以现在医院允许使用手机，除了某些关键部门如重症监护病房。

不同品牌的多个设备已被证明对干扰具有易感性，输液泵特别敏感。其他设备包括血压仪、心脏和呼吸监护仪、心脏起搏器、脉搏血氧计、通风机、保温箱、外科医疗器械、透析机器、血液加热器、老式的助听器和电动轮椅。其中输液泵存在最大的危害。

干扰随距离的增大减小很快。在很短的距离，大约不到 20cm，干扰永远无法避免。因此装有起搏器的患者不应该把开启的手机放在胸袋中。但这些风险在加大距离后依然存在。

**案例 3-11　失控的轮椅**

　　一个坐轮椅的人有一个很可怕的经历。轮椅突然完全回转并且高速从山坡上滚下去。这个人发生股骨骨折并且伴有其他伤害。事故发生地距离繁忙的高速公路只有三个街区远。

　　在另一起事件中，一个靠轮椅支撑的患者在人行横道上等红灯变绿。当灯仍然是红色时，轮椅突然滑到马路上。两起事故发生时周围都有老式手机在使用。

**案例 3-12　电话呼叫停止了一个呼吸机**

　　另一个依赖轮椅的患者使用一个呼吸机来辅助呼吸。那个患者新买了一个手机并且把它安放到了轮椅上。第一次电话响的时候，呼吸机停止工作，启动了报警器并进行了一系列的长时间换气。

在医院内部，最常受到影响的是输液泵。

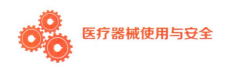

**案例 3-13** 输液泵停止工作

　　一个患者正在使用两个不同厂商提供的三个输液泵。突然三个泵都停止工作了。与此同时，隔壁房间里一个临终患者的家属正在使用手机。

　　那些泵很快又重新开始工作。但这是工作人员一个错误的决定，因为输液泵的其他功能很可能因为干扰而出错。那些泵应该被送到临床工程部进行检查和功能测试。

　　这些事件的发生都伴随着旧的模拟式移动电话的使用，那种移动电话会发出比现代数字式移动电话更高强度的电场。还有很多这样的事故或险情被报道，包括输液泵停止工作和输送了错误的液体量。需要指出的是，从整体而言，事件的发生率是很低的。随着旧设备被那些符合 EMC 标准的设备取代，这些情况将会得到逐步改善。

# 第 **7** 节
## 易受水浸的设备

通常医疗器械绝对不能被液体溅到（比如输液或尿装置）。然而设法让某些设备不易受潮也非常重要。这些设备通常带有某种标志；一些旧标志可能仍在使用，如图 3-9 所示。

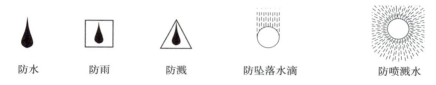

防水　　　防雨　　　防溅　　　防坠落水滴　　　防喷溅水

图 3-9　表示设备对水的敏感性的老式标志

目前，一些包含了保护等级代码（IPXN）的标语正在取代旧的标志。其中 X 为 0～6 的数字，表示机械性保护；N 为 0～8 的数字，表示防水性。数字越高保护性能越好。这些符号需要在使用说明书里解释清楚。

**特别提示**

当你遇到一个新的设备，并且不确定如何使用它时，查看设备上的相关标志，识别漏电流类型（B、BF、CF）以及保护等级。

# 第 **4** 章
# 气体、火灾与高温

　　如果人们不知道如何使用，即使是非常简单的医疗器械也存在潜在的危险。任何参与健康护理的人员在使用医疗气体时都必须注意必要的预防措施，这就是为什么我们要对一些重要的燃气技术进行总结的原因。如果人们能够重视引起火灾的各种隐患，那么许多发生在医院的火灾是可以避免的。各种形式的热损伤时有发生，原因就在于缺乏对发生此类事故原因的认识。

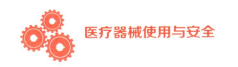

# 第**1**节

## 医疗气体技术

由于医疗气体具有各种各样重要的物理特性，本节将描述这些特性以及各种医用气体设备的使用。

## 医疗气体

在医院，某些医疗气体是从中央供应源直接通过输送管道输送过来的。例如氧气、一氧化二氮（笑气），医用空气以及推动医疗器械运作的医用空气。在进入病房和手术室外的气体管道处配有紧急切断阀，必要的时候可以直接切断气体供应。在发生火灾时，熟悉这些紧急阀的位置是极为重要的。它们通常都是被放在走廊的橱柜里，从而方便在紧急情况下操作。然而这也存在着一个很大的风险，由于这些阀门没有得到必要的管理控制，每个人都可以打开这些橱柜，气体经常被人无意中关闭。

**案例 4-1** ┃ **气阀不是一个衣架**

重症监护病房里，从中央气体供应处的氧气供应突然中断。所有患者都需要立即手动输气，直到氧气可以从附近的气瓶中得到供应。临床工程部门首先得到了通知，虽然医院物业管理部门负责中央气体设备管理，但还是先与临床工程部门进行联络更好，即使这并不是正确的流程。

起初并没有找到中断供氧的原因，而且紧急氧气钢瓶是与城市气体分销商相连的。

然而在临床工程和物业管理部门工作人员进一步联合调查后，最终发现：在病房中心的供氧阀被人关闭了。

气阀放置在走廊的一个壁柜中。病房的工作人员曾注意到这个柜子除了一些气体管道外基本上是空的，既然橱柜还有很多空间，有人就把它用来存储手袋和衣服，甚至有人开始把上衣挂在氧气阀上。由于这样的事件不停地发生，阀门逐渐转动，直到它最终被彻底关闭，从而造成了事故。

这个例子指出了一个重要的细节，而这个细节一开始并没有引起我们的关注。由于一些人事上的分歧，延迟了向相关部门（物业管理部门）的报告，并拖延了解决问题的时间。但是当我们仔细调查这类事件发生的背景后，我们发现经常有这类因素在作祟。

有时气体由气瓶提供，例如运送患者或是医疗供气系统发生故障的情况下。气瓶也用于在患者家里的氧气治疗。最常见的医用气体气瓶的压力如表 4-1 所示。

表 4-1　一些医学气体最大气瓶压强下的构成与颜色代码，根据欧洲 EN739 标准

| 气　体 | 构　成 | 颜色代码 | 气瓶压力（bar） |
|---|---|---|---|
| 吸入氧气 | $O_2$ | 白 | 200 |
| 一氧化二氮 | $N_2O$ | 蓝 | 55 和液态 |
| 吸入空气 | 21% $O_2$ + 78% $N_2$ | 黑和白 | 200 |
| 驱动设备的空气 | 21% $O_2$ + 78% $N_2$ | 黑和白 | 200 |
| 混合气 * | 50% $O_2$ + 50% $N_2O$ | 黑和白 | 138 |
| 二氧化碳 | $CO_2$ | 灰 | 53.7 |
| 卡波金 | 氧气含 <7% $CO_2$ | 白和灰 | 150 |
| 氮气 | $N_2$ | 黑 | 200 或液态 |
| 氦气 | He | 棕 | 200 |
| 真空 | 麻醉废气 | 黄 | <1 |

* 两种指定浓度的气体。

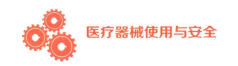

**氧气**

　　随着气体的减少，一个氧气瓶的压力也会逐渐减小，从而可以很容易计算出里面气体的总量，详见原理窗 4-1。由于氧气比空气略重，易向下流动并渗透床单，例如氧气从面罩泄漏时。这就导致了空气中氧气含量迅速增加，引发火灾的风险也同时增加。我们将在本章的稍后部分讨论火灾隐患，在这里只是指出这种火灾很容易产生爆炸。为了了解如何正确操作医用气体设备，最重要的一点是必须认识到几乎任何材料都可以在纯氧中燃烧。与人们通常的认识相反，钢板也可以在纯氧里剧烈燃烧，如下面的例子所示。

| 案例 4-2 | 患者死于手术室中的火灾 |
|---|---|

　　一位老妇人正在接受胆囊手术，此时她全身麻醉并同时连接到一台呼吸机上。手术室中呼吸机的气体源自于一台固定的气体和电力输出控制台。在操作过程中，一名护士被一根连接到电源插座上的电线绊倒，而这个电源插座就插在控制台上。这造成了一定的元器件接触。在后来的检查中发现，按照现行的电流安全管理规定，这些组件没有被正确安装。元器件的接触导致了短路和火花。氧气管道由一种不合适的软管材料制成，这导致了氧气泄漏到控制台附近，这些因素共同引发了一场非常巨大的火灾。罩在电源线上的钢板迅速起火，融化的钢水滴落到呼吸机上。

　　人员迅速做出反应，并切断氧气供应。大火最终被扑灭了，没有任何工作人员受伤。然而在火灾发生的骚乱期间，昏迷的患者因未得到麻醉后的正确处理，当场死亡。

　　因此，氧气的使用必须非常谨慎。高压氧气一旦接触到可燃的油脂和油是非常危险的。必须遵守相关气阀安装准则，例如确保垫圈不会被油腻的双手接触到。在安装前，必须洗净双手。

接受氧气的患者应避免使用油性面霜。但是有些医疗情况需要特殊的照顾，如嘴唇干裂。在这种情况下，尽量使用无油的或乳液油含量低的保湿凝胶，从而降低火灾发生的危险。

 **原理窗 4-1** **气瓶的剩余气量**

计算氧气瓶里的剩余氧气是很容易的，可以用压力 $P$ 乘以气瓶容积 $V$：

$$氧气量 = V \times P$$

例如 5L 的氧气瓶，其压力为 33bar（1bar=$10^5$Pa），由于氧气瓶最多可以清空下降到 3bar（气瓶不应该被完全清空，详见"处理气瓶"），即包含 5×（33-3）=5×30=150L 可用氧气，可持续供应略超过 1h。

就一氧化二氮来说，必须知道气瓶重量从而确定剩余气体的量。假设气瓶 $M$kg，空重（瓶重）是 $T$kg。要确定剩余气体的重量，需要计算气瓶重量和空瓶重量之间的差额。550L 游离气体在大气压力下换算成一氧化二氮量（L）是：

$$一氧化二氮（L）=550 \times (M-T)$$

5L 一氧化二氮气瓶，空瓶重 7.1kg，总重量 7.9kg。

因此，一氧化二氮气体的量是 550×（7.9-7.1）=550×0.8=440L。

如果剩余气体压力应为 3bar，即 3×5=15L，可用的剩余气体是 440-15=425L。

正常情况下，送来的气瓶里，混合气体的压力为 138bar。

这种气体量乘以一个常数 213，$V$ 为体积，$P$ 为剩余压力：

$$混合气体量（L）=213 \times V \times (P/138)$$

一个 5L 的气瓶送来时包含 213×5=1065L。如果使用后的压力已经下降到 70bar，其剩余气量是 213×5×（70/138）=540L。由于必须剩余 3bar 的气体压力，因此要减去剩余气体的体积 3×5=15L，即混合气体的可用量是 540-15=525L。

## 一氧化二氮

一氧化二氮会在高压下变成液体。在气瓶里一氧化二氮以液体形式存在，因此在使用过程中需要逐渐蒸发液体。一氧化二氮气瓶必须直立放置，因为如果倒置，在液体一氧化二氮蒸发过程中会产生非常高的压力，这个压力会损坏压力调节器。

只要瓶中存在任何一氧化二氮液体，气瓶里的压力就是恒定的，之后压力就会迅速减小，因此压力不能被用来计算一氧化二氮气体的剩余量。如原理窗 4-1 所述。

和氧气一样，一氧化二氮会导致剧烈燃烧，所以使用这两种气体时必须非常谨慎。

**特别提示**

一氧化二氮气瓶必须始终处在直立位置。

### 混合气体

包括 50%氧气和 50%一氧化二氮的混合气体被标注为 Entonox（安桃乐）和 Medimix。在格外寒冷条件下，这种混合气体的气瓶必须使用制造商在气瓶标签上标明的推荐方式放置。

混合气体可以用于骨折、肾结石和患有心脏疾病等患者在救护车运输过程中缓解疼痛。这些气体可以在得到医生的许可之前，由辅助医务人员提供。

### 卡波金

卡波金是含有 6.5%二氧化碳的可吸氧气，在一氧化碳中毒或者哮喘的治疗中，这种混合物可以用来刺激呼吸，它也可以用于新生儿。该混合气体的使用也必须与纯氧一样谨慎。

### 二氧化碳

内窥镜手术过程中，可使用二氧化碳充起体腔以改进可视化效果（见第 7 章），也可以用来刺激新生儿呼吸。在液体状态下，二氧化碳被用来冻结组织，液体蒸发时吸收大量热量从而使组织冻结（见第 11 章）。

这种气体通常存放在两个不同类型的气瓶中，这取决于气体是在气态状态还是在液体状态时使用，需要特别注意的是，气瓶必须依照标签上标明的方式放置。做内窥镜检查时，二氧化碳需要使用特殊的气瓶，以避免与氧气瓶混合，防止将氧气引入腹腔，导致爆炸。

**特别提示**

必须仔细阅读混合气体和二氧化碳气瓶标签，并按照指定的方式放置。无论是向上放置或向下放置，二氧化碳气瓶必须始终通过阀门打开。

### 氮气

气体氮用于驱动外科手术设备。液氮贮存在 –196℃气瓶里，用于外科冷冻手术和组织冻结，如血液和疫苗病毒。

### 氩气和氦气

这些都是惰性气体，不会与其他物质发生反应。氩气在电疗（见第 11 章）中被用来作为保护气体，以防止组织被点燃。氩气还可用于组织凝固。氦气可作为肺功能测量的混合气体。

## 医用气体设备

出于安全考虑，气瓶的正确使用是至关重要的，这不只是关系到患者，同时关系到使用设备的人员。了解如何避免气体的肆意混合，并在一定程度上了解流量计的工作原理同样是非常重要的。

### 使用气瓶

如果一个充气乳胶气球漏气了，由于喷气的驱动，它会在房间里乱跑。

这种事情同样会发生在气瓶阀门损坏，里面的气体自由流动导致气瓶倾倒的情况下。随着气体喷出，它的速度会不断增加，导致气瓶移动的像火箭一样快。它甚至可以在飞的过程中直接撞穿墙壁。如果被快速左右旋转（这可能发生在气流射出方向处在气瓶的斜方向）产生的伤害相当于被直升机旋翼击中。就算没有发生损坏或人员伤亡，气体只是自由泄露，产生的后果也可能是让人意想不到的。

**案例 4-3　两个人调节一个压力调节器**

一位护士要给一个 2.5L 的氧气瓶换压力调节器。她松螺母时遇到了麻烦，另一个同事试图帮助固定住气瓶。与此同时，另一个护士用一只手抓住钢瓶阀门，无意中打开了阀门，导致气体从气瓶中喷出。气瓶从护士手中挣脱，并不断转动，打中了一个护士的膝盖和脚踝。

一个护士事后评论说，幸好气瓶很大很重，"重量大的气瓶就无法到处旋转了"。不幸的是，她是完全错误的，如果气体压力相同，一个含有较多气体的大气瓶会造成更大的伤害。

**案例 4-4　气瓶不是一个手球**

有一位负责麻醉的护士，同时她也是手球运动员，她准备给一个 2.5L 的氧气瓶安装调节阀。她没有走得很远。当她打开阀门打算冲洗一下时，即使拥有超出常人的肌肉力量和协调性，气瓶还是从她手里跌落。气瓶四处旋转，关闭的阀门碰撞到了地面，阀门颈部破裂，气体从裂缝中喷出。气瓶像火箭一样绕着通过整个走廊，插在对面砖墙中后停止前进。

没有人员受伤，但一名护士抱怨说，她的耳朵在事发后两个星期内一直在耳鸣。

为了保护气阀不受损坏，气瓶在运输过程中必须配备保护帽。有些气瓶有一个可拆卸的保护帽，如图 4-1 所示，还有一些则配有永久性的保护帽，如图 4-2 所示。

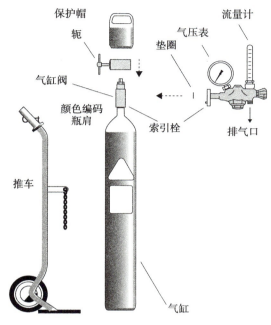

图 4-1  气瓶及其附件

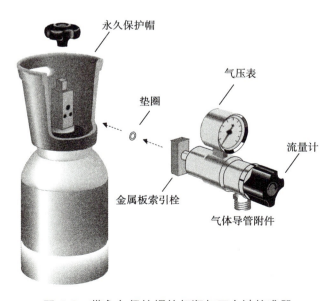

图 4-2  带永久保护帽的气瓶与压力计校准器

　　气瓶必须用专用的气瓶车来运送，并且在固定之后才能使用，例如固定在病床上。气瓶在存储时必须用铁链固定以防止被打翻；即使气瓶没有破裂，它们的重量也足以砸伤人体的足部。

　　如果气瓶没有配备一个永久连接的稳压器，那么气瓶将会安装一个压力调节器（气瓶调节器，减压阀，如原理窗 4-2）。连接压力调节器和气瓶之间的地方将会放置一个垫圈以防止气体泄漏。在这里只可使用一个垫圈，以防止因两个垫圈拧紧时产生的摩擦热而产生火灾。

　　现代压力调节器往往用 O 型环，而不是金属垫圈来密封。检验 O 型环是否磨损或损坏是很重要的。如果出现任何磨损迹象，就应及时更换。压力调节螺母只能用手拧紧。用工具拧紧的话，会损坏 O 型环并产生泄漏，从而引发火灾。

　　与气体接触到的所有工具必须完全不含油脂和污垢。在给氧治疗开始之前必须拧紧压力调节螺母。

　　过去，清洁气瓶阀门认为是必要的。清洁操作很简单，把气瓶的气体出口朝向室内空气，并打开气阀两次即可。这是预防完成组装后灰尘颗粒可能产生自动点火。因一些意外事故的发生，现已不再推荐这种方式来清洗。

　　5L 或容量更小的现代气瓶都设计了一个流量控制阀用来防止过度的气体流出率，如图 4-3 所示。然而，旧型的气瓶还会被继续使用很多年，因为只

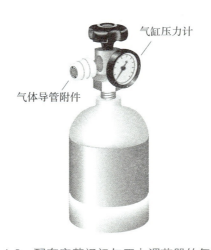

图 4-3　配有完整阀门与压力调节器的气瓶

有当它们进行压力测试时，它们才会逐渐被替换掉。

如果你给自行车轮胎打过气，你可能会注意到，由于打气时空气被压缩，打气筒的下半部分会变热。同样的事情也会在打开阀门、气体向空的关闭调节器里注入时，由于气体压缩而产生热量。如果气体被压缩过于迅速，它可能会引起火灾，技术窗 4-1。因此，气阀门在拧开时必须非常谨慎，让压力逐渐增加。用双手慢慢打开阀门，关闭阀门时力度也要适中。

在使用装有更换过的压力调节器的气瓶前，必须对其气密性进行测试。测试时首先要确保调节器输出封闭，然后打开和关闭气瓶阀门。如果气瓶压力表在一分钟内指示恒定，那么说明连接紧密。

当压力下降到一定值时，约 3bar，就默认气瓶已经是空的了，必须要及时更换。气瓶必须有至少 2bar 的剩余压力。一些国家没有规定特定的压力下限，只提出了需要有一点的压力留在气瓶内。这可以防止腐蚀性的水分或灰尘进入气瓶而引起火灾。在其他国家留下残余气体的做法已被废弃。

当气瓶为空，且密封螺母拧到阀门出口，则证明了阀门被完全关闭，可以安装保护盖。

任何一个医疗气瓶中的气体都有使用寿命。失效日期标注在气瓶的标签上，这点必须得到重视。通常情况下，这不会是一个问题，因为有效期一般有好几年。按照规定，制造商通常每 5 年需要测试一次气瓶的压力来保证钢瓶的机械性能。用复合材料（塑料）制造的新型气瓶，由于其重量较轻而方便运输。这类气瓶则需要每 3 年测试一次压力。即使气体本身具有更长的使用寿命，在 3 年后它也不能被继续使用。但这没有必要多虑，只需要看一下标示在气瓶标签上的到期日即可。

 **原理窗 4-2**　压力调节器

当气体被消耗后，通过压力校准器，气瓶中的压力会降到一个较低的恒定值（这适用于所有气体，除了在气瓶中以液体形式存储的气体，例如一氧化二氮）。

压力调节阀最重要的部分是阀座上的阀锥。有两个力会影响阀锥，如图 4-4 所示。

一方面，弹簧施加一个力，推离阀锥离开阀座，使阀门打开。另一方面，气体压力推动连接在阀锥上的薄膜，从而推动阀锥向下靠近阀座，使阀门关闭。

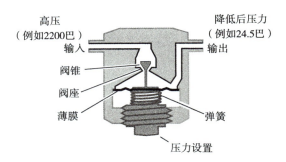

图 4-4　压力调节器的纵截面

当流出的压力下降到低于预先设定的阈值，弹簧负载推动阀锥，使其离开阀座，让气体流入阀座下的空间，起到自动复位压力的效果。

当流出的气体减少时，流出侧的压力会增加，从而推动薄膜，使阀锥到达闭合位置。弹簧负载能够平衡膜上的气体压力，导致流出的压力变化很小。

这个压力是出厂时通过调整弹簧负载设置好的，这可以通过旋转弹簧的带螺纹的螺丝钉实现。

## 技术窗 4-1　绝热压缩

绝热压缩是指在压缩时气体不会释放其热能（与此相反的是等温压缩，那里有足够的时间让气体将其能量释放到环境中）。这里不涉及从气瓶中流出的气体——这种气体是扩散的——但它确实包括减压阀里和在气瓶与关闭阀连接部位的小部分气体。这些均是在通常大气压普通室温下的气体。当关闭的阀门打开，气体冲出气瓶，气体在减压阀里瞬间被压缩，这些气体就会被加热。如果这些气体中含有氧气或一氧化二氮，将可能会导致火灾。

此类火灾的缘由可能是气流携带有小颗粒，而这些小颗粒到达减压阀里时，所到之处都被加热，从而产生巨大的热能。如果颗粒"大小合适"，温度可以升高至超过1000℃。如果它们太小，动能不够；如果它们太大，则惯性会过大。

使用气瓶前，一定要检查有效日期。

### 虹吸管气瓶

冷冻手术（见第 11 章）是用虹吸管从气瓶中提取二氧化碳进行的，如图 4-5 所示。当然这些气瓶必须处在直立位置，使虹吸管始终可以到达液态二氧化碳的位置。一些国家的气瓶标签上会标明"介质将会以液态流出阀门，不要使用压力调节器"。

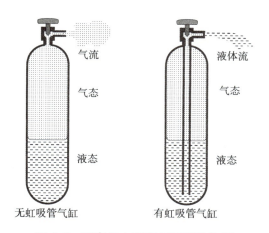

图 4-5　配有与未配有虹吸管的气瓶

由于存在潜在的危险，操作气瓶时必须小心谨慎。

### 案例 4-5　烧伤与眼睛的划伤

患者被抬上救护车，医护人员准备给患者输氧。钢瓶阀门被打开时，听到一声巨大的爆炸声，火花四溅，造成了急救包轻微的火灾。在爆炸期间，气瓶和压力调节阀分离了。患者进入了休克，随后恢复。护理人员被烧伤，其中一名医护人员的眼睛和脸颊被碎片刮伤。

事故发生的原因在于护理人员急切地要救助患者从而过快地打开了阀门。类似的事故时有发生，特别是在要挽救一个生命时。

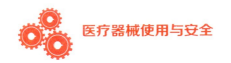

> **特别提示**

在更换压力调节器时，牢记以下注意事项：

- 避免油脂或凡士林遗留在手或是设备部件上——在更换压力调节器之前，一定要洗手。

- 更换垫圈时，必须使用新的垫圈，并且只需要一个。

- 更换 O 形圈时，检查它是否损坏，不可使用工具来拧紧螺母。

- 慢慢拧紧螺母螺帽。

- 检查气瓶有无泄漏。

- 用两只手小心地打开阀门；完全打开阀门后，往回转至少半圈；关闭阀门时控制力度。

- 如果安装的是可拆卸的保护帽，取出压力调节器后，立即把它安装好。

- 不论气瓶是满的还是空的，确保所有气瓶用链条固定安全。

## 标准

　　混淆不同的气体已导致不少悲惨事故的发生，而且往往涉及多个患者受伤或死亡。这其中既包括来自于医用气体供应系统的气体，也有来自于气瓶中的。由于不可互换连接与气体颜色代码的应用，这类风险已大大减少。

　　连接分两种类型。非互换螺钉螺纹（non-interchangeable screw-threaded，NIST）的连接器是基于对不同直径和左、右手螺纹区分的，如图 4-6 所示。这样就决不会造成连接错误。其他系统中使用的是气阀针指引安全系统，如图 4-7 所示。每种气体，其连接器入口处的气阀针位置都是独一无二的，气体只能放在有对应孔位的气阀面上。但是，气阀针被损坏已经发生过很多次，例如由于损耗或是不负责任的人不顾安全设计胡乱摆弄安装气阀针或移动它们。

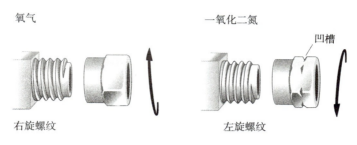

氧气          一氧化二氮

凹槽

右旋螺纹          左旋螺纹

图 4-6 非互换螺钉螺纹

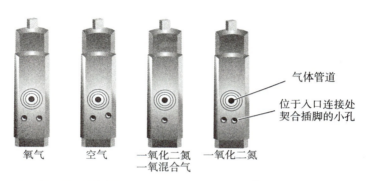

气体管道

位于入口连接处
契合插脚的小孔

氧气    空气    一氧化二氮    一氧化二氮
一氧混合气

图 4-7 四种医学气体的安全栓（为更好地图解出不同气体的偏差，夸大了孔洞之间的距离）

　　医学气体被存储到不同颜色标记的气瓶中以便识别。不幸的是，国际上或是欧洲还没有一个统一的标准。例如在美国氧气储存在绿色气瓶中，在德国是蓝色，而在英国是黑底配有白色瓶肩（瓶肩即气瓶上部的环形部分）。

　　因此在气瓶的瓶肩，用颜色编码来表示里面的气体或气体混合物。在欧洲，EN739 标准中指定了各种气体的颜色代码，详见表 4-1。即使已存在相关标准，仍有其他颜色在欧洲使用。

**特别提示**

　　在你从气瓶中为患者提供气体前，一定要检查气瓶标签是否是你想要的气体。气瓶上的颜色编码可能不是你所预想已知的那种，一些不负责任的人可能移动了安全气阀针。所以，确保该气瓶是你想要的唯一方法是阅读瓶上的标签。

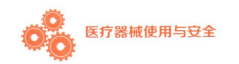

在气体混淆使用被发现前已经造成了多个患者的死亡。

案例 4-6　**两次致命的低风险导管插入术**

　　一个 72 岁的女患者在一家医院进行导管插入术（在这个医院，这样的手术每年大约要做 4000 个）。因为她的循环系统存在问题，所以考虑向她提供氧气。气体导管插入之后不久患者就去世了。她的死因归咎于衰弱的身体。5 天后，另一个 69 岁的患者在同一个导管插入室死于类似情况，大家这才意识到哪里出问题了。检查发现，一氧化二氮气瓶上的气阀针的一个引脚坏了，使氧气连接线插到了一氧化二氮气瓶里。颜色编码的接口和连接器并没能防止意外的发生。

　　不仅仅是气瓶中的气体混淆是致命的；气瓶内的压力本身就是一大风险。

案例 4-7　**8 个月大的婴儿肺部穿刺**

　　一个婴儿正接受小手术，并通过气体导管连接到呼吸机。在手术结束时，婴儿的肺部突然被刺破，造成死亡。

　　在事故发生之前，一个从氧气瓶引出的导管被连接到了呼吸机的气管插管上。当氧气气瓶的气阀被打开时产生了瞬间的超压，使患者的两个肺部产生气胸。医护人员当时也没有插入压力释放装置来防止气瓶和患者使用的气体导管之间的压力增加。

**流量计**

　　为了确保提供适量的气体，压力调节器都配备有计量装置，通常是浮体流量计（流量计），如图 4-8 所示。一种常见的类型是由两个同心管道组成，其中内管呈锥形，管道直径大的方向朝上放置。内管里包含浮体，浮体可能是个小球。当气体开始流动时，小球被提升到一定高度，此时内管道壁与浮体之间的压力差将产生一个升力恰好平衡了球的重力。这个高度即是流动气体的计量。

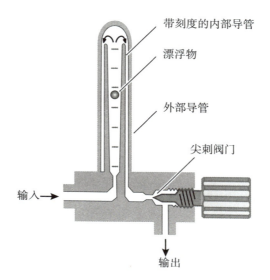

带刻度的内部导管

漂浮物

外部导管

尖刺阀门

输入 →

输出

图 4-8　配有浮动流量计的压力计数器（针型阀）

气体从内管和外管之间的空隙向下流，并通过针形阀和用于连接医疗器械的螺纹输出口流出了流量计。如果需要加湿，那么气体通常是通过盛水的容器实现的。

该功能非常简单。气体流量由针形阀调节，当气流量增强时浮子上升。为了避免损坏针形阀，关闭阀门时只能用适当的力度，即保证关闭气流而需要的最低限度的力。

这种类型的流量计不是很准确。为了保证一定的准确度，管必须垂直安装。精度也取决于流量计设计的新旧，如技术窗 4-2 所示。旧的设计，无反压补偿，气体读数高度依赖于连接管中气流的阻力强度。如果管的内径小，实际流量将高于读数。

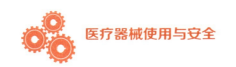 

 **技术窗 4-2**　压力计补偿

　　针形阀置于浮子后，允许压缩气体在流过针型阀发生气体膨胀前通过浮动管。在以前的设计中，针阀放置在不停流动的浮子前。这样的话，通过浮子处的气压会随着气流流量而变化。被压缩的气体通过管道时会膨胀。这就导致了细管内更大的气流阻力，浮子周围的压力也比应用大口径管道时大。这也使实际流速比流量计的流速读数更高。

## 氧气浓缩器

　　慢性病患者可在自己家中进行氧气治疗。如果要不断使用气瓶，花费将会非常高，由于消耗量相当大，每星期都需要更换几个大气瓶。

　　由于在家中使用氧气瓶也会带来安全隐患，氧气浓缩器成了一个更好的选择。氧气浓缩器是从空气中生产浓缩氧气的设备。有两种类型可供选择：分子筛浓缩器，能够提供 95% 氧气，或是膜式浓缩器，可提供 40% 氧气。后者还具有提供气体混合水蒸气的优点。这两种类型仪器的原理将在技术窗 4-3 中概述。

　　作为氧气浓缩器的补充，如果需要，冷冻液态的气体可以存储在一种特殊绝缘容器中运输。另一种方法就是把气体存储在复合材料制成的、特殊设计的轻巧气瓶里。

 **技术窗 4-3**　氧浓缩器

　　在分子筛浓缩器中，空气中的氮气将被吸收，产出几乎纯净的氧气并存放在一个容器中。当需要使用时，氧气将会与空气混合从而得到所要的浓度。

　　该设备含有两个气瓶，里面装满了用以吸收氮气的多孔硅。空气被交替驱动着进入和流出气瓶。随着气压的增高，氮气被吸收，剩余气体中的氧气浓度增加。当系统从一个气瓶转向另一个气瓶时，正在使用的气瓶中吸收的氮气浓度已经非常高了。该气瓶中的气压会下降，同时少量的氧气会被冲回气瓶，而氮气会从硅酸盐中释放出来。

在膜式浓缩器中，氧气的提取是通过真空泵抽吸空气，并使空气通过一层过滤膜来实现的。因为氮气通过膜的渗透性较低，氧气被浓缩。过滤膜对于水蒸气的渗透性也是非常高的，所以生成的混合气体呈现饱和状态，即在室温下达到 100% 湿度。

## 剩余麻醉气体的排出

如果麻醉气体在工作环境中泄露，则被称为剩余麻醉气体（WAGs）泄漏。健康保健人员长期暴露在这种低浓度的气体中，会产生不利影响。例如一氧化二氮和卤代麻醉气体（氟烷、安氟醚和异氟醚）被怀疑会增加各种健康风险，包括生育能力下降、胎儿出生缺陷、流产、神经系统、肾脏和肝脏的疾病。因此颁布了有关麻醉气体的建议暴露限值（recommendations for exposure limits，REL）。

为了满足安全要求，麻醉机应配有用于清除所排放气体的气体净化系统。这个系统能够收集来自麻醉机的剩余麻醉气体并将它们运送到楼内特定的排气系统中。此外在每个需要进行麻醉的手术前，都要检查所有软管和麻醉机之间的连接密封性。但是请注意，这种局部排气通风系统只对近距离的泄露有效。例如对于面罩，仅是 10cm 或者更近距离以内的剩余麻醉气体可以被排气通风系统所清除。

因此，局部排气系统和气体净化系统不能仅仅通过提高一般通风系统来取代。这样做会导致不可承受的高气体流速，形成气流，同时成本也非常昂贵。但如果正确使用，现代麻醉系统只会产生少量的剩余麻醉气体，远远低于规定的限值。

吸入的气体必须排出，即使在手术已经完成后也是这样。气体从人体中排出是非常快的，一氧化二氮在 5 ~ 10min 后会被排空。要排出这些气体可以让患者通过麻醉机呼吸来实现，或是用头带连接固定一个套住嘴巴的面罩，再将面罩连接到本地的排气系统。

在特殊情况下，达到排空的要求可能会非常困难，例如在运送、牙科手术或救护车运输中当麻醉是罩上一个开放面具时。还有一种情况是使用无气囊的麻醉气管插管对儿童进行麻醉时，这种插管没有利用一个充气气球形式的部件来实现对气管壁的密封。在这些情况下，局部排气系统是必需的。一种解决办法是使用双层面罩，如图4-9所示。气体通过内部的面具输送给患者，泄漏出来的气体则会被吸入两个面罩之间的空间。

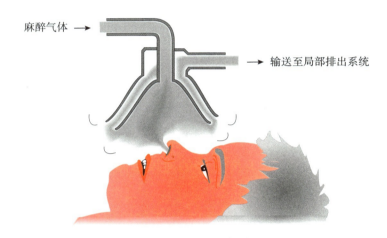

麻醉气体 →

→ 输送至局部排出系统

图4-9　用于排出泄漏麻醉气体的双层面罩

## 患者抽吸装置

在很多情况下，患者需要进行抽吸，例如需要从患者的呼吸道中消除多余的黏液。主要有两种不同类型的抽吸装置：气动动力弹射抽吸装置和电动真空抽吸装置。在手术室一般采用后一种类型，来清除在手术过程中产生的血液和分泌物，然后将这些液体吸在玻璃或塑料真空容器里。气动动力弹射抽吸装置，如图4-10所示，是由医院的气动系统支持。压缩空气被释放到一个锥形管内，用来产生一个非常快速的气流，从而将附近的气体分子牵引到更远的空间中。气体麻醉剂分子沿着加压空气分子的方向被吹动，就像一个人的帽子在风暴中被吹走一样。

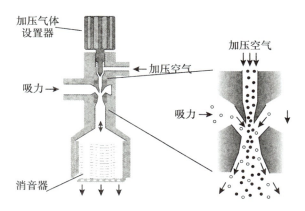

图 4-10　吸力喷射器（右图放大展示了黑色吸力喷射器的中心部位。
黑点代表压缩气体中的气体分子，圆圈代表被吸走的气体分子。）

　　抽吸装置配备了用棉花团组成的消音器。棉花绝不能被吸出的液体弄湿，因为这可能导致感染的蔓延，也会导致抽吸装置无法使用。因此在患者和抽吸装置之间连接了细菌过滤器以及液体收集容器。请注意，必须能够让空气流出消音器，即排气口不可被堵死。

　　在仅需要一个适量的负压时，例如当从胸腔排出空气或流体时，需要使用一种特殊类型的抽吸装置。在这样一个排水设备中负压抽吸装置被连接到一个充满水的容器，另有一根管子插到这个容器里，形成水密封，如图 4-11 所示。一旦负压力大于管口和水面之间的水柱高度，空气将进入系统，这将自动导致压力平衡。通过将负压管推到一个适当的水深即可调整负压力。注意压力的限定值只有在中等流速时才会有效；如果空气不能以足够快的速度通过水封，则吸力会不足。现代化的排水抽吸系统也有配备机械装置来限制负压力。

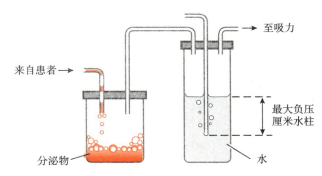

图 4-11　排水吸力装置
（在中等流动速率下，负压力永远不会超过该处水深的压力。）

**特别提示**

在重症监护室，众多的导管往往产生或多或少的交织，很容易混淆。经常同时使用的装置有呼吸机和保育箱，通往或是来自墙上排气口的气体输送及排气系统，以及患者的抽吸装置。如果你无法确定这些导管是如何连接的，请询问负责人。如果你没有得到准确的回答，请不要开展工作。

严禁给新生儿输入纯氧，纯氧会造成对眼睛的损害甚至失明。

**案例 4-8　无意中输给早产儿的纯氧**

一个早产的女婴在保育箱中进行连续气道正压通气护理（continuous positive airway pressure, CPAP）（见第 8 章）。由于婴儿在腹股沟处有皮肤病灶渗出，在晚上，护士让儿科护士助理使用 30% 氧气来促进伤口的愈合。这种混合气体是从连接在墙上的氧气与空气气体混合器处获得的。

第二天，早班儿科护士注意到，从墙上气孔中的氧气通过流量计和其他设备连接到女婴的鼻部 CPAP 装置。这意味着，女婴在夜间吸入了 10h 的 100% 氧气。儿科护士助理曾问过看护护士管子应该如何连接，但她只收到了含糊不清的答案。尽管如此，她依然完成了工作并按照自认为正确的方式连接了导管。因此，她把氧气管连接到了绝对不允许碰的 CPAP 系统。

一般情况下，用氧气治疗皮肤损伤应由医生开处方。但是这种处理在这家医院被视为"一般护理"并由护士给医嘱。调查发现，高级助理医师，护士和儿科护士助理都对错误的治疗承担有责任。

# 第**2**节

## 火 灾

医院火灾可分为以下几类：可燃性气体和液体着火、由氧化性气体（氧和一氧化二氮）影响而产生的火灾和普通火灾。

对于前两种类型，火灾可能由静电放电引起。这种放电可以发生在当两个不同的绝缘材料在互相摩擦后突然分开。这种材料包括各种塑料，橡胶和合成纤维。静电放电时往往会有超过2000V的电压产生，可以引发爆炸以及点燃易燃物质。

静电放电的可能性随着湿度上升而降低，因此房间内的相对湿度应保持在50%以上。然而在寒冷气候的国家，如欧洲北部或加拿大，冬季里室内空气通常是非常干燥的。

## 可燃气体和液体

油性产品偶尔会被用于皮肤预处理，然而这样一个习惯无论如何都要避免。同时还有许多其他易燃的有机溶剂，每当使用这些溶剂时，必须消除明火或静电放电点火的风险。

即使采用了允许的处理措施，如在皮肤预处理中使用酒精，只要有任何点火的风险它们就必须提前晾干。更重要的是，使用电疗或激光时，所有的酒精棉签必须远离手术区域。

**案例 4-9　　大腿和阴囊被烧**

一位男性患者正在接受腹股沟疝气手术。手术完成后，一个皮肤小肿瘤也将从患者的臀部切除。

患者的腿部被支撑起来并且已用氯己定酒精清洁皮肤。肿瘤切除后，切口出血。为了止血使用了电疗法，造成患者的大腿和下侧阴囊着火。患者大腿和阴囊受到二度烧伤。

在使用电疗之前，应确保皮肤上的氯己定酒精已经完全蒸发。

类似的事故还有很多。

**案例 4-10　　除颤引起火灾**

一个在重症监护病房进行治疗的患者，在开胸手术后发生室颤。当使用外部电极对心室除颤时，电极起火。

在患者皮肤和电极间添加了生理盐水浸泡的衬垫，而盐水是不易燃的。然而使用的电极刚刚用氯己定酒精消毒过，在除颤过程中，电极迸发出了一团火花。使用的除颤仪没有任何技术故障。这一事件表明了在除颤过程中使用水性消毒剂消毒的重要性。

胃和肠道中通常含有气体，在电疗过程中可能会被点燃。

电疗也会产生爆炸性气体。在器官组织被加热时，就会释放出氢、乙炔、甲烷、乙烷和丙烷等可燃气体。这是一个众所周知的问题，必须排出体腔中的爆炸性气体。

**膀胱爆炸**

患有前列腺肿大的男性往往会接受将电切镜插入尿道的手术，然后再进行电疗用以切除扩大的腺体部分。曾有这样一个手术，术中产生的气体没有被吸走，而膀胱突然爆炸。患者不得不接受开腹手术修复膀胱。

## 氧化性气体

在前面的章节中，我们已经讨论了氧气会大大增加发生火灾的危险，以及在压力的作用下，油脂可以在富含氧气的环境里自燃的事实。即使在一般的周围压力下风险也是巨大的。当空气中的含氧量仅从 21% 升高到 28% 时，归类为低可燃性的纺织品就会燃烧。

一氧化二氮燃料也会像氧气一样燃烧。但是火灾隐患并没有那么大，主要是使用一氧化二氮的仪器一般已经考虑到这方面的风险。例如用低导电材料制造关键部件，通过消散电荷以减少产生静电火花的风险。

当富氧气体与加热组织或仪器接触时，任何涉及高温（如使用电疗或激光的手术）的治疗措施均会构成风险。

**医院董事会被解雇**

一位 56 岁男性患者需要从他的喉咙里取出肿瘤。他没有其他健康问题，并在手术前身体状况良好。

在手术小组刚刚启动激光时，患者嘴中就冒出了火焰。大概是因为氧气泄漏到了喉咙中，为患者肺部供氧的导管起火。患者在手术中幸存了下来，但两个星期后死于烧伤。验尸报告显示，患者的喉咙中发生了爆炸。

该医院的管理者试图掩盖事件。但亲属要求验尸以确定死因，报纸上也报道了这起事故。最终医院董事会被解雇。

在进行电疗或激光手术之前，应该尽一切可能，停止所有的氧气供应至少1分钟。

同样重要的是，在医院中任何时间任何地点有氧气或一氧化二氮使用时，必须避免所有形式的明火或火花。已经有多起重大事故被报道，儿童在氧气帐篷内玩特意设计的会产生火花的玩具，从而造成了与使用打火机同样的后果。仅仅吸一根烟就可能造成灾难。

**案例 4-13　患者忽视禁止吸烟的说明**

一个患有肺气肿和呼吸不完全的患者在一个双人间病房中接受氧气治疗。她被告知，当她吸氧时是不允许吸烟的，只有在护理人员在场，且必须先关闭氧气清除氧气治疗设备后才允许吸烟。她的亲属也被要求禁止送香烟给她，然而他们忽视了这个要求。

有一天，她在没有医务人员看护下且进行氧治疗时，点燃了一支香烟。爆炸性火灾随即发生，并迅速点燃了泡沫橡胶床垫。

自动喷水灭火系统即刻被激活，但尽管如此，整个房间充满了烟雾，工作人员无法将她和她的室友拉出病房。相反地，他们只能被迫关门，等待迅速赶到的消防队员。

吸烟患者遭受了非常严重的大面积烧伤，而另一名患者则吸入了很多烟尘。这两名患者都需要转移到重症监护病房。

**案例 4-14　医院火灾造成 5 人死亡**

火灾突然发生在一个单间病房中。火灾发生后，呼吸机爆炸且氧气泄出。火势得到了及时的遏制，但尽管如此，在附近的十间房间里的患者吸入大量浓烟并有四名患者死亡。

在发生火灾的病房里，在患者旁边发现了火柴和烟头。

接受氧气治疗的吸烟者，应用一些方式除去残留在他们身体上的氧气，例如用潮湿的梳子梳理他们的头发（干燥的梳子可产生静电，并因此可能导致点火）。氧饱和纺织品可以在没有任何明火的情况下点燃。静电放电或电气设备的故障也可能会导致爆炸或者火灾。

**案例 4-15　两个老年患者在医院火灾中丧生**

一个 85 岁的女性正通过呼吸机接受有氧治疗。一位护士正要去搬开患者的呼吸机，就在此时有明火出现在附近，随后发生爆炸。护士被震飞到墙上。浓烟迅速弥漫整个走廊。

这位老人当场死亡，另一个在相邻房间的患者也不幸遇难。另有两名患者和 10 名工作人员吸入浓烟。房间被严重烧毁以至于不可能重建。

该事故疑似电气故障，因为在事故发生之前，护理过这个患者的一位临床医生反映说曾遭到电击。

在保育箱中未发育完全的婴儿经常会被给予额外的氧气。幸运的是，因为保育箱湿度高，由点火引起的火灾是不太常见的。每当给予氧治疗时，工作人员必须确保不可能发生点火现象。这些火灾是罕见的，但是一旦发生，就会产生毁灭性的后果。氧气是难以被及时排出的，且在氧气流关闭后的很长一段时间都存在很高的火灾隐患。

**案例 4-16　婴儿在手术台上起火**

一个 15 天大的婴儿接受心脏畸形手术。电疗期间，由于在不经意间从麻醉机泄漏的氧在衬垫中沉淀并饱和，衬垫因此燃烧，爆炸性火灾发生，瞬间蔓延到其他氧饱和纺织品。

工作人员没有受伤，但婴儿遭受二度烧伤，超过 60% 的体表面积。婴儿在一个多小时后死亡。

特别提示

决不允许氧气或一氧化二氮泄露在纺织品上。靠近出气孔或气瓶处必须禁止明火和吸烟。

## 普通火灾

造成医院火灾的原因往往是患者在床上吸烟或者电器未被关掉，如火炉或加热板。各医院或其他机构都有其自己的既定规则来处理火灾。工作人员必须确保熟悉并遵守这些规则，无论哪个部门的工作人员都应该一起应对火灾的发生，这是至关重要的。

在发生火灾时，每个人都必须采取行动，争取得到帮助。这样的规则或法律在某些国家看起来似乎是不必要的，但不幸的是，情况并非如此。本书的第一作者曾观察到两种情况，在这两种情况中，人们都没有做出适当的反应。

第一次是十几个男人无法熄灭可能会蔓延到整个森林的大火，他们全部都麻痹大意了。第二次，不是火灾，而是一台旧冰箱突然泄露铵化物气体，六个男人站着不动，而第七个人在没有任何人帮助的情况下，将沉重的冰箱推到了附近的阳台上。因此一般情况下，人们通常无法做出恰当的反应。

发现火灾后，任何职位的工作人员都应立即采取行动。

特别提示

如果可以及时反应并克服自身麻痹性，你就可以使用声音判断。你必须依法按照当地医院的指示，但通过考虑以下建议，你可能会挽救许多人的生命——失控的医院大火具有毁灭性。

● 如果需要的话，高喊呼救。如果你知道有人能听到你的呼救声且火势较小，应该立即考虑你是否能处理当时的情况。例如，你可以抓住燃烧物品的未

受损的一端并将其拉到地上之后用毯子覆盖，让火焰缺氧而熄灭。另一个
应该立即采取的行动是关闭距火焰较近处的氧气阀门。

- 确保有人已经启动火灾报警，并已经通过电话求助。
- 如果可能的话将患者从危险地区转移。
- 如果安全的话，用灭火器灭火。

进一步提示（没有先后顺序）：

- 拨打火灾报警电话时，一定要说清你是在哪家医院，哪栋楼，哪个部门要
  求呼救的。
- 你应该了解哪种火灾需要用哪种灭火器来扑灭。
- 当患者被疏散到安全地方时，要避免阻塞出口。将卧床的患者和床垫一起
  拉到地板上并将患者拖到紧急逃生路线。在做牵引或类似装置中的患者需
  要将他们连同床位一同运送。
- 关闭离起火地点较近的大门和房门，可以防止烟和火势蔓延。通过在地板
  上爬行也可以避开部分烟雾（热烟会向上攀升）。
- 如果烟雾太浓，你无法在地板上爬行去抢救患者，那么你必须关闭大门，即
  使仍有患者在内。你必须得离开，等待消防人员来救援。
- 在消防人员预计到达地点等待他们，以确保他们能与你或是其他知情人员
  见面。
- 在一些国家，即使大火已被扑灭，仍须时刻警惕并进行消防部署。

　　如果医院的工作人员之前有所防范，许多火灾是可以避免的。因此他们
应该熟悉那些张贴着的紧急逃生线路图和灭火器的位置。一旦发生火灾，工
作人员必须知道每个人要做什么。他们应该迅速确定碰面地点，在疏散中让
每个人都必须去这个地方。这样做是非常重要的，可以迅速地知道是否有人
失踪。

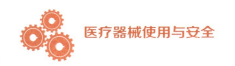

# 第**3**节

## 热损伤

在医疗保健中的热损伤可分为三个患者群体，取决于患者是否完全清醒，是否热感知受损或沟通能力受损，在外科手术中是否已停止血液循环。第一种情况比较罕见，因为患者能够做出反应并要求帮助或防止自己受伤。

## 受损状态

很多皮肤烧伤是发生在给冷热知觉受损的患者使用加热垫时，这是因为他们无法感觉到皮肤是否正在变得灼热。另一种情况是患者虽然能够感知到热量，但无法进行沟通，这主要发生在老年患者和儿童身上。

> **案例 4-17** **在浴缸中烫伤死亡的老年患者**
>
> 一个脑部受损的患者被单独留在浴缸里。之后他自己打开了热水龙头放出了滚烫的 60℃ 的热水。当患者最终被发现时，他已经遭受了二到三度烫伤，烫伤面积超过 80%。

只有特殊的加热垫，才可用于健康保健。这些加热垫都必须标有"医疗使用"，并且根据他们是否遵守电气安全规定的要求，标有"BF"或"CF"标志。这些类型的加热垫有多个温度传感器，用来限制电力输出，以防止加热垫过热。

在医疗护理中使用未经批准的加热垫容易导致事故发生。温度调节传感器是用来当垫子温度过高时切断电源的，因此使用仅有一个温度调节传感器的垫子是非常危险的。当传感器的位置不放置在与患者接触的地方并且被尿液等冷却时，调节器误认为垫子太凉一直控制加热线圈工作直到温度传感器达到设定温度。这可能意味着，实际上接触患者身体的部分温度将会超过40℃。一般而言加热水床比电加热垫安全，但同样也存在危险。

**案例 4-18　婴儿在手术过程中受到三度烧伤**

一名一个月大的婴儿正躺在温水床垫上进行 12～15min 的手术。10min 后，医生感到床垫异常的烫，于是切断了电源。手术后，在婴儿的背部发现了烧伤。婴儿与加热线圈接触区域的皮肤受到了三度烧伤。

加热床垫使用循环水并连接到一个水浴中。由于一个操作上的错误，水浴恒温温度设置到了 60℃，而水浴设备本身并没有技术上的缺陷。

**案例 4-19　42℃水浴床垫造成的烧伤**

患者躺在 45℃ 的水浴床垫上进行了 5h 的手术。但由于独立供热单元的热损失，床垫的温度读数只有 42℃。手术后，同时在患者的左右臀部发现大面积压力性溃疡（10cm×10cm）和烫伤。

不只是加热垫和温水床垫可能会有危险。当错误的操作发生时，即使一个简单的石膏浇铸也会变得非常危险。

**案例 4-20　无能的医生**

一个男孩的胫骨和腓骨骨折。用石膏浇铸时，医生用热水浸泡石膏绷带。与制造商的建议相反，为加强浇铸效果，他用了两倍于推荐用量的绷带绑住了患者腿部。然后他将男孩的腿放在覆盖了塑料的垫枕上。男孩多次抱怨有剧烈疼痛并注射了两次止痛剂来减少痛苦。当事故被发现时一切已经晚了，男孩受到了严重的热损伤。

男孩被送到这家医院的矫形门诊治疗骨折。但他小腿上的皮肤和神经的永久性损伤已经难以挽回。使用热水、用两倍的石膏绷带缠绑并将腿放在塑料上的操作是完全错误的，过多的绷带与塑料都阻挡了水的蒸发。医生不知道石膏绷带在绑定后会产生热量。

"冷光源"灯具，即配备特殊吸热过滤器的照明装置，在手术过程中也可能会导致烫伤甚至火灾。

**案例 4-21　光纤设备造成烧伤**

一个新生婴儿成为一次临床示教的实验者，需要通过照明以便在前臂动脉处进行采血。为了达到这个目的，使用了一个 150W 的冷光源装置。通过这个装置将光通过光纤传输到下方的手臂处。为了避免热损伤，长为 13mm 的纸套管被连接到电缆的一端来避免它触碰到皮肤。

一个小时后，在光照处的皮肤上发现了烧伤。尽管有吸热过滤器、冷光源装置和纸套的辅助，温度仍然过高。

## 血液循环切断

一个没有面部保护的健康人可以在暴露于 –30℃环境或是坐在一间 90℃桑拿浴室中而不会受到伤害。这要得益于血液循环巨大的容量，大量热量被迅速运送到体内或体外。但当血液循环被切断时，皮肤对冷热的防护均会消失。

在手术过程中，为了获得不流血的局部区域，末端的血液循环通常是会被切断的，例如使用一个血压袖带。血管外科手术只有血液循环被暂时切断后才能进行。

通过双手紧密接触患者的皮肤或器官，是不可能感受到一个血液循环被切断的患者是否暴露在风险下的。一个正常的人，即使在非常适宜的温度下，身体没有血液循环的部分仍然可能会受到严重烧伤。唯一可以确定风险的方法是用一个特殊的温度计测量患者的皮肤温度。

请记住，血液循环被切断时受伤的风险并不仅仅适用于热损伤。此时的皮肤对其他影响的敏感性也远远高于正常情况，比如对化学消毒剂的敏感性。

**特别提示**

必须非常小心，不能让血液循环切断的部位处于热环境或者化学环境下。注意检查皮肤温度。

# 第 **5** 章
# 测量技术

"当你能够度量你正在谈的事，能够用数字去表达，你是真的知道这个事情；但是，当你不能度量它，不能用数字解释它，你的知识就属于贫乏和不清晰的那种。"

（开尔文勋爵，1883）

上面这句话强调了正确的测量方法在科学技术中的重要性。这句话同样适用于现代医疗保健领域，医疗保健领域在很大程度上是用各种测量数据来描述患者的情况的。通常只有在检查结果可以用数字准确表示时才能进行对症的治疗。

但数字同样也有误导的"魔力"。如果一个仪器的"精确度"用来表示仪器的重要特征，即使实际上我们并不知道这些数据从何而来，我们仍会相信仪器是非常准确的。如果研究的统计显著性用带有很多 0 的 $P$ 值表示，我们就会误认为结果是令人信服的，即使这个研究本身的实验设计就很值得怀疑。数字就是有这样一个神秘的内在特性，它会麻木我们的判断力。

有些用来作为医疗决策基础的研究和报告甚至没有遵循最基本的技术要求精度。这些作者（甚至评论者）似乎满足于用一个百分比来表示测量的不确定度，没有进一步考虑这些百分比是如何产生的。即使没人能够理解它的意思，也需要给出这个不确定度。

仪器制造商和健康保健领域的使用者往往对测量不确定度的规范不够重视。请注意"准确"是一个定性的概念，当不准确度用数字来表达时就不应当使用它。在这种情况下，应该用术语"误差"。

---

**案例 5-1　输液泵的误差**

一个较大的制造商曾经指定他们的输液泵误差百分比在 5%。他犯了语言学的错误，泵 5% 的不确定测量的意义必须要明确规定出来。他没有说明这个百分比是在什么基础上或者什么条件下指定的。大多数人会认为这 5% 是在任何情况下 5% 的最大误差。制造商是如何决定这个数值的呢？它真的是最大误差而不是平均误差吗？这个误差百分比（无论它可能代表的是什么意义）是通过测量值计算的还是测量范围的最大值计算的呢？

---

上述例子中的测量不确定度应该有更加明确的规定而不应该是模糊不清的。在临床应用中，这可能已经被认为是平均误差或者是最大误差。另一个缺陷是没有说明计算这个误差所用的输液时间，因为对短时间内的输液，作为测量不确定度的输液总量误差百分比可以翻很多倍。

---

**案例 5-2　低精度仍作为首选**

对于任何医疗器械而言，测量精度都是至关重要的，然而对设备误差的混淆理解仍然太常见了。2005 年，基于脉搏血氧检测仪精确度的重要性，一项国际标准指出脉搏血氧检测仪的理想精度应小于 1%，工作范围内的实际精度应小于 4%。值得庆幸的是，文件中提供的计算数据清楚地表明，这些值是误差。

毫无疑问，许多医生已经通过自己的经验对测量结果表示了合理的质疑。但是在一定程度上，盲目信任实验结果的情况依然存在。在日常保健中，医生没有时间去考虑仪器的技术特性。这就需要临床工程人员必须确保仪器技术性能稳定可靠。

良好的医疗保健自然要求得到的测量结果是可靠的。这就要求仪器符合明文规范的最大允许误差。因此，采购设备的时候，这些数据必须具备精确的定义。如果达到了要求，那么我们就知道得到的测量结果在什么程度是可信的。

然而为了这种假设有效，仪器必须用标准进行校准。对于血压测量而言，这个标准可以是一个生物医学测试设备公司提供的压力表或者水银血压计；对于化学分析而言，这个标准可以是一个标准溶液。化学标准应该和患者的样本同时接受同样的分析程序。如果标准得到一个不正确的结果，那么仪器必须要校正，分析结果也要改正。

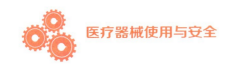

# 第1节

## 准确度和精确度

准确度不等同于精确度。测量的准确度是记录值与真实值之间的接近程度。例如测量人体温度时，利用了正确的测量技术，使用了经过检测保证测量误差的体温计，而且每次重复测量的结果都非常接近，那么它很可能具有很高的准确度。

精确度是同一仪器重复测量的测量值的接近程度。例如温度被重复记录多次，并且结果都非常相近，那么这个温度计的精确度很高；但是如果温度计有缺陷，例如总是得到系统性偏高的测量值，它的精确度还是很低。

高准确度可以推出高精确度，但高精确度不一定推出高准确度。我们通常会利用射击来说明这种差异，如图5-1所示。射手在左侧靶子上射击非常准确，他不仅射击时非常仔细，而且用了一把很好的枪并且使用了正确的瞄准视线，子弹击中靶心。射击中间靶子的射手，他用同样的仔细，同样地瞄向靶心，但枪的瞄准装置校正不准确，子弹打在靶子的右上角。左侧和中间的射击精确度同样高，但是左侧射击的高准确度归功于好步枪和好瞄准器。右侧的射击就是低准确度同时低精确度的情况。

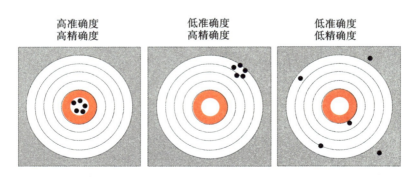

图5-1　准确度和精确度（图片自左向右：高准确度、高精确度，低准确度、高精确度，低准确度、低精确度）

# 第**2**节

## 测量不确定度

测量系统的重要特点是精确度是可以预期的。测量值与真实值之间的差异称为测量误差。除去明显的用户错误，比如把温度值读成 39.3℃，而不是实际值 38.3℃，测量误差有两种来源，随机测量误差和系统测量误差。

每一次读数的随机误差都是不同的。从血压袖带上读取血压值（见第 6 章）就是一个随机误差的例子。每次测量血压都有所不同（即使患者的血压不变）。当袖带中的空气被释放时，收缩压被读取，如果每次测量时袖带压跟血流脉冲传到袖带处的动脉压一模一样，那么测量的误差就会减少。这个逻辑也同样适用于舒张压测量。但是空气的释放不可能控制到如此精确的程度。因此每次测量都会得到稍微不同的数值，这就引起了测量的不确定度。

随机误差可以表示为标准差，在测量技术中被称为标准误差。如果测量不确定度低，标准差小，该仪器或测量方法就具有较高的精确度。精确度是同一仪器重复测量值的接近程度。但是即使精确度高，如前面所述，由于系统误差较大的原因准确度可能很低，这是在健康保健中必须避免的。

系统误差的产生，它使测量值向一个特定的方向偏离，使测量值总是大于或小于真实值。这种误差可能连续出现在整个测量范围中，称为偏差，也可能是测量数值的一个函数。偏差的一个例子是仪表盘上的数轴扭曲了。如果血压袖带数值设置不在压力泵的零点上，就会出现系统误差，每次使用有缺陷的设备时，所有的血压读数就会一直偏高或偏低，误差的方向取决于偏离错误的方向。这是一个绝对误差。

一个系统误差与测量值成正比的例子就是用跑得太快的秒表测量时间。这是相对误差。

误差通常表示成一个百分比。因此测量装置的误差通常用全量程的百分比表示。一个温度计的测量温度是 0～300℃，制造商规定测量不确定度在

±5% 的范围内，那么在测量 70℃时，测量不确定度在 55 ~ 85℃。 ± 15℃这个测量的不确定性范围在整个测量范围里都是相同的。

如果误差范围是一个固定值，测量值误差百分比是可以计算的，如图5-2 中温度计的例子。这种图称为喇叭曲线。

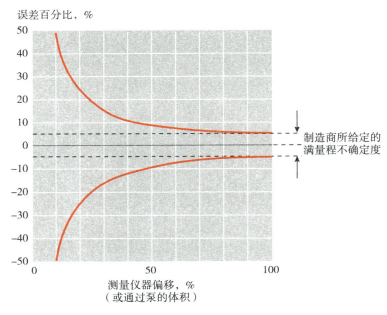

图 5-2  喇叭曲线

同一类型的曲线可以用来描述输液泵的准确度，例如绘制实际容积与设定容积的误差比值的误差图。在输液容量较小时测量不确定度会是一个很大的百分比。由于这些低容积只占总容量的很小一部分，就会产生测量不确定度，同时百分比误差也相应地升高了许多倍。输液泵在短时间内的小剂量会造成很大的百分比误差。

测量设备的测量误差是通过与标准检测设备比较而得到的，比如水银血压计测量的血压。一个仪器或测量方法的测量不确定度是随机误差和系统误差的总和。

**特别提示**

尽可能通过改变仪器的测量范围来避免使用测量设备的前三分之一量程。

# 第 3 节
## 测量装置的特性

## 测量范围

测量范围就是测量仪器可以用来测量的规定区间。体温计的常见测量是35 ~ 42℃，它涵盖了临床上的所有测量要求。

## 灵敏度

每个仪器对输入的信号都有一个可测量的最小变化值，这个灵敏度在一定程度上和测量范围无关。因此灵敏度是衡量仪器分辨率的重要指标。数字温度计能够显示到小数点后一位，如 37.3℃，它的分辨率为 0.1℃。

## 频率响应特性

在一定的放大倍数下，输出幅度是不应该随着输入频率的改变而改变的，但这种要求很难实现。仪器的频率响应特性表明了输出振幅是如何随频率变化而变化的。例如，一台普通的电话有很小的频率范围，为 350 ~ 3500Hz，能够正常传递语言。而一个好的音响放大系统则有更大的频率范围，为 20 ~ 20000Hz。

## 稳定性

当输入设备的信号为常数时，输出信号不应随时间而变化；但如果存在变化则称之为漂移。通常来说，当仪器打开时，需要检查有无基线漂移。稳

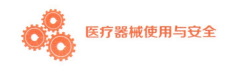

定性可以表示为在恒定输入下输出量随时间变化而产生的最大变化量，例如毫伏每小时。

## 信号噪声比

在输入信号不变的情况下，噪声能引起输出信号的变化。噪声是由于测量仪器自身性能原因（在医疗保健领域内这并不是一个重大问题）或信号在从电源线到患者身体或仪器电缆的传输过程中引入了干扰引起的。在心电图记录中干扰很常见。所以输入信噪比必须要尽可能大。

例如使用患者监测设备时，按照说明，应尽可能让皮肤和电极保持很好的接触，固定好电极，以便其产生一个较高的信噪比。

## 电气隔离

必须避免患者触电以及仪器受到其他设备的干扰。对于电力网操作设备来说，电力变压器线圈间拥有足够的隔离是最重要的。特殊的电路也可以用来当作患者与测量设备的电气隔离。例如当测量信号通过光学元件传输时，患者身上的电路就有一个屏障来分离患者与其他测量装置。通过无线电波传输信号的遥感勘测就提供了很好的隔离作用。

在第 3 章中介绍过，依据可能在患者身体中产生的泄漏电流的等级，医疗器械可分为三类：B、BF 和 CF。这种分类方式是依据可获得的绝缘程度来实现的。

我们也必须保护设备免受损害。例如，一个检测有心肌梗死患者的心电图单元必须能够承受除颤过程中使用的高电压，它会有一个特殊的保护电路来防止设备损坏。

# 第 6 章
## 测量方法与测量值

本章从技术的角度介绍一些常见的测量方法和测量数据。我们首先讨论温度、压力、声音、血流，然后讨论电生理学测量与监测。

# 第**1**节

## 温　度

　　人体温度是由下丘脑的体温调节中心调节的。血液经颈动脉流向大脑和耳膜，该血管中的血液温度与大脑中心的温度有很好的吻合度。我们因此认为耳膜内可以可靠地测量体温。但是这个温度被证实波动过快，所以在耳膜处测量体温的合理性受到质疑。虽然这个温度读数与大脑中心的温度确实有很好的对应性，但是单次的瞬时测量值并不是完全相关的。最精准而稳定的温度可以从食道检测到，如图 6-1 所示，这是一种常应用于麻醉和重症监护的温度测量方法。直肠处的测量结果也很准确。直肠测量与口腔测量相比具有更高的可靠性，口腔测量温度比真实值低 0.3 ~ 0.7℃，波动大且不规则。口腔测量的低精确度使其具有更严重的不确定性（见第 5 章）。口腔温度也表现出分布不均，最好的读数是在口腔深处的舌下。在腋窝处的测量准确性更低。

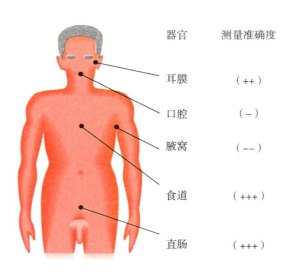

| 器官 | 测量准确度 |
| --- | --- |
| 耳膜 | （ ++ ） |
| 口腔 | （ − ） |
| 腋窝 | （ −− ） |
| 食道 | （ +++ ） |
| 直肠 | （ +++ ） |

图 6-1　不同位置的体温测量具有不同的准确度
（ +++ 表示准确度最高 ）

**临床需求**

理论上，测量体温有两个原因。如果体温调节系统是正常的，体温通常可以作为一个简单的症状表明患者是健康还是有疾病的，而且可能每天只需要进行两次测量。但是如果体温调节系统不能正常工作，例如在深度麻醉中，体温需要更频繁地监测以确保患者体温不会过低。在这样的情况下，2℃以内的体温下降都是正常的。过低的体温会增加并发症的风险。

## 温度计

在医疗保健中，电子温度计被广泛地应用于体温测量。出于对环境问题的担忧，水银温度计已被禁止使用。电子温度计通常包括一个热敏电阻器，其电阻值随温度的增加而降低，还包括阻值测量电路和数字显示部分。

有的电子温度计有一次性热敏电阻，每次读数后都要更换热敏电阻。但大多数电子温度计被设计为可重复使用型，只需要在每次测量前更换以防止传染。

有一种确定耳膜温度的方法是应用血管的红外辐射进行测量。测量时没有真正接触耳膜，但关键是要使仪器能直接"看到"耳膜。在这种情况下，使用一次性防护帽来防止感染。这种测量只需要用一个电话听筒大小的仪器，几秒即可。

**案例 6-1　医疗温度计延误治疗**

一个受病毒感染的孩子在家中发生发热性抽搐，需要紧急住院观察。这时发现父母一直在给他用红外线耳温计测量体温，错误的温度读数让父母认为孩子没什么事。

随后的调查表明，在使用温度计探测耳道时，不干净的镜头或不正确的操作位置导致了错误的读数。

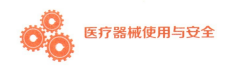

## 婴儿培养箱

相对于他的体重，一个新生的婴儿比成年人有更大的体表面积、更薄的皮肤和脂肪层，这就解释了为什么婴儿容易失去身体的热量。这种现象在未发育完全的婴儿身上更加显著。

新生儿常患呼吸窘迫综合征（respiratory distress syndrome，RDS），因为他们的肺还未完全发育。未发育完全的婴儿，其体液平衡调节是不稳定的，因此他们的气管容易变得干燥。这种情况下要将婴儿放置在婴儿培养箱中。第 8 章详细描述了婴儿培养箱治疗的呼吸机，在这里，我们将只是描述如何保持婴儿的体温。

我们的目的是在婴儿培养箱中达到一个与外围环境热平衡的温度。其被定义为"热环境"，在这种环境下婴儿可以保持体温正常，耗氧量最低，并通过改变外周循环或排汗程度来维持体温不变。如果受寒冷环境的刺激，一个正常的新生儿可以将氧气摄入量提高一倍以加快新陈代谢，从而维持体温。婴儿可以通过排出四倍的汗量来降温，所以他的体温能够降低。但提早出生 8 周以上的未发育完全的婴儿是不会排汗的。如果婴儿培养箱中的温度过高，婴儿体温变得过热，发育不全的婴儿就会很危险。越是发育不全的婴儿越是容易过热。所以婴儿培养箱需要配备良好的温度调节设备。

婴儿培养箱内与外围环境相平衡的温度取决于婴儿的体重和外界室温，室温一般为 25℃。婴儿体重超过 3500g 需要 29～33℃的温度。越小的婴儿，温度越高，体重不到 1000g 时，温度应该是 35～37℃。

从直肠处测量婴儿的体温以确定婴儿培养箱的温度是否合适并不是一个好方法。因为只有当婴儿用来维持体温的调节机制达到极限，直肠温度才会降低。这就意味着代谢量已经增加了 2～3 倍。实际上，要判断周围的温度是否合适，皮肤的温度是更好的指标。

**婴儿培养箱的类型**

根据需求的不同，设计出了不同类型的婴儿培养箱。最简单的是开放婴儿培养箱，让婴儿保持温暖，但不提供任何其他可控制的环境。婴儿躺在一个顶部开口的盒子里，用顶部的亮灯取暖。这种婴儿培养箱的优点是制造简单，而且容易观察婴儿，包括进行一些治疗。开放婴儿培养箱不用于长期的治疗。

常用的是封闭婴儿培养箱。这些婴儿培养箱里，作为最重要的功能温度控制以及供氧和保湿等其他功能都是用现代技术加以控制的。温度的控制可以通过手动选择所需的空气温度或者通过皮肤温度调控。热传感器（也称为探针或换能器）放在婴儿的皮肤上，通常在腋下，通过调整热度使婴儿的皮肤保持所需的温度。皮肤温度控制有一定的风险。

**案例 6-2　婴儿培养箱过热导致婴儿的死亡**

一个发育未完全的婴儿在婴儿培养箱内通过皮肤温度控制装置接受治疗。婴儿刚刚清洗过，皮肤温度传感器被取下挂在婴儿培养箱外，导致温度传感器开始测量室温（约 25℃）。控制电路随即加热到最高水平，婴儿培养箱温度超过了 45℃，导致婴儿死亡。

为获得更高的安全性，婴儿培养箱必须构造一个额外的控制电路，以防止在温度传感器放错地方时发生过热的情况。这个案例里的婴儿培养箱事实上是装有这种安全电路的，但安全电路有故障，没有起到保护作用。

皮肤温度控制的调节优于手动温度控制，但坏处是，如果婴儿发烧，婴儿培养箱温度自动降低，从而导致婴儿的热损失增加。为及时发现这种情况，应对婴儿培养箱内的温度进行连续监测。如果温度降低，有可能是孩子发烧的迹象。

在封闭婴儿培养箱，湿度控制也是为了优化婴儿的周围环境。因为婴儿培养箱温度高于室温，如果不供给水蒸气，里面的空气会变得非常干燥。湿度需要高一些，因为这可以防止婴儿自身的水分蒸发。但是超过 50% 的湿度是不可取的，因为这将增加细菌生长的风险。另一个缺点是湿度过高水分凝结在婴儿培养箱壁上，导致很难清楚观察婴儿。

为了更有效地监测，现代婴儿培养箱都配备有警报装置，其测量指标为空气温度、皮肤温度、氧气浓度和湿度。警报信号包括视觉信号和声音信号。当测量值超出允许范围或者发生传感器和机械故障时，如风扇停止或加湿器没有水了，仪器就会发出警报。一些婴儿培养箱的警报可能是无声的，但是 10min 后如果故障依然没有排除，就会发出声音。

发育未完全的婴儿可能需要从分娩病房运送到其他医院的新生儿病房。因此需要一种封闭的运输婴儿培养箱。医院内运输时，婴儿培养箱用电池供暖。救护车运输时，电源来自车上的电池。

有些婴儿培养箱的大风扇会发出不必要的大噪音。设计师们认为一个新生儿可以忍受成人完全不能接受的噪音水平。

# 第2节

## 声　音

　　检查人员会听手指敲打患者时所产生的声音，即叩诊；或者听患者自发地发出的声音，即听诊。听诊很少需要先进的仪器；一个普通的听诊器就足够了。只是偶尔心脏发出的声音需要用心音描记法进行分析。

### 声音的特征

　　当介质发生震动，声音产生。例如敲鼓时，声波从空气传到耳朵。声音有四个特征。振幅是强度或声强的度量。鼓越用力敲越容易听到。声音的音调或频率描述了每秒震动的次数，这由腔的大小或者是振动产生的对象决定。一个大的低音乐器产生的音调比普通的小提琴频率低。音质描述了音调的纯净度、高音的数量和它们的相对强度、噪音的包含和所有频率的混合。一个笛子的音色纯净而且高音很少，而一个嘶哑的萨克斯有很多的高音。阻尼描述的是如何迅速降低音调的强度。当一个音符需要持续更长的时间时，钢琴家踩踏板，反之，则释放踏板使音符更快地停止，即被阻尼。

　　如果声音的来源是放置在一个充满空气的腔壁上，声音会增强。拉长固定在木板上的一根吉他弦，震动时几乎听不到。当它被安装到吉他上时，产生的音调可以传遍整个大厅。弦的振动引起空气腔里的空气和腔壁的振动，通过共振使强度或振幅增加，从而产生更大的声音。

　　当检查患者时，为了解释所发现的，我们需要意识到声音在空气和固体或液体（一个厚玻璃窗可以阻挡噪音）间会被明显地反射。不同的介质有不同的密度，介质之间的界面像一堵墙一样，会阻止声音传播。

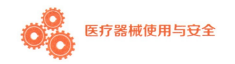

## 叩诊

叩诊的原理很简单。当一个人敲门时就不知不觉地练习着这个动作。从门所发出的声音我们就可以判断它是由实木制作还是只是两层中间有空气的胶合板。

叩诊在医学应用中更多的是利用个人经验进行评估，它所依据的是手指的触觉敏感性，而不是对物理原理的理解。但是对这些原理的认识，可以使初学者在他们脑海里创建患者器官的三维图像。

叩诊是通过把一只手轻放在患者身上，手指微微张开，用另一只手的中指敲击已经放好的手的中指，从而导致器官的震动。通过评估手上的声音和触觉，特别是在胸部和腹部，常常能够判断内部器官是否病变。产生的声音可以由上述四个物理特性定义。

极端的例子是，通过叩诊腹部两边的肋骨，可以发现各种类型的声音，如图 6-2 所示。叩诊一个仰卧位患者胃部的左上部分时，可以听到一种鼓皮似的声音，以高强度、单一频率为主，这是由胃部充满的空气造成的。里面的空气维持胃和腹壁向外伸展，使腹部像鼓一样震动。在右腹部的肝脏部位，产生的声音强度要低得多，拥有高度抑制的沉闷音色，因为这附近没有充气的空间。

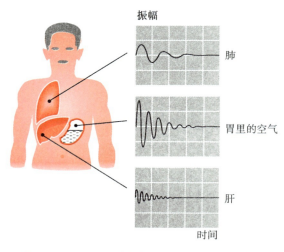

图 6-2　三种类型的叩诊音调（仅基本频率）

在肺部，叩诊的声音是中级强度，其音高、音色和浊音受多种因素影响。一个高大纤瘦的成年男子被叩诊时，会比一个孩子叩诊时产生的声音音调低，强度大。这是因为在成年男子充满空气的胸部产生的振动频率更低，强度更大，在某些方面类似于很大的低音鼓。但如果这个成年人很胖，叩诊音就会被压制，声音会变得低沉，因为胸腔壁不容易形成震动。

在胸腔内的液体很容易被发现。液体积累时会在位置低的部分产生非常沉闷的声音；而在其上方，充满气体的肺靠在相邻的胸腔壁上，则会产生不一样的声调。如果患者改变位置，液体与空气的临界位置也会改变，通过叩诊就会发现声音发生变化的地方。肝脏的大小在一定程度上也可以通过叩诊进行判断。

## 听诊

在听诊的过程中，检查人员听患者身体自发产生的声音。该方法大多用于检查肺和心脏，也可以测量血压。其他器官也会产生声音，主要是肠道和骨骼肌。

### 听诊器

把声音从患者身上传输到检查人员的耳朵事实上是一个很重要的问题。患者自身所产生的其他声音以及外界环境的干扰都需要尽力避免。为了区分患者发出的各种声音，听诊方法会稍有不同，以便捕获所需的音调，并抑制其他的音调。内部器官会发出不同频率的声音，通过选择对所需频率提高了传导力的听诊器，以及调整听诊器胸件紧贴在患者身上的压力，这些声音可以在一定程度上被听诊器捕获。

肺部产生的声音频率在 100 ~ 2000Hz，而心音在 25 ~ 100Hz。从技术上来讲，后者更难通过听诊器进行无损传输。

听诊器发明于 19 世纪 10 年代，最初是用木头做的一个空心锥形管，如图 6-3 所示。直到今天产科听诊器依然采用同样的设计。其优势在于噪音很少被传播，因为它被牢牢地保持压在妈妈的腹部和检查人员的耳朵之间。它对于胎儿心跳的频率具有很好的传导性——换句话说，产科听诊器的频率特性（见第 5 章）适合它的用途。

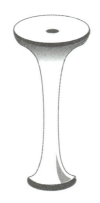

图 6-3　胎儿木质听诊器

普通听诊器放在患者身上的胸件有两个不同的声音通道。可以通过转盘或者扭转胸件进行选择，如图 6-4 和图 6-5 所示。一个通道是由一个直径约 2cm 的开口钟状物构成，最适合检测低频声音，比如心音。另一个通道由直径约 4cm 的膜构成，专用于检测高频声音，例如肺的声音。

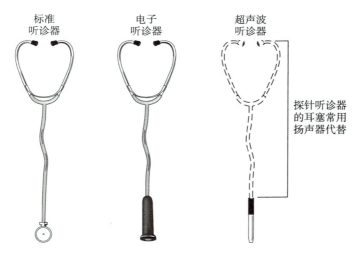

图 6-4　不同类型的听诊器（标准听诊器、电子听诊器用于听诊，而基于多普勒效应原理的超声听诊器用于显示血液流动。）

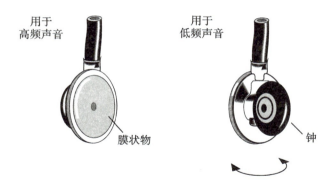

用于
高频声音

用于
低频声音

膜状物

钟

图 6-5　听诊器胸部配件的标准类型

使用钟状检测头时，患者自身的皮肤作为膜。用不同的压力按压，皮肤就会被拉伸到不同程度，就像鼓被敲打时一样，鼓皮越是收紧，发出的音调（频率）越高。为了听到低频率的心音，听诊器胸件必须轻轻地压在患者身上。而使用产科听诊器时，必须用力压在妈妈的腹部上，这样才能更好地听到高频的胎儿心音。

从技术角度上讲，普通的听诊器有一个很大的弱点，它对不同频率声音的传导能力很不一致，如技术窗 6-1 所示。但是因为人的耳朵可以弥补普通听诊器的不足，所以我们还是认为普通听诊器是很有用的。

电子听诊器有着更好的特性，声音被麦克风捕获和放大。这种听诊器主要在医生有听力障碍时使用，但也可以提高一般听诊的质量。除了放大功能，现代电子听诊器还有一些其他属性，例如可以记录、存储和回放声音。有一些电子听诊器还具有输出功能，可以让其他人，如医生、护士或医科学生等人也听到声音。这种电子听诊器在培训时很有优势。

 **技术窗6-1**　**听诊器**

声音在患者身体表面与检查人员的耳朵之间的连接是很微弱的。在听诊器、胸件和耳膜的气道中会出现驻波，如图 6-6 所示。使用薄膜时会有一定改进——低频声音受到一定抑制。

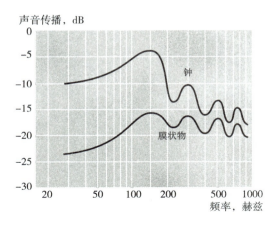

图 6-6　听诊器的频率特性

有气胸病的患者，由于声音在肺部和胸腔空气表面的反射，我们听不到肺部产生的声音。但如果肺充满液体并接触胸壁，因为肺里没有气体，声音的反射性低，声音的传导会比正常时更好，声音强度更高。在听支气管的呼吸音时，患病的一面可以听得比正常的一面更清楚。

### 心音描记法

为了把心音描记成波形，我们通过放置在胸口处的麦克风记录声音，放大，滤波到一个或多个频段，然后和心电图一起打印出来。从波形上就可以准确地确定每个心音在心动周期的位置。心音描记法的重要性由于超声波技术的发展已经降低，超声使血流用图像显示，实现实时可视化（见第 7 章）。

# 第 **3** 节
## 压　力

人体器官压力必须保持在一定的限度内。一些器官比其他器官更敏感。例如颅内压力，不得超过 30mmHg。头部受伤或脑部手术后的颅压力升高，可以导致不可逆转的损伤和死亡。当颅内压力超过收缩压，大脑的血液循环停止，患者就会脑死亡。

在科学技术领域，国际单位制（SI）已被普遍接受为压力的单位，但在医学领域内，尽管一些临床工程师在努力争取，这种转换还未实现。

压力主要用两种不同的方法测量。间接压力的测量，不需器官穿刺。使用这种方法的先决条件是被测器官必须有柔软的外围，能接受外部的不同压力并且产生变化，这个变化可以用某种方法观察到。间接法经常用于测量血液循环和眼睛的压力，以及在分娩过程中的子宫收缩。

对于压力的直接测量，必须将导管或传感器引入到器官。这样做的好处是可以达到比间接法更高的测量精度。接下来要讲的是一些在测量血压及眼压时遇到的实际问题。

## 血压

### 间接血压的测量

1896 年 Riva-Rocci 描述了血压测量的一般原理，如图 6-7 所示。由一个扁平的橡胶囊状物和一个外部约束圈组成的袖带捆在上臂上，然后泵入一个高于收缩压的压力。通过弗洛拉压力表读出的袖带压力慢慢减小，同时记录下袖带处血液回流的压力。通过在手肘处放置的听诊器，听每个心脏周期里动脉壁部分闭塞时产生的声音，你就可以检测到血流。这时的压力读数代表收缩压。通过进一步减少袖带压力，心动周期间隔期间的血液流动能够被扩展。在这期间，柯氏音能够被听到，它是由血液的动荡产生的。当听不到血液的动荡，即柯氏音消失，血液流动变成连续时，袖带的压力对应为舒张压。

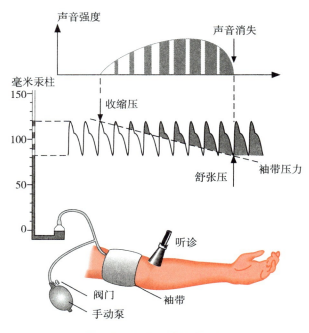

图 6-7　袖带血压测量准则

以这种方式确定的血压称为听诊血压。另一个更简单的快速检查患者的方法是在桡动脉感受血流脉冲，即触摸性血压，这种方法只能测到收缩压。在重症监护室和外科手术期间很常见的是用电子仪器来自动测量血压。

测量间接血压时的粗心大意会导致不正确的诊断，称为"袖带高血压"。这样造成的后果是，尽管这些人的血压实际上是完全正常的，他们还用降压药等进行不必要的治疗。所以尽管测量原理非常简单，操作时还是必须非常慎重小心。患者在测量血压前应该休息至少 5min，远离咖啡和烟草至少 30min。

袖带的尺寸必须正确，气囊的长度至少应为 80% 的袖带周长，以确保测量到的压力等于动脉压。过小的袖带将导致血压读数过高，因为这时动脉壁压力会低于空气袖带中的压力。因此，不同的患者需要不同大小的袖带，应该有一系列的袖带可供选用。也可以使用可调式袖带。

**案例 6-3**　**盲目相信数字——不必要的治疗**

　　一个年轻的妇女进行食欲亢进治疗。因为她很消瘦，所以手臂很细。当她进行血压检查时，发现血压过低，因此她开始服用提升血压的药物。

　　但是测量该患者的袖带是适合于正常成人的尺寸。对于这类患者，袖带太大了，不得不重叠起来，最后导致测量的错误。

　　患者的上臂必须是裸露的，在袖带上方或下方处没有紧身衣物包裹。如果患者躺着测量时，在手臂下必须放一个枕头，这样袖带被抬升到与心脏同一水平面，如图 6-8 所示。如果手臂与袖带放置在低于心脏水平 14cm 处，血压读数将会有偏高 10mmHg 的系统误差，或偏差（见第 5 章）。

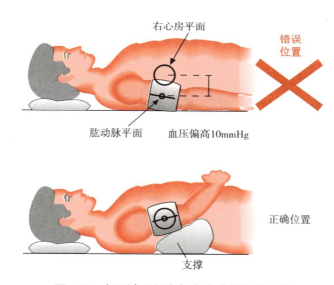

右心房平面

错误位置

肱动脉平面　　血压偏高10mmHg

正确位置

支撑

图 6-8　血压计必须在与右心房相同的高度

　　患者为坐姿时，应该是靠在椅子靠背，如果没有靠背的话，记录的血压大约会偏高 6mmHg。

　　袖带压力的降低不能过快，否则会导致测量的收缩压过低和舒张压过高。如果在两只手臂上测量的血压不同，就说明患者在一定程度上有动脉硬化，应该采用最高的压力读数。

对于小孩，听诊测量是困难的，测量收缩压时可能需要慢慢给袖带充气，直到脉搏血氧计上的波形消失（见第 8 章）。

在自动血压测量中使用的袖带类似于手动测量，但测量过程是电子化的。有多种方法可以确定等于收缩压和舒张压的袖带压力。最常见的方法是使用与袖带压力同步的小的脉搏变化，即所谓的示波测量法。

这些系统也可以被小型化，可以测量位于下臂、手腕附近的压力。袖带像一个大腕表包在手臂上，一个电池供电的小盒子，如图 6-9 所示，控制着整个过程。血压用电子数字显示。这种方法的优点是，患者可以自己测量他们的血压。然而这些设计局限使测量风险大于使用上臂袖带，比如患者容易忘记让手腕与心脏水平。

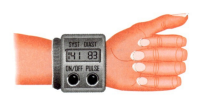

图 6-9　手腕自动血压测量装置

另一个原因可能是干扰导致自动血压检测仪用更高的压力去测量。应用自动设备可以简化在健康保健方面的工作，但不能因此就认为它总是安全的。

**案例 6-4　血压测量后神经受损**

一个分娩中的孕妇需要进行血压监控，用上了手臂上的自动血压检测仪。这种复杂类型的监护仪在测量时没有得到一定范围内可接受的值后一直不断地重复测量。监护仪报警被触发了几次，提示测量的数据不可靠。医护人员觉得警报很烦人，就将测量间隔改成 5min，然后又改成 8min。

分娩后患者抱怨手臂有不适感，第二天发现患者的桡神经已经瘫痪。监护器没有缺陷。随后考虑是医护人员捆扎在上臂的袖带位置过低，导致了桡神经受到比袖套放置位置较高时更大的压力。

另一个可能的原因是，自动血压监测有内在评估功能，评估每个测量值是否正确，如果有疑问就需要重新测量并加至更高的压力。大量作废的测量值，导致大量额外的高压加至手臂上。

## 直接血压测量

持续的血压测量是手术和重症监护所必需的。一根导管被插入血管中，并连接到一个压力传感器上。也可以把微型的传感器放置到导管的顶端。

通常测量的压力还有右心房入口处的中心静脉压力（central venous pressure，CVP）。它决定了右侧心脏的前负荷，影响心输出量。心输出量也受到后负荷、心室射血阻力和动脉血压的影响。中央静脉压力可以显示集中在静脉的血液容积。在重症监护中，检测中央静脉压力可以避免在静脉输液时发生水合过度——如果中央静脉压力约5mmHg，补液就可以安全地完成，当压力超过15mmHg时就会有危险。

当外用的电子压力传感器测量静脉压力时，该传感器必须放置在与右心房高度相同的位置上，如图6-10所示。当患者仰卧时，右心房大约位于第四胸骨肋间隙的垂直直线与胸腔高度一半位置的水平直线的交叉点上。中央静脉压力通常在2～6mmHg，所以很容易看出精确调节高度的重要性。

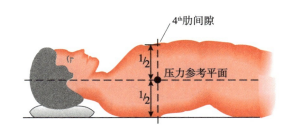

图6-10　位于胸腔高度一半的参考点处的压力与血压有关

为了能够显示脉冲波形，用于连接电子压力传感器的导管必须有合适的长度和内径。导管内也必须保证完全没有气泡。气泡可以根据它所在位置的不同，以完全不同的方式使波形发生扭曲。如果气泡在传感器旁，由于共振测量压力可能会过高，如果它靠近导管尖端则测量压力可能由于衰减而太低。

桡动脉压力的测量通常是将导管插入动脉。使用这个方法可以得到准确的收缩压、舒张压以及脉冲波形的信息。图 6-11 描述了一种将动脉导管插入到手臂的方法。血液样本需要通过一个医用三通阀获得。为了防止血液在导管中凝结，需要将生理盐水不断地缓慢注入导管。同样重要的是，在血液样本通过导管后，要立即增加生理盐水的流量，这样才可以使血液在凝块形成之前就被冲走。

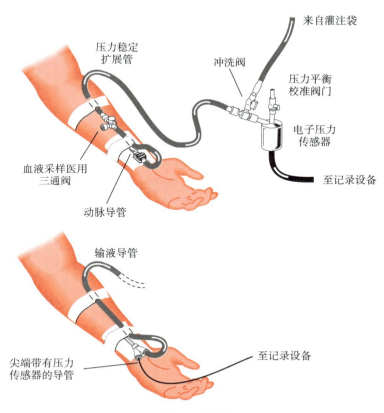

图 6-11  用分开的传感器测量血压

**眼压的间接测量**

眼球通过正压力保持扩张，这个压力通常不应高于约 22mmHg。青光眼的眼压通常过高，因此老年患者的眼压测量是很重要的，这样可以在发生任何视神经损伤之前开始进行治疗。

眼压是通过测量作用在角膜上的机械力量对眼球所造成的凹陷的大小来确定的。许多压力测量工具的工作原理是提供一个足够的力量将角膜压平，形成一个有一定直径的环形表面，这些被称为扁平角膜眼压计，如图 6-12 所示。这个角膜上所承受的力就是眼压的一个表现。

许多不同类型的眼压计已经开发出来。有些设计可以直接进行测量，而不像那些使用活塞提供压力的眼压计需要先用眼药水麻醉角膜。新型的眼压计使用气压泡提供压力。

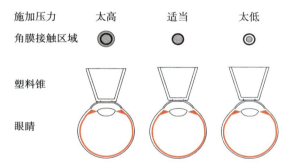

图 6-12 扁平（角膜）眼压计的原理（显示了如何设置需要提供的压力，以确保记录的值对应于眼压。）

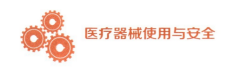

# 第**4**节

## 血液流动

尽管增加压力经常会使流量增加，但是血压的测量并不能让我们对血液循环情况做出准确估计。这是因为血液流动更大程度上取决于血管的宽度而不是压力。有一些血流测量方法测的是一段时间内的平均流量，而其他方法测量的是瞬时流量，因为流量会随着每一次心跳发生变化。

中央循环的测量与外周循环的测量是有所区别的。中央循环包括的是流经心脏的血流（心输出量），而外周循环的血流则通过动脉、毛细血管和静脉流经身体的其他部位。

### 中央循环

如果一个人站在水流边往水里倒一盒牛奶，水中牛奶的浓度将取决于水流的速度。如果水流缓慢，则浓度高，水将会变成白色，但如果水流动速度很快，牛奶将被快速稀释，牛奶的稀释程度就是水流流速的一个指标。

这是用指标稀释法确定心输出量的原理。另一个类似的方法是菲克定理。两者都是间接的方法，计算出一定时间内很多心动周期产生的平均血流量。

#### 指标稀释法

把一种很容易测出其浓度的指示剂注射到血流中。这通常通过一根放置在右心房的导管完成。在注射一段时间后测量肺动脉血液浓度，浓度越低，流量越大。通过简单的计算就可以得到心输出量，如技术窗 6-2。

如果用染料或电解质作为指标，就不能经常重复测量，因为这些物质容易沉积在血液中。所以使用冷注射液会更好一些，称为热稀释法。注射冷盐水（0℃，10ml），血液稀释后测量下游血液的温度下降值。温度下降越小，心脏输出越大。

热稀释法的优点是指示剂能迅速消失，这是由于血液流经组织时就会达到温度平衡。该方法已广泛应用于心脏检查、手术及重症监护中的生理测量。

然而这个方法是侵入式的。目前人们正努力想用超声波来取代这种侵入性的流量测量方法。

**菲克定理**

患者从一个已知氧气总量的氧气袋里连续吸氧一定时间，那么每分钟的耗氧量就可以通过计算得到。

 **技术窗 6-2**　血流量的计算

在指标稀释法中，流量 **Q** 等于注射的指示剂量 *A* 除以浓度的平均变化量 *C* 与测量时间 *t* 的积分：

$$Q=\frac{A}{\text{area under } C \times t \text{ curve}}$$

根据菲克定理，流量 **Q** 来源于单位时间被测量物质的摄取量 *V*。对于热稀释法，我们用冷注射液的含量除以温度与时间波形下的面积。当氧气在肺中被消耗时，流量 **Q** 是每分钟消耗氧气的毫升数除以动静脉浓度差（$C_a - C_v$）：

$$Q=\frac{V}{C_a - C_v}$$

静脉血和动脉血里的氧气浓度是不同的——这就是动静脉氧浓度差。心脏输出量等于氧气摄入量除以动静脉氧浓度差。氧气摄入量越高，动静脉氧气浓度差越小，心输出量越大，见技术窗 6-2 所示。

菲克定理用氧气作为指示剂来确定心脏输出量被认为是最佳方法，并作为是其他方法的参照。这种方法有一个缺点，即在正常测量中，患者必须经过心脏导管插入术来获取混合的静脉血液。

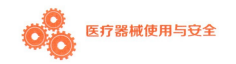

## 外周循环

目前并没有简单通用的外周循环检测方法，因此必须用不同的检测技术来解决具体的问题。动脉、毛细血管和静脉的血流量通常是用不同的方法测量的。一般情况下只能对流量有一个定性的评估，因为定量测量实际上几乎不可能实现。

### 动脉血流

当怀疑血管有动脉硬化倾向时，需要测量动脉血流从而得到机能障碍的程度和（器官）狭窄的确切位置以便给予手术治疗。

获得动脉系统信息的最好方法是采用 X 射线，即动脉造影术（见第 7 章）。在临近病患处注射造影剂，随着造影剂的流动获得造影剂流动图像，得到血管狭窄处和各种异常病变的详细图片。这种方法的缺点是必须有动脉穿刺，需要昂贵的设备以及需要放射科医生来操作。

使用多普勒超声测量流量就简单得多。把一个高频超声波束，比如 1MHz（1000000Hz），直接指向血管方向，如图 6-13 所示。超声波被血细胞反射，然后被一个接收器捕获。在反射时，频率会稍有变化。就如同一个救护车的声音，在它靠近时比在它远离时有更高的音调。如果血液流动方向朝向超声波接收器，反射后的声波频率会略高，例如 1000500Hz。一个电子电路用来记录出一个等于发射和接收信号频率差的信号，即一个 500Hz 的听力范围内的信号。这样，我们只要用我们的听力就可以对血流量做出很好的评估。这种仪器可以像一个钢笔那样小，非常容易使用。仪器也可以做成像一个听诊器的形状，如图 6-4 所示。

多普勒超声技术通常用于胎儿监护，而且由于孕妇和胎儿心率的不同，很容易区分两者的血流信号。

必须指出的是，超声波的流量测量准确度较低。其原因在于流体轮廓（血管横截面的流速变化）和相对于血管轴向的超声方向的变化会影响所获得的值。

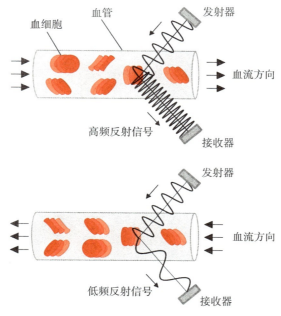

图 6-13　用多普勒效应原理来测量血液流动

　　另一个被使用了好多年的定性方法是示波测量法，测量肢体末端的与脉搏同步的容积变化。将一个类似血压测量的袖带（如图 6-7）放在肢体末端，测量不同袖带压力下的流量变化。因此示波法是对应触摸脉搏主观检测的一种客观测量方法。

　　容积描记法是一个类似的方法，它测量的是突然阻断静脉循环后末端血管的快速变化情况。静脉的阻断是用一个血压袖带捆在靠近肢体末端的地方，然后让袖带充气膨胀，使只有动脉血通过。然后立即测量下随时间而增加的末端容积或者周长，这就是静脉阻断体积描记法，也可以使用测量电导率变化的方法，即阻抗描记法。

## 毛细血管血液流动

　　在移植手术中和血管手术后，毛细血管系统的血流测量是很重要的。外科医生需要确保组织获得足够的血液和氧气供应。

　　一个可以粗略评估皮肤毛细血管血液循环状态的简单方法是测量皮肤的温度。如果皮肤温度异常下降，就表明该循环恶化甚至完全停止。只需通过触摸皮肤就可以判断皮肤温度是否正常。当然，用电子皮肤温度计可以得到更精确的值。温度记录法（见第7章）是一种定量测量温度的方法。热剖面测量（thermoprofile measurement，TM）则比较特殊些，温度的测量顺着肢体直到末端，并不需要成像设备。

因为毛细血管中血细胞流速太低，导致反射的声音频率差异不大，所以不能使用超声多普勒方法。然而可以用激光多普勒技术测量毛细血管血流（见第7章），原理与多普勒超声是相似的，即测量发射和接收光的频率之差。

### 静脉

在有静脉血栓的情况下，测量静脉血液流量是很重要的，尤其是在下肢。最可靠的方法是进行静脉造影术，即用X线跟随注射的造影剂观察静脉末梢病变区域。但是这种方法患者会不舒服，而且操作起来也不方便，有时患者脚部水肿得厉害导致无法找到一条适当的血管进行注射。

利用热成像法，甚至更简单些，用热剖面测量可以明确两条腿间的温度差异，这对深部静脉血栓的确诊很有效（见第7章，图7-17）。静脉血的回流被迫通过更浅表的静脉实现，这就会提高患腿的温度。

放射成像技术需要注射一种放射性元素（如锝），该元素通过化学作用结合被血凝块吸收的载体。血凝块中的放射性可以用一个 γ 相机进行测量（见第7章）。

# 第**5**节
## 电生理学

当肌肉纤维收缩和神经细胞兴奋时，离子就会穿过细胞膜转移，从而引发动作电位，同时电流会向周围组织传导。这些电位可以通过放置在皮肤上或者插入体内的电极进行记录。

有很多重要的方法就是基于这些电位的测量。最重要的是心电图（electrocardiography，ECG）。其他的还有脑电图（electroencephalography，EEG）、肌电图（electromyography，EMG）和运动传导速度（motor conduction velocity，MCV）。使用这些方法时都需要注意，把电极放在皮肤上时要非常小心。来自患者或环境的电子干扰也必须避免。这类问题以及其他测心电图时需要记住的事将在下面讨论。这些准则同样适用于所有类型的电生理学测量。

## 心电图

所有人的心肌纤维都是以一个类似的方式捆绑的。所以在每个个体里，所有肌肉纤维产生的动作电位都以同样的形式被叠加在一起传导至皮肤，从而导致所有个体的电压都产生类似的变化。每一次心跳电压都会发生迅速的变化，变化的大小程度取决于被测的位置。振幅大约是 1mV。

心电图记录期间，肌肉活动也会产生与心电图信号重叠的电位。因此患者必须尽可能地保持静止和放松。有时运动心电图需要患者在一个固定的自行车或跑步机上进行体育运动，这就需要使用计算机处理信号以使肌肉的干扰最小化。在床边记录心电图时，电子干扰有时候是无法避免的，但可以通过连接一个滤波器在一定程度上消除干扰。但这样做会使曲线趋平，从而无法观察到微小信号的细节。

**心电图导联**

心电图电极连接到四肢以及胸部，如图 6-14 和 6-15 所示。通常使用 12 种不同的导联进行记录。三个属于双极导联的原生导联分别用来测量双臂之间、右臂和左腿之间、左臂和左腿之间的电压。从这三个导联可以派生出来三个增强单极导联，它们是通过每个电极的电压和其他两个电极的平均电压计算出来的。最后记录的是六个胸部导联的电压。

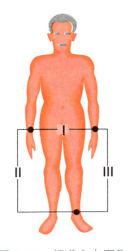

图 6-14　标准心电图导联

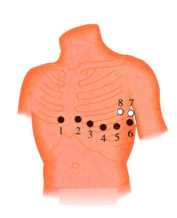

图 6-15　胸部导联

**电极技术**

电极，无论是一次性的还是可重复使用的，都必须对皮肤具有良好的导电性。可以使用导电凝胶作为导电介质。一些一次性的电极，电极凝胶已经预先放在一张薄膜片上。这是一种放置在一个有自粘胶带的外环上的预凝胶电极。可以重复使用的电极通常是吸附在皮肤上的，这就简化了检查的过程，特别是需要连接许多胸部电极时。

皮肤或电极凝胶和金属电极之间的机械运动可以导致非正常电压或伪差。

电子干扰以各种不同的方式通过电源线传输。有两种方法可以减少电容干扰。首先，来自墙上电力电源插口的电缆线必须远离患者和电极电缆。电缆间应该隔开至少 1.5m 的距离。其次，确保电极与皮肤间的最佳连接以减小干扰。可以通过去除皮肤表面的油脂，刮除最上层的表皮角质层和用电极凝胶湿润皮肤来达到这个目的。

　　将所有电极电缆捆绑在一起可以减少感应干扰，如图 6-16 所示。为了减少所有的干扰电场，移除加热垫和其他不必要的电气设备，必要时关闭荧光灯。

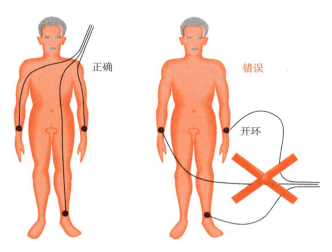

图 6-16　电生理学测量时电极电缆必须整理在一起

## 心电图记录设备

　　心电图的记录有很多种方法。最常见的是心电检测仪，它常常被称为心电图机，它可以打印出身体不同位置上记录的心电图线。在手术和重症监护中，用心电图监控器显示心电图就更为方便，这样波形就可以持续显示在特制显示器上。

　　很多心律失常只是偶尔发生，在这种情况下，把 ECG 信号存储到一个便携式心电记录仪就很有用。记录仪可以对心电图信号，或者至少是需要关注的那部分信号记录并存储 24h。整个记录的内容可以通过一个特殊的分析器进行扫描和解释。这种方法被称为动态心电图技术。

## 心电图波形

　　心电图记录是用来检查心脏节律是否正常，心肌供氧是否充足，以及心肌是否有受损部分，例如心肌梗死。这三个领域的应用都是基于心电波形分析。

图 6-17 显示了一个正常的心电图。它还举例说明了来自电源线的频率如何干扰心电图，以及滤波器的使用如何消除这个干扰。肌肉活动也经常引起干扰，即肌肉伪差，从而产生更为嘈杂的信号——这种干扰也可以通过使用滤波器进行一定程度的抑制。

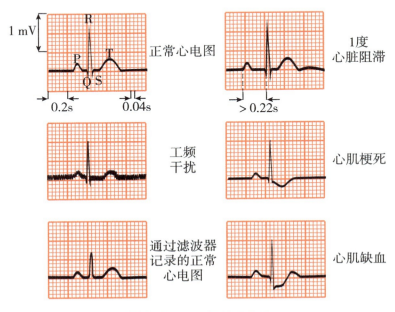

图 6-17　心电图记录示例

在心电图中，P 波（心房去极化）对应于心房收缩，QRS 波群（心室去极化）对应于心室收缩，而 T 波（复极化）在心室收缩后出现。既然可以区分心房和心室的收缩，就容易检测出心动周期紊乱，如当心室收缩没有发生在一次正常的延迟后（对应于去极化过程从心房传到心室所需的时间）。如果这段传导时间延长，P—Q 间隔的时间比正常值的上限长 0.22s，表明患者有 1 度的心脏传导阻滞，如图 6-17 所示。如果部分心房冲动没有被传到心室，就会出现 2 度的心脏传导阻滞。如果心房冲动完全没有被传到心室，会导致心房和心室完全独立跳动，这种情况叫完全性心脏阻滞。心脏传导阻滞可以用心脏起搏器治疗。

冠状动脉机能不全会导致心肌供氧不足，在心电图上见到的典型变化称为 ST 段凹陷，如图 6-17 所示。

心肌梗死时心电图的波形完全取决于心肌梗死的位置。当梗死位于心脏的后壁时可能看不到心电图的变化。图 6-17 所示显示了心肌急性梗死后的典型变化。

在心动周期的各段时期内，心脏对电击的敏感程度也不同。如果电流在心脏的脆弱时期通过心脏，就会引起包括心室纤维性颤动在内的最危险症状。这一时期对应于心电图上的 T 波时期。

## 心电图计算机化分析

能在患者出现心室纤维性颤动时发出警报的电路已面世很久。在需要持续监测的重症监护系统中需要引入这类装置，因为医护人员不可能时时刻刻都观察着显示屏上的心电图。这项技术可以被用于检查心律不齐，例如在心室节律可能导致纤颤时触发警报。它的另一项重要功能是趋势分析，监测患者病情的变化，例如室性期外收缩的增加量。计算机也可以对几个心电图波形进行平均，以便记录运动心电图时减少肌肉伪差的影响。

现代的心电图机甚至能提出一个建议性的医疗诊断意见。其平均的诊断准确度优于那些没有特别的心脏学或临床生理学经验的医生。某些疑似病例，在允许一些假阳性存在的情况下可以设定一定程度的过度诊断。对于临床的一些重要症状，宁愿有假阳性，而不愿有假阴性，因为假阴性会造成对患者治疗的延误，这不是我们想要看到的。然而心电图机并非在所有情况下都能准确诊断。心律失常必须由心脏病专家评估，电子干扰会让机器产生错误报告说患者装有心脏起搏器。

## 脑电图

脑电图（EEG）通过 21 个表皮电极记录大脑发出的电信号，如图 6-18 所示。电极由弹性带交织在一起，像一顶帽子一样戴在头部。脑电图的技术问题类似于前面讨论过的心电图部分，但要求更高，因为脑电信号的振幅只是心电信号的十分之一，大约 $100\mu V$。其频率范围从小于 1Hz 到 50Hz。脑电图记录是人

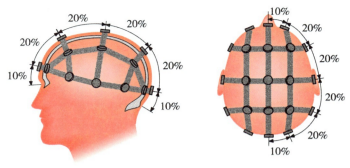

图 6-18　脑电图电极放置位置

警觉程度的敏感指标，可用来测量在自然睡眠或者脑部疾病状态下人警觉程度的变化。

　　癫痫的诊断是脑电图的另一个重要应用。轻度癫痫病只能通过典型的脑电图变化来诊断。这些变化可能是偶发的，也可能是由呼吸过度、光和睡眠引发的。若被怀疑患有癫痫时，患者可能被要求过度呼吸或受短时闪光，或在前一夜不睡觉的情况下进行测试。

　　类似的用于检查中枢神经系统的方法是诱发电位（evoked potentials，EP）。当检查视觉时，要求患者看一个棋盘样的图案，通过交替黑白区域进行刺激。信号在两个电极间记录，其中一个电极放在额头，另一个放在头后部的视觉皮层，如图 6-19 所示。多发性硬化症患者视觉神经传导路径的病变会导致信号延迟。同样，听觉诱发电位可用来对听力缺陷做出客观评价。这时，用不同频率的声音作为刺激。

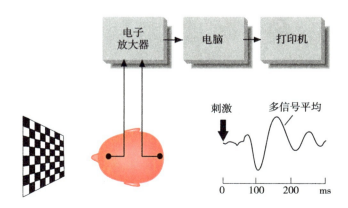

图 6-19　视觉传导通路调查时诱发电位的例子

脑磁图是脑电波的发展。不同于脑电图需要使用电极测量电位，而脑电流在其周围激发的非常微弱的磁场是无线测量的。这种方法涉及的设备很复杂，需要专门的设计、屏蔽室，还要在液态氦中将探测器冷却至 –269℃。很少有医院有这样的设备。通过这种方法，能获得更精确的大脑功能缺陷定位，比如可应用于癫痫病的手术准备或者放疗治疗中。

## 肌电图

在肌电图中，可以通过皮肤电极测量骨骼肌的活动程度。这种方法通常被用来记录单一运动单元，即通过脊髓中单个神经细胞同时激活的肌肉细胞群的信号。这可以通过在肌肉中插入一个细针电极而实现，如图 6-20 所示。除了用打印机记录，连接一个扩音器也是很有用的，这样针插入的位置可以通过听捕获的信号而被追踪到。

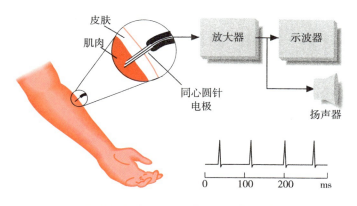

图 6-20　肌电图（同心圆针形电极）

代表运动单元而记录的动作电位，重复频率高达 50Hz，振幅从 $50\mu V$ 到 2mV，持续时间为 $2\sim 10$ms。

肌电图在对神经肌肉疾病的检查中扮演着重要角色，例如用来确定连接着肌肉的神经是否受损。如果神经没有完全受损，那么某些运动单元会缺失而其他功能正常。如果病灶在肌肉并且某些肌肉纤维失能，动作电位的波形将分开。在重症肌无力中，肌肉收缩时动作电位会降低，这是由于神经和肌肉细胞间突触的衰竭。这一过程可通过单纤维肌电图跟踪（single-fiber electromyography，SFEMG），即用一个只有很小接触面积的微薄电极来记录单个肌肉纤维的活动。

## 运动传导速度

治疗外伤性神经损伤时，必须准确定位损伤的位置。这可以通过测量运动神经的运动传导速度（motor conduction velocity，MCV）完成。通过放置在神经上方皮肤上的电极给神经一个短暂的电击刺激，如图 6-21 所示。刺激在神经纤维处产生电脉冲，当冲动到达肌肉时会引起肌肉的快速颤动。肌肉动作电位与刺激冲动一起被记录。

刺激和肌肉动作电位之间的时间延迟，或称为潜伏期，由神经冲动传播所需的时间以及冲动传导到肌肉所用的时间组成。

为测量在疑似伤口处神经节的神经传导速度，我们需要记录下神经节上两点间的刺激后延迟。传导速度就是两个刺激点之间的距离与延迟时间差的比率。在图 6-21 中，距离是 310 − 60 = 250mm，延迟时间差是 9 − 4 = 5ms，所以传导速度为 50m/s。

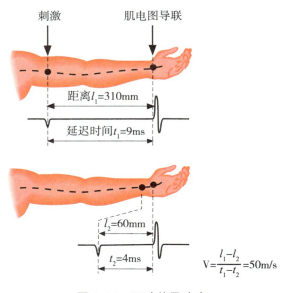

图 6-21　运动传导速度

# 第 **6** 节

## 重症监护

重症监护很大程度上是以我们持续关注患者的病情和获得病情是如何随时间变化的能力为基础的。这样的观察通常称为监护，呈现数据的显示单元称为监护仪。监护仪通常连接到中央计算机。数据用各种附加到患者身体上的传感器来测定。电子血压传感器就是其中的一个例子，如图 6-11，它必须连接到一个可以显示血压的设备上。如今，电脑通常可以编译好几组测量数据，然后在监护仪显示一条血压曲线（见第 12 章）。同时记录的还有心电图。

### 传感器和分析仪器

医学传感器是一种将生物信号转换成可测量电信号的设备，可以放在患者体外或体内进行测量。传感器的放置可以是有创或者是无创的。有时也用微创这个术语，强调避免让患者经受不必要的大范围手术。温度传感器就是其中一个例子，当插入身体的开口（如口腔或直肠）时，其产生的电流与患者的体温成正比。压力传感器插入血管测量静脉压力则是有创的。一些重症监护中最常见的传感器已经有所介绍，其他的将会在以后的章节里描述。

化学分析是重症监护的重要组成部分。包括测量血液气体参数、氧气和二氧化碳，以及血液 pH 值等。它们提供了患者呼吸状态的即时信息。关于其他离子的信息，例如钾、钙、钠也很重要。这种分析可以用几种不同的方式完成。以前，血液样本采集后需要送到医院的临床实验室进行标准的湿化学分析，一段时间后结果才能送回病房。现在，通过重症监护室的特殊分析仪，很多分析都可以在床旁进行。

有时湿化学分析是通过使用预先准备的测量试剂盒完成。将几滴血液滴到试剂盒里，然后立即放到分析器上。试剂盒可以是提供单一物质的分析，如葡萄糖，或者是同时分析多种不同的物质。几分钟内就可以得到结果。分析器可以是手持的或是集成在床边的监护设备上。

另一种方法是使用干化学分析，分析是通过使用测量试纸进行的，例如血液或尿液测试，然后用特殊的分析仪器读取数据。

第三种可选的方案是微量渗析，在这个方法中，将"人造血管"插入到器官中，通常是皮肤，这样组织液分子就可以扩散到透析液中。透析液被泵入到一个特殊的分析器中。这个方法可以对组织液的成分变化进行连续测量。微量渗析是最低限度的一种微创方法，因为它不会让患者受到任何高风险或感到不适，而且它能连续取样数天或数周。这个方法有时在护理糖尿病或肾衰竭患者，以及整形手术后监测移植组织代谢都很有价值。

## 监护功能

根据具体的需求，许多方法被结合起来使用。例如心脏病发作后，除了心电监测，血氧饱和度的监测也同样重要。血氧饱和度可以简便地用脉搏血氧仪测量（见第 8 章），也可以通过血气分析进行更准确的测定。血压可以通过自动血压设备进行连续监测。

表 6-1 列出了一些最常见的监护功能。重症监护被用于各种情况下，例如：

- 心脏衰竭，最常见原因是心肌梗死。
- 高危患者的术后监护，如心脏手术后的患者和呼吸窘迫的新生儿。
- 多发性创伤患者，如交通事故的受害者。
- 患呼吸窘迫综合征的新生儿。
- 服用脑部药物的自杀未遂者。

监护仪和整个重症监护设备都非常小型化，在患者的运送过程中它们可以很方便地被安放在患者的床上。患者到达目的地后还可以重新将设备连接到病房或医院网络中（见第 12 章），并连接到数据中心。

表 6-1　常见重症监护参数举例

| 功　能 | 测量参数 | 仪　器 |
|---|---|---|
| 循　环 | 氧饱和度，脉率 | 脉搏血氧计 |
| | 血　压 | 血压袖带 |
| | | 血管内导管 |
| | 心脏电活动 | 心电图仪 |
| | 血　流 | 超声机 |
| 呼　吸 | 氧饱和度，脉率 | 脉搏血氧计 |
| | 潮气末二氧化碳 | 二氧化碳分析仪 |
| | 呼吸频率 | 阻抗体积描记器 |
| | 血乳酸水平 | 湿化学分析仪 |
| 肾功能 | 尿　量 | 容积式计量仪 |
| | 血清肌酐、血清尿素 | 湿化学分析仪 |
| 脑功能 | 意　识 | 临床观察 |
| | 脑电图、诱发电位 | 脑电图设备 |

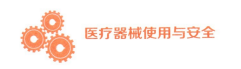

第**7**节

## 胎儿监护

在婴儿分娩的过程中，婴儿都面临一定的窒息或氧气不足的风险。其中一个可能的原因是脐带收缩导致血液流动的阻碍。监测的目的是为了能够尽早发现任何窒息的迹象，从而可以加速分娩或者进行紧急剖腹产或真空吸引助产。

分娩一结束，婴儿的情况可以通过计算 Apgar 分数来评定。评分项目包括皮肤颜色、肌肉力量、兴奋性、呼吸和脉率。如果孩子状况非常好，得分最高为 10 分，较低的值在不同程度上代表生命力低。这可能是因为分娩时进行性的窒息，也可能是由于之前发生的缺氧。

当然，胎儿的胎膜破裂并获得血液样本前无法进行直接测量。在此之前，唯一的可能就是间接的评价。通常，记录的是胎儿心率（fetal heart rate，FHR）——它应该显示了每次子宫收缩后的特征变化。这可以由助产士通过听诊器监听心脏或通过电子设备进行。

胎儿心率和子宫收缩的电子监测通常采用分娩心电图描记法（cardiotocography，CTG）。如果母亲不希望孩子在分娩过程中暴露在超声下（人们普遍认为，超声波不是有害的），胎儿心率可以用胎儿心电图记录。头皮血液样本可以用来直接测定血液 pH 值、乳酸值和血氧饱和度；另一个更温和的方法是使用一种特殊的脉搏血氧仪。分娩心电图描记法与遥测相结合时有一个很大的优势，因为它允许母亲在分娩过程中自由走动和移动。

### 分娩心电图描记法

分娩心电图机或者 CTG 仪器至少由两个部分组成，一部分是用多普勒超声测量胎儿心率，另一部分是用来测量子宫收缩。

## 多普勒超声

前文我们描述了怎么用多普勒超声测量血液流动和心脏运动。在分娩心电图描记法中，超声换能器放在母亲的腹部，收到的回声主要来自婴儿，如图6-22 所示。使用的频率为 1 ~ 2MHz，声音强度是非常弱的，仅为几毫瓦每平方厘米。被反射的超声的频率变化反映了反射区域内组织的所有移动情况。

通过先进的微处理器进行信号处理，胎儿的心率就可以被测量并打印出来与子宫收缩进行比较。

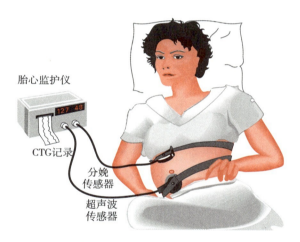

图 6-22　用分娩心电图描记法的电子分娩监控

## 胎儿心电图

另一种测量胎儿心率的方法是胎儿心电图，当胎膜破裂后，将电极放在婴儿的头皮。这样的电极由一个或两个螺旋锥样的金属紧固件组成，金属紧固件可以拧进婴儿的表层头皮。

在婴儿没有麻醉的情况下放置这样一个头皮电极，其可取性备受质疑——婴儿会感到痛苦，因为放置电极时胎儿心率大大增加。

除了胎儿心率，胎儿心电图中 ST 段的抑制也可以看出胎儿可能窒息的一些迹象。

### 测量子宫收缩

分娩时，肌肉组织的收缩造成了子宫内压力的增加，这可以通过将手放在母体的腹部感觉到；在收缩时，腹壁紧，用手指向内推腹壁难，不像在两次子宫收缩的间隙子宫放松时那么容易。

分娩记录器以同样的方式运作。在产妇的肚子周围系上一条带子，带子上有一个装有压缩弹簧活塞的盒子紧紧贴在肚皮上，如图 6-23 所示。在两次宫缩之间，由于子宫是柔软的，活塞稍微推进腹壁，而在宫缩时子宫变硬，活塞被推回盒子。这样子宫的收缩情况就可以与胎儿心率一起由 CTG 打印机记录下来。

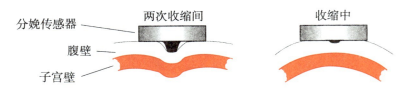

图 6-23　传感器记录子宫收缩

测量分娩宫缩更准确的方法是测量子宫内压（intrauterine pressure，IUP）。一旦胎膜破裂，一个连接到外部压力传感器的充液导管就可以被插入到子宫里面进行测量，甚至有些微型的传感器可以直接插入子宫里。

### 分娩监护仪结果的分析

胎儿的心率通常是 120～160 次/min，心率应该以一个典型的模式发生变化，在宫缩开始时立即加速，宫缩结束后减速。缺乏这种典型变化时称为无声停顿，这就意味着可能胎儿接收的氧气太少，已经发生窒息。胎儿心率增加过高也意味着这种情况。对 CTG 记录结果的解释需要广泛的经验以及对新生儿生理知识的了解。

### 头皮血样和脉搏血氧仪

窒息发生时血液 pH 值降低，乳酸水平升高。用取自婴儿头皮的毛细血管血液样本测定 pH 值和乳酸值可以对婴儿的状况有一个准确了解。

取自婴儿头皮的血液样本也可以用来确定血氧饱和度。但这样的血液样本仅仅提供取样当时婴儿的状况。如果要进行连续监测则需要通过使用脉搏血氧仪。这个脉搏血氧仪的传感器是特别设计的，安置在子宫壁和婴儿的头皮之间。这种方法还有一个额外的好处，婴儿不必经受采集头皮血液样本时的痛苦。

## 遥测监控

在标准的 CTG 监护中，因为电缆连接着监测设备，母亲被迫躺在床上。这就意味着母亲基本上是被绑在床上或分娩台上了。仰卧的姿势会延长产程并使分娩更加困难，而且还增加下腔静脉压迫的风险，从而降低了通过子宫和其他器官的血流量。

将测量数据无线传输给分娩病房里的接收器，这样母亲就能够自由走动，如图 6-24 所示。她也可以采用最能承受的姿势分娩。分娩就会更顺利，因为增加的重力加大了胎儿施加于产道的压力，从而促进了产道的扩张。研究发现，采用这种方式后分娩过程平均缩短了 3 小时，需要镇痛药的人数减半，即使需要也可以减少剂量。需要通过真空吸引术或产钳来辅助分娩的情况也减少了。

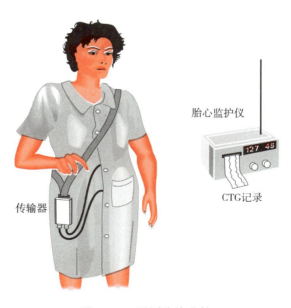

图 6-24　遥测分娩监控

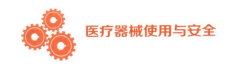 

**分娩监测的价值**

有一些研究表明，从统计意义上来讲，电子监测并没有比使用听诊器监测更为有效。原因可能是尽管电子监测可以更早地发现婴儿窒息，但并不能弥补其他缺点。在一项国际研究中发现因窒息而死亡的婴儿数量可能已经减少，但是越来越多的婴儿死于分娩时使用产钳助产而发生的外科器械创伤。

**案例 6-5　在胎儿监护中的致命错误**

用超声波传感器的胎儿监护仪上显示的是一个看上去很正常的胎儿心跳。但当婴儿被分娩出后，发现是一个死胎。

CTG 的轨迹分析表明监护仪锁定的是母亲的心跳。对类似事件而进行的一份保密调查指出，助产士和医务人员对 CTG 记录结果的解释缺乏了解和培训。

使用技术手段来监护分娩因此受到一些争议。电子监护的一个缺点是由于 CTG 数据被误解，导致剖腹产和器械助产数量有所增加。

然而大多数母亲还是会使用电子监测以增加安全性，因为 CTG 图清楚地表明孩子还活着。其他母亲则担心头皮电极可能会伤害孩子。由于电子监测的应用，助产士不必使用听诊器时监听胎儿的声音；然而这也意味着，很多人与人之间交流和关怀的机会也丧失了。

技术方法在产科保健有重要的应用，但必须明智而审慎地使用。

# 第 **7** 章
# 医学影像

　　人类的视觉高度发达。我们在不一定能够用语言描述两张脸的特征区别，不需要了解视觉印象实际上是如何处理的情况下就能够分辨出不同的脸。我们能立即区分驴和马，即使我们只看到其中一个的头和另外一个的尾巴。但是一个计算机程序不能完成同样的壮举，当然也不能替代放射学家的工作。

　　但是视觉也有一定的局限性，这可以通过各种技术手段补偿。通过使用内窥镜，无法用其他方法检测的龋齿和被手术的内部器官可以直接被观察到。不能直接检查出的器官病变有时可以通过特殊的光学方法显现出来。X射线和核医学技术使用位于可见光谱外的电磁辐射，提供了进一步检查的可能性。一个非常先进的方法是利用强磁场和无线电波的磁共振成像。超声显像则利用了组织间物理性质的差异。

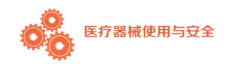

## 影像的类型

医学影像可由两种不同的原理产生：中心投影法和断面成像法。

### 中心投影影像

眼睛接收直接投影到视网膜上的影像信息。普通的 X 线影像也是通过同样的方式产生——器官的阴影通过一个位于 X 线管焦点的中心投影到了图像平面上，如图 7-1 所示。

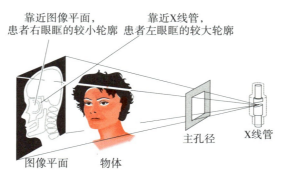

靠近图像平面，患者右眼眶的较小轮廓　　靠近X线管，患者左眼眶的较大轮廓

主孔径　　X线管

图像平面　　物体

图 7-1　中心投影法的 X 线图像

由于距离的影响，中心投影总是会产生一个与现实畸变的影像。物体越远，它在视网膜上的投影范围就越小。内窥镜的影像也会产生同样的畸变。在普通的 X 线影像上，这种畸变导致靠近 X 线管的器官比靠近镜像平面（这个平面可以是一个胶片、一个影像增强器或一个影像探测器）的器官成像大（而不是小）。

中心投影影像可以由可见光摄影、内窥镜成像、热成像和标准 X 线成像产生。

### 断面成像

在断面成像（tomography，希腊语中 tomos 的意思为截面）的不同形式中，假设身体被切分成两部分，看到的是身体的断面，如图 7-2 所示。断面影像能通过计算机断层扫描（computer tomography，CT）、磁共振法（magnetic resonance imaging，MRI）、核医学成像法（显像）（scintigraphy）和超声断面法（ultrasound tomography）中的 X 线产生。这些断面影像的产生方式因方法而异，但都基于先进的计算机处理技术。

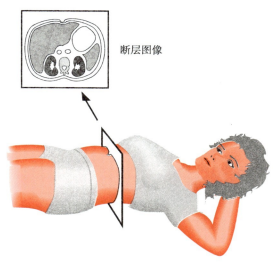

断层图像

图 7-2　断层图像

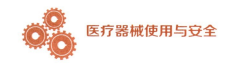

# 第1节

## 内窥镜

体腔的内部可以通过内窥镜观察，该方法被广泛应用，既可以作为一个纯粹的诊断工具，也可以在不同的手术过程中通过内窥镜的工作通道引入不同的手术器械。这些器械包括，例如：用来刷拭细胞做显微镜检查的刷子（刷拭活组织检查），用来组织取样的钳子，用来切除息肉的钢丝圈套，外科电疗用于止血、切除肿瘤的电极，用来引导激光治疗肿瘤的光纤。内窥镜非常灵活并且可以指向不同方向，以便看清楚你想要看的部位。

## 原理

内窥镜包含三个主要部分：一个给进行观察的体腔照明的装置、一个从体腔传输影像的光学系统和一个工作通道，如图 7-3 所示。现在，照明几乎都是由一个外部的冷光源完成，而光线通过柔性的光纤传输。针对不同的器官，开发了各种特殊型号的内窥镜。影像传输可以通过普通透镜系统、光纤或在电视影像中使用的视频技术实现，如技术窗 7-1。

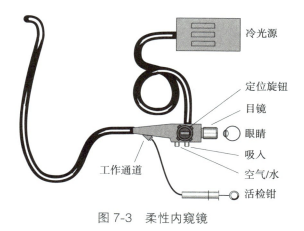

图 7-3　柔性内窥镜

内窥镜包括硬性的和柔性的。柔性内窥镜能够深入体内，例如一直深入到小肠。

**技术窗 7-1　　内窥镜设计**

内窥镜最早是由又硬又直的管子和简单的照明灯组成，同样的设计今天仍在使用，如喉镜和直肠镜。随着柔性仪器的发明，内窥镜得到了更广泛的应用。这个进步要归功于光纤和视频技术的两项创新。

光纤内窥镜使用光纤进行照明和影像传输。照明光纤将光线从一个外置的高强度光源传导至内窥镜的末端。使用外置光源有两个好处：相比在内窥镜管内末端安装一个小灯泡，外置光源可以获得更高的光强度，并且通过在光源和照明光纤束中间安装特殊的滤镜可以使热辐射减半。

传输影像的光纤束在另一端忠实地还原出影像，其中每一根光纤两个末端的位置都是精确对应的。如此一来，体内镜片投影至光纤束的影像就能够在光纤束的体外端观察到，如图 7-4 所示。纤维的数量限制了光学分辨率，即，画面变成颗粒状，因为每个纤维都能被看到。但由于光纤的直径只有 $10\mu m$，内窥镜内可以容纳很多光纤，因而可以达到良好的光学分辨率。

视频内窥镜中的图像传输与电视的原理是一样的，即，图像被分解成多个有不同强度和颜色的行。图像通过一个透镜被投射到内窥镜末端的一个小电荷耦合器件（charge-coupled device，CCD）上，然后将电荷耦合器件进行电扫描，并将产生的视频信号传输到显示器上。

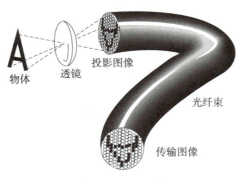

图 7-4　光纤内窥镜

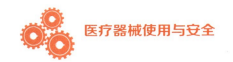

## 用途

内窥镜主要有两个应用，诊断和内窥镜手术。被检查的体腔需充满气体（空气或二氧化碳）或液体（水或生理盐水或甘露醇溶液）以增加可见度。介质的选择应基于被检测的器官，并考虑气体栓塞的潜在风险以及其他因素。二氧化碳是首选的介质，由于其高度的血液溶解性，能使气泡迅速消失。另一方面，毛细血管中的空气泡，可以完全阻塞血流比如导致大脑梗死。

### 胃肠道内窥镜检查

胃十二指肠镜、结肠镜、乙状结肠镜、直肠镜和肛门镜是最常用于检查和治疗胃肠道疾病的仪器。炎症、肿瘤和出血性溃疡是十分常见的发现，内窥镜也可以用于提取异物和治疗食管静脉曲张出血。

子母内窥镜有一个特殊设计。该器械由一个宽口径的"母"内窥镜和一个直径只有 5mm 的附加"子"内窥镜组成。子内窥镜可通过母内窥镜的工作槽放入，比如用于检查胆管。子内窥镜的工作槽直径为 1.7mm，操作者能够通过子内窥镜槽引入一个电动器械来产生机械振动波以压碎阻塞胆管的结石。该方法类似于碎石术（见第 11 章）。这个过程需要两个医生合作，一人操作母内窥镜，另一人操作子内窥镜。

胃镜检查是一个相对简单的方法，优先用在上消化道症状模糊时的检查。该方法具有较高的诊断灵敏度，并且已经取代了胃和十二指肠的 X 射线检查。X 射线检查不能产生明确的诊断，另外患者会受到一定量的辐射。

直肠镜由一个直且硬的管子组成，可以通过各种方式引入到乙状结肠。为了检查整个结肠，需要一个柔性的结肠镜——这种仪器在设计上类似于胃镜，通过光学纤维或视频技术进行图像传输。这些仪器最常用于诊断肿瘤或炎症。

### 腹腔镜检查

腹腔镜用于腹腔的检查。首先在腔内充入 2 ~ 4L 的二氧化碳，然后通过肚脐上方或正下方的小切口插入腹腔镜。今天，一些外科手术可以采用内窥镜技术完成。

### 胎儿镜检查

为了诊断某些遗传性疾病，可以通过借由在腹壁和子宫的小切口中插入光纤胎儿镜检查胎儿。胎儿血液样本也可以通过穿刺脐带血管收集。这一过程也不是没有风险的，因为它可能导致流产，所以应避免在怀孕初期进行。但是该方法可以在早期诊断出采用其他手段不能诊断的遗传性疾病。

### 支气管镜检查

支气管镜用于检查疑似肺癌的情况，通过工作槽插入活检钳或刷子来获得细胞学样品。在感染病例中（肺炎和支气管炎）也需要进行支气管镜检查，用于取样和清除多余的黏液。如果有花生之类的异物卡在气管里，也可以在支气管镜帮助下将其取出。

支气管镜的柔性设计使支气管树一直到其分支都可以看到。这种对患者来说相对无害的检查，可以在对呼吸道进行局部麻醉后进行，也可用于插入了特殊类型导管的气管插管患者。

### 膀胱镜检查

膀胱镜检查是检查膀胱结石、肿瘤和炎症，以及定位血尿出血源的常用方法。膀胱镜还可以插入导管进入输尿管一直到肾盂，这是为了在逆行性肾盂造影术检查中填充造影剂。切除前列腺组织是通过一种叫作电切镜的特殊内窥镜完成的，它用电手术钢丝线圈将前列腺结块切片烧掉。

### 关节镜检查

关节镜可以检查关节的内部，最常见的是检查膝关节。松散的片段可以恢复，受损的髌骨上软骨可以移除，粘连可以除去以及半月板撕裂可以修复。这些步骤可以在全身麻醉或在关节区域注射麻醉剂的局部麻醉下进行。

关节镜通过侧开口插入到髌韧带或髌上囊。手术器械可以使用二次穿刺技术从第二个开口插入。

### 耳鼻咽喉科和眼科中的内窥镜检查

因为目标器官很容易到达，喉镜、耳镜和眼科镜的设计一直相对简单。但是人们随着对图像质量要求的不断增加，它们在技术方面也更加先进了。

## 内窥镜手术

传统手术往往可以用内窥镜手术取代。因为内窥镜手术能显著缩短住院时间，这种方法正在变得越来越重要。但是内窥镜手术本身持续的时间比传统方式进行的同类型手术更长。

腹腔内窥镜手术的原理在图 7-5 中说明。如图 7-6 中，借由锋利的套管针在腹壁上穿出几个洞，留下插管器套。这也有气体密封的功能，以使腹腔充满气体膨胀——最常见的是二氧化碳。内窥镜和手术器械以及所需的其他特殊设备，例如用于腹腔内器官可视化的超声波传感器等都通过插管器套引入。

常见内窥镜手术的例子是胆囊手术及各种妇科手术，如以避孕为目的的

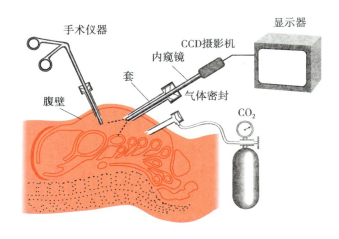

图 7-5　内窥镜外科手术

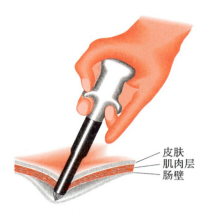

皮肤
肌肉层
肠壁

图 7-6　插入腹壁的套管针

输卵管结扎或凝固，或提取卵子以用于体外受精。阑尾炎和腹股沟疝的修补有时也可在内窥镜下操作。

其他手术，如在消化道内摘除息肉时，内窥镜通过口腔或直肠的通道引入。

**风险**

内窥镜手术与传统手术相比风险更大，这有几个原因。通过观察屏幕来理解解剖学比直接观察开放手术区域更困难。此外当在器官上施加压力时，操作者并没有即刻的指感触觉，因而很容易导致组织损伤。如果动脉被刺破并导致出血的话，风险特别大。因此手术团队必须做好可能转换为开放手术的准备以便阻止这种出血。

在预先准备不充分的情况下，已经发生了几起致命的意外事故。

**案例 7-1　一位妇女死于手汗手术**

一名 37 岁的妇女当时正在进行经胸交感神经切除术，治疗手掌过度流汗（手汗）。一个内窥镜插入到胸膜腔和到手指的交感神经，交感神经在第二、第三和第四根肋骨水平穿过胸壁的地方被横断。

在手术过程中一根血管被损坏，随后血液进入胸腔。由于麻醉师通过患者配有自动测血压袖带的手臂进行输血和静脉注射溶液，所以不能在输液过程中监测血压。患者呈侧卧位姿势约半小时，期间大部分时间都不可能测量血压。

该女子染上了不可逆的脑损伤，被转移到重症监护病房。9 天后，她被宣布脑死亡。

事故发生时犯了好几个严重的错误。进行开放式手术必要的技能和资源都没有具备。使用同一手臂进行输液和血压监测是完全错误的，因为输液时就不可能监测血压。当发生出血时，患者的头应保持向下的姿势，以增加流向大脑的血液。

拥有适当的计划和足够的手术能力，即使最坏的情况下，也不一定会致命。

### 案例 7-2　在腹腔镜手术过程中主动脉被刺破

一位 53 岁的男子计划为腹股沟疝做手术。当套管插入时主动脉被刺破。血液立即充满了腹腔。医生随即用传统手术方法打开他的腹腔，在尽了极大努力后，出血终于停止了。血液流失总额约 10L，给患者补充了红细胞浓缩物 4.5L 和 2.2L 血浆。

手术后 3 天发现，患者右侧出现气胸。患者最后完全康复了。

通过一个自动的吸入器，气体的压力可以保持恒定，以弥补在手术过程中的气体损失。使用合适的气体是至关重要的。在内窥镜治疗中绝对要避免使用氧气，因为如果使用电疗手术就会有引发爆炸起火的严重风险。

### 特别提示

在启动内窥镜过程前，一定要先检查气瓶。气瓶上必须有一个标签，指明气瓶里气体的具体内容，并且表明这是医疗用途的气体。

为增强显影效果而引入气体有引起气体栓塞的危险，尤其是当不使用二氧化碳的时候。

**案例 7-3　胆囊切除手术过程中患者死亡**

在内窥镜胆囊手术过程中，去除胆囊后，用氩离子凝固术给术中的肝出血止血（见第 11 章）。凝血后患者马上出现了气体栓塞症状，这在尸检时得到了证实。

但是即使是二氧化碳，大量注入也会构成危险，不过快速的行动可以挽救患者。

**案例 7-4　两分钟没有血压**

一个 60 岁的男子在进行腹腔镜胆囊切除术。吸入压力在 12mmHg，在手术过程中都没有超过这个水平。

当超过 2/3 的胆囊从肝床中释放出来时，发生了静脉出血。患者心率增加到 125 次 /min，血压下降至零。心脏听诊可以听到明显的心脏杂音，甚至可以通过胸部触诊感觉到。医生立即停止气体注入，并将气体释放。患者被放置成头低位的姿势，并试图通过插入中央静脉导管以排出气体，但是没有血性泡沫被吸入。

医生立即实行了剖腹手术（腹部切口），并通过加压阻止出血。血压变正常，患者在事故后没有留下任何后遗症。

内窥镜手术的一个特殊风险是肿瘤细胞扩散到套管口周围的组织。出于这个原因，不推荐恶性肿瘤做内窥镜手术。

内窥镜手术的其他风险还与手术器械难以消毒有关。已经证明可移动的机械部件的润滑剂含有标准灭菌剂无法消除的细菌和病毒。仪器的消毒必须使用

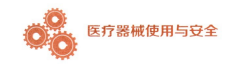

批准的消毒溶剂——因为不相容的溶剂会损坏光学玻璃镜片，许多仪器因此而毁坏，甚至在手术过程中也会发生。内窥镜设备都是昂贵的，必须精心维护。

## 特殊的光学方法

软组织是半透明的。当一个人把手指放在一个光源前面时，手指会发出轻微的红光。手指骨骼部分不能被看见的原因是光会向各个方向散射。然而用特殊的方法，可以用可见光透照组织从而产生图像。这种方法被称为透照摄影术。它已经被尝试着用于诊断乳房、阴囊和新生儿大脑的肿瘤。肿瘤会产生较暗的阴影，相反的，充满液体的囊肿会显得明亮，纤维腺瘤则会出现樱桃红色。用一个简单的灯泡进行透照摄影术的缺点是难以区分肿瘤、血肿和炎症，由于光的散射导致分辨率较低，使得图像模糊。

分辨率可以通过采用间歇透照，即激光短脉冲的方法来显著提高。只有第一个从组织射出的脉冲被捕获，而那些因为发散的光交叉迂回而延迟的脉冲将被阻塞。另一个可能的办法是用和同位素研究相同的方式把光校准成为直线。这些方法都还没有得到很大程度的应用，但是因为它们对患者而言，不会具有任何潜在的有害辐射，所以这样的研究和应用是非常有意义的。

对于特殊用途，可沿着平行线进行器官成像扫描。图像在计算机上编译并且呈现在显示器上，与电视图像是一样的形式。图像经常是彩色的，可以包含更多的信息。

扫描经常使用人眼不能捕获的波长范围，如温度记录法中的热辐射，见技术窗 7-6 中的图 7-19 所示。温度记录法已被用于检测雷诺氏病的温度异常和诊断下肢深静脉血栓。当小腿深部静脉血栓形成时，静脉回流会通过表皮的静脉被重新定向从而增加患肢皮肤的温度。热稀释测量是一个更简单的方法（见第 6 章），它可以有几乎相同的诊断准确率。血栓的确切位置无法通过温度记录法被确定，因为该方法只说明血流在小腿的重新分配。

另一个类似的方法是激光多普勒技术，用来测量毛细血管的血流量，见技术窗 7-6。激光束扫描组织表面和测量多普勒的改变。

# 第**2**节
## X 线诊断

使用 X 射线检查患者有两种不同的基本方法：X 线摄影和 X 线透视。在 X 线摄影法中，得到的图像是一张曝光的胶片或者是存储在电脑里，如图 7-1。胶片在冲洗后或者图像从计算机中调取后可以进行影像评价并被归档。在 X 线透视法中，对患者的诊断评价通过影像增强器完成。图像可直接在屏幕上看到，如图 7-7 所示。计算机断层扫描是一种特殊类型的 X 线摄影法检查。

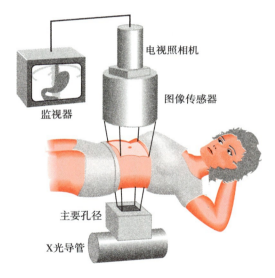

图 7-7　通过影像增强器的 X 线透视检查

X 线摄影术可以产生非常详细的图像，这归功于它优越的几何分辨率。影像可以在之后的一个方便的时间里进行评估而不需要使患者接受额外剂量的 X 射线辐射。大多数时候，X 线摄影术中患者受到的辐射相对剂量较小，在曝光时间内离开房间的检查员不会遭受辐射。另一个优点是获得患者病情的客观依据，可与后来疾病发展过程中的发现进行比较。X 线摄影术的缺点是对图像的解释很复杂，在辐射光束中所有器官的图像是重叠在一起的。

通过 X 线透视检查可以迅速得出结论。患者可以转向最佳的光束方向，各个器官的投影彼此独立。器官的活动也可以被看到，插入器官的导管的位置也可以调整。骨折也可以通过 X 线透视结合图像增强器重新定位。X 线透视的缺点是，除非使用时间限制在一定范围内，否则患者可能会接触到相当高剂量的辐射。随着电脑存储与检索图像技术的发展，透视已经很少作为一个单独的方法使用。

## 原理

当电子被高压加速和在阳极被减速时会产生 X 射线，其中最常见的阳极是钨。X 线机的原理很简单。需要设置两个参数：X 射线管的电压：千伏（kV）、毫安与时间秒的乘积：mAs。胶片曝光随着电压的增加而迅速增加，与 mAs 的设置成正比。这些值的设置取决于检查的器官——kV 被设置为最佳的图像对比度，mAs 为适当的胶片曝光。

为避免心跳引起的器官活动导致图像模糊，可以选择缩短曝光时间，这会自动提高电流设置值。

### 对比

X 射线诊断的依据基于骨骼、脂肪、其他软组织和空气吸收 X 射线的程度不同。其原因部分在于不同原子序数的元素比例不同，另一部分在于密度不同。这些差异产生图像的对比度。在人体自身的介质不能产生足够的吸收差异的情况下，可对患者使用造影剂。

阳性对照介质为含有高原子序数的物质，如碘或钡。为进行消化道检查，患者饮用悬浮的硫酸钡溶液检查胃部，或用灌肠剂检查结肠，如图 7-8 所示。本章中的所有图像都已得到增强，以便于所有具有或没有相关经验的读者能更清楚地理解相关的技术。

阴性对照介质是 X 线吸收率很低的气体，这主要是因为它们的密度远低于身体中各个固体和液体的结构。这两种类型的介质在双重对比造影检

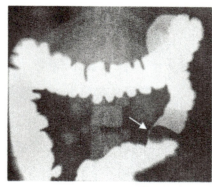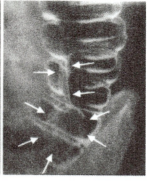

图 7-8  放射性双重造影方法插图。左图是已经充满钡剂的结肠造影。小箭头处可以看到一个可疑的病变。右图小肠中钡被排空并填充空气得到双重造影，可以清楚地看到一个带蒂的息肉。

查中被组合应用，例如在肠道检查中，首先用钡灌肠，然后清空，再用空气或二氧化碳充满，一些剩余的钡剂覆盖在肠道里层，肠道由气体保持胀大，如图 7-8 所示，剩下的钡剂产生肠道轮廓。

注射造影剂由水溶性有机碘化合物组成，通常用于血管成像。该方法在检查动脉的时候被称为动脉造影术，检查静脉时被称为静脉造影术。

通过调整电压可在一定程度上选择是否使骨骼可视化。电压设置较低时，骨骼对比度较高，反之则对比度较低。检查肺部时，不需要肋骨的图像，因此选择了高电压，约 150kV。但胸部外伤后，重要的是检查患者有没有任何肋骨的骨折，在这种情况下，选择低电压，约 70kV，它为肋骨提供一个更好的图像。

在乳房 X 线检查时，乳腺的成像是在极低的电压下通过一个特殊的 X 射线管产生的辐射线产生。这提高了软组织中检测肿瘤的可能性。医生无法通过触诊探测非常小的肿瘤，检查人员寻找微钙化，钙沉积的大小小于 1mm，这可能是恶性肿瘤的标志之一。但反复使妇女受到 X 射线辐射，也有引发癌症发展的风险。乳房 X 线摄影术的潜在益处与危害的平衡在不同年龄中各有不同。年龄小于 40 岁的女性患乳腺肿瘤的可能性较低，故定期进行乳房 X 线摄影术的益处不大，益处和伤害接近平衡。40 ~ 50 岁的妇女情况依国家而不同。超过 70 岁的妇女通常不需要执行例行的乳房 X 线检查，因为除非有其他原因，中老年妇女的肿瘤生长缓慢。

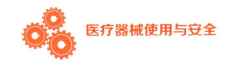

## 数字 X 射线技术

摄影胶片正逐渐被数字化 X 线技术所取代。数字化的，是指事实上图像被划分成为一个个小小的图片元素，称为像素，可以用于计算机处理。图片可以通过各种技术被捕获，例如通过使用硒板，像普通的复印机一样地复印。硒板的电荷被转移到电脑，他们被各种类型的记忆介质储存在放射信息系统（radiology information system，RIS）中，如图 7-2 所示。

数字 X 线技术有很多优势。传统使用水溶液的胶片冲洗被淘汰了，图像比存储在大型 X 射线胶片档案中更容易获取。图像可以迅速传送到同一家医院的其他部门，甚至是其他医院。

存储的图像也可以进行计算机后期处理和增强，而不是像 X 线照片上的图像，图像品质无法改变。精致的细节可以通过空间滤波被提高，而其他更大的不重要的部分可以被减弱，因此获得更好的对比度。

 **技术窗 7-2　放射信息系统**

数字技术的贡献不仅仅在于影像质量的提高。最主要的是，这项技术能够降低发生混乱的风险，防止影像档案的丢失，加速整个检查流程以及减少对工作人员的需求。一个发展良好的放射信息系统（RIS）需要包括一个含以下内容的图像储存系统与通信系统（picture archiving and communication system，PACS）。

在进行计划的检查之前，系统使用患者的个人身份证号从人口档案中通过正确的名字和拼写取出患者的统计数据。患者先前检查的图像也从图像档案中调取出来。

当患者到达 X 线科时，其头像会被拍下并储存在系统中。照片与从档案中选出来的影像被送到执行本次检查的放射科助理处。放射科助理能够根据以前的 X 线影像预先规划好检查步骤。由于已经看过患者的照片，助理与患者第一次见面时就能认出对方。

在检查过程中，影像会在曝光后显示几秒钟。当检查结束后，在工作站评估室内的放射科专家会立即获得影像，不需要人将胶片送至显影机，也不会有延时。

在 X 线临床会议中，影像可以展示在大屏幕上，这样比挂在旧式的幻灯机上更容易评估细节。高分辨率的纸质备份可以立即打印出来，也可以递交给外科医生方便他们计划手术。

检查完成后，所有影像都转变成数字模式储存，并在一定时间段内可以提取，这个时间从影像第一次记录时开始算起。

由于人力成本在健康检查的费用中占最大部分，RIS/PACS 系统的高投入可以快速收回。

通过时间滤波可以进行有选择地成像，即只对那些以一定速度运动的细节进行成像，如血管造影术中造影剂通过冠状动脉血管时。图像的其他部分，包括静止的或者由于心脏的快速跳动而迅速移动的都可以消除。通过心电图控制图像采集也可以避免由于心脏跳动而产生的快速运动的影响。

更可行的方法是比较连续拍摄的两张影像，这项技术叫作数字减影血管造影。通过从有反差的影像中减去无反差的影像，就能够把血管看得更清楚，如图 7-9 所示。通常用这种方法检查四肢的血管。

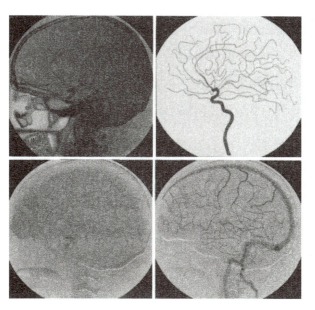

图 7-9　脑动脉的数字减影血管造影图示。左上角是正常放射图像；减影图显示了注射后不同时间点的造影剂路径

数字化存储的 X 线影像可以在配备了好几个屏幕的放射工作站进行复查，可以很容易地对比图像间的不同。在这些工作站可以通过调整对比度、亮度和滤波来调整影像。因为存在大量的环境变量，有时候很难在事后重建一个特定的摄影条件。这也可能产生法律上的影响，医生一开始没有发现的东西，有时候由于事后一些额外的临床信息，被另一个医生发现了。

## 计算机断层扫描

计算机断层扫描（computer tomography，CT）的发明者因为此项发明获得了诺贝尔医学奖。正如其名，这种方法产生了断层图像。患者被一组细 X 射线光束扫描，而不是用一个锥形 X 射线光束照射到整个器官产生影像。穿过患者的每一光束的强度都被测量出来，如图 7-10 所示。随着光管与探测器阵列围绕患者旋转一周，患者在各光束或投影方向上的测量重复了许多次。被探测区的影像就可以通过电脑重建，如图 7-11 所示。这个图展示了对一个身体区域可视化的最简单过程，即一个断面图。重复该步骤可获得相邻区域的影像。

这个检查通常通过螺旋式扫描患者，即螺旋断层扫描，并能够绘制立体图。在这个立体中，不仅能够在检查完成后选取任何你感兴趣的区域，还能够显示特定结构并模糊其他结构。可以通过从显示皮肤开始，即给患者一张照片样的图像，然后逐层除去软组织直到只剩下骨架。此方法的一个缺点

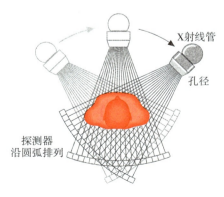

图 7-10　在 CT 技术中患者的一个部分被一束扇形 X 线扫描

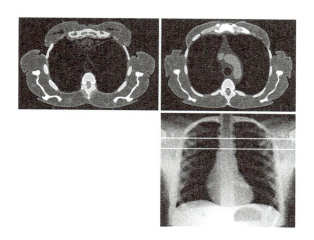

图 7-11　胸腔 CT 示意图。底图显示了两张顶图所拍摄的 CT 横断面的位置。骨头显示为白色。肺内的空气与气管显示为黑色。肋膜、支气管与交叉区域的血管显示为灰色

是，如果扫描很多区域，患者可能会受到相对较高剂量的辐射。

相比于常规的放射技术，CT 可以在较小对比度环境下把分辨率大幅度提高。这样，不同软组织的成像更理想——例如肿瘤能够明显地与正常组织区分开来，也可以区分凝血与鲜血。这些图像同时也显示了器官相对于其他组织的正确大小，这使得这一方法非常适合放疗辐射治疗的剂量规划。

## 介入放射

在介入放射中，治疗过程与诊断性 X 射线检查相结合。一种常见的治疗是冠状动脉血管狭窄的气囊扩张，经皮冠状动脉腔内成形术（percutaneous transluminal coronary angioplasty，PTCA，见第 11 章），另一种治疗方法是在动脉瘤充气的血管壁中插入血管植入物（见第 10 章），否则如果不及时治疗血管可能会破裂。

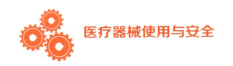

## 风险

　　每项检查或治疗都会将患者置于一定的风险中，即使这个风险可能小到可以忽略。对于 X 射线，风险评估比大多数其他类型的调查更加复杂。对患者最大的风险是漏诊，要么是因为技术的缺陷，要么是因为对图像的误解。这样的错误每年都会发生很多。

### 一般风险

　　一个更加明显的危险是患者在检查过程中受伤。为检查血管而注射对比造影剂时，有时会导致过敏或过敏性休克。患者在腹部 X 射线检查被压迫时会造成肋骨骨折。更有甚者，患者被掉落下来的设备零部件，如光圈板和整个影像增强器砸伤（见案例 2-2，2-5 和 2-7）。挤压伤也很常见，特别是当检查仪器是由电力驱动时。

### 电离辐射的风险

　　关于 X 射线诊断最经常讨论的问题是与辐射有关的风险。辐射对人体有 3 种危害：肉体，即影响体细胞；遗传，即影响生殖细胞；畸形，即对胎儿造成伤害。体细胞损伤会略微增加患者患癌症的风险。据估计，每百万居民每年有 10 起癌症病例是医用 X 射线检查引起的。然而，这可以和其他事件对比，约 60 起病例是由住宅中的氡引起的，13 例是自然背景下的辐射引起的。还有 0.4 例（50 年平均）在瑞典是受切尔诺贝利事故影响的，瑞典是第一批前苏联国家区域以外受到放射影响的国家。

　　住宅中氡的问题，表明了我们社会对风险管理的非理性态度。住宅中氡杀死人的数量和在交通意外中丧生的人数级别相当。尽管暴露在电场中会增加患癌症的风险这一命题还没有被科学验证，但仍然吸引了更多公众的关注。

　　有些方法因为辐射水平高，有特别大的风险。特别是当对较大区域进行 CT 断层成像扫描时，可能导致辐射剂量过大。一个全身扫描受到的辐射与广岛受害者在距爆炸中心 2 千米处受到的辐射几乎一样高。婴儿对辐射特别敏感，即使只对头骨进行成像扫描也对智力发育有确定的风险。

不幸的是，有些损伤的发生是由于 X 线机设计的技术缺陷或者是 X 线机的故障造成的。已经发生了好几起患者和工作人员受到不必要的意外辐射的案例。

**案例 7-5　两个孩子和工作人员暴露在辐射中**

两名患者在中央医院的牙科部门接受 X 线检查。在连接检查时发现 X 射线管很热。这是由于控制电路短路引起的。因此导致 X 射线管获得满幅电压，不断发出 X 射线。本应发出警告的声音警报系统没有工作，而管壁上也应发出警报的黄色指示灯由于强烈的阳光导致没有人注意到。

结果两个孩子被直接暴露在照射下，另外两个人（牙医和牙科护士）极有可能接触到二次辐射（射线在房间内散射）。尽管提高大家的警觉可能可以防止意外的发生，但该事故发生的主要原因是设计的技术缺陷。

有时候，不幸发生的原因也可能是对 X 射线机的操作理解不够。以下事件可以作为一个悲剧性的例子。

**案例 7-6　过量辐射照射**

一个孩子当时正接受移动 X 射线机的肺部 X 线检查。调整完 X 射线管设置后，在开始曝光前，一位放射科助理离开房间去取防辐射的铅围裙。当准备进行曝光时，发现在整个射线管设置过程中 X 线管已经开始工作，辐射时间约 10min。孩子身体下的胶片已被过度曝光成完全的黑色。

在随后进行的调查中发现孩子可能趴在主 X 射线束上 4～5min，身体的主要部分受到了剂量为 25～30Gy 的辐射（见第 11 章），而放射科助理的胳膊和手上有可能受到了高于 2 ～ 3 倍剂量的辐射。

受到影响的放射科助理甚至都没有直接接触 X 射线束，他胸前戴着的胶片剂量计记录了相当于放射工作人员 1 年剂量上限的 1/10。

很少有理由使用移动式 X 射线机进行透视；事实上，这项功能应该完全从此类机器上移除。

### 放射量测定

所有在会出现电离辐射部门工作的人员必须戴有辐射剂量计。这个辐射剂量计是属于个人的，所接受的辐射都要做好日志以便检查是否有人暴露于高剂量辐射中，如果有，是在什么时间什么地点。

所有的电离辐射都会使摄影胶片变黑，这就是普通胶片辐射剂量计的原理。辐射剂量计是穿在衣服外面的，并在使用一段时间后进行显影，通常为一个月。辐射剂量计在任何时候都必须佩戴。胶片辐射剂量计的优点是：价格便宜、坚固、易于处理，并可以通过邮件发送。缺点是读数可能需要在显影的几周后才能得知。

在某些工作场所的工作人员配备了热释光式辐射剂量计。它就像标准的胶片辐射剂量计一样也穿在衣服外。测量方法是将剂量计插入到一个特殊的设备中，加热使热释光物质发出光。发射的光量就可以用来表示受到的辐射剂量。

在放疗期间接受的辐射量可以通过半导体技术监测。这使得在治疗过程中可以进行连续剂量监测。在持续的治疗期间计算机测量读数，提供了非常可靠的监测。

## 用途

只要有一个明确的诊断指示和一个合理的获得一个结论性答案的机会，辐射损伤的风险不足以防止非孕女性进行 X 射线检查。但当诊断指示不明确时，

X 线检查应避免；绝不能仅仅因为缺乏一个合理决定的依据而进行 X 射线检查。

应该指出的是，X 射线检查的推荐与订购某类型的 X 射线图像并不一样；这只是放射科医生的一个参考。放射科医生可以提出一个替代方法，如胃镜代替胃部 X 射线。

许多 X 射线检查需要患者进行准备，如腹部 X 线检查之前要服用特殊的饮食和泻药。通过排空肠道可以成功地改善图像质量。结肠必须完全清空以避免误诊，例如剩余的肠内容物被误认为肿瘤。

很多疾病可以通过 X 射线技术进行诊断。骨折可以直接被观察到，复位后的结果和其恢复过程也可以进行监控。肺不张、渗透以及胸腔液体也可以清楚显示。整个循环系统，包括血管的任何狭小的部分都可以研究，并可以测量心脏的总容量。也可以检查诊断消化系统的肿瘤、溃疡和胆结石。对排泄器官的检查，X 射线可以测量肾功能，并可以发现尿路结石。对于中枢神经系统失调，可以选择计算机断层扫描的方法。正如先前提到的，乳房 X 射线检查是重要的早期乳腺癌检测方法。

## 骨矿物质密度测量

尽管骨对 X 射线的吸收远高于软组织，我们并不能只通过一张 X 射线图像就确定骨质疏松症或"多孔骨"的程度。只有在疾病的晚期，才有可能看到其骨骼图像比正常暗淡模糊一点。

骨质疏松症经常在患者遭受了骨折之后发现。脆弱的骨骼折磨了很大一部分女性，在欧洲国家大约有 25% 的妇女将在其一生的某些时刻发生髋部骨折。由此造成的健康保健费用是惊人的，因此其预防性治疗极具成本效益。

为了量化骨质疏松症的程度需要用一个特殊的仪器，骨矿物质密度测量计，测量骨骼对两束不同能量的 X 射线所产生的吸收率差值。对一个精心选择的测量点进行扫描并获得骨矿物质密度（bone mineral density，BMD）值的概况。下背部的脊椎、股骨颈和脚跟骨是常用的测量点。骨密度的测量不能只限于一个点，因为身体各区域的骨矿物含量常常不同。

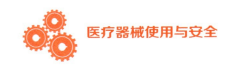
# 第 **3** 节

## 磁共振成像

将患者置于强磁场，通过无线电波可对不同的软组织进行成像。这种方法称为磁共振成像（magnetic resonance imaging，MRI 或 MR）。该检查通常需要一个复杂的设备，简称为 MRI 机或者 MR 机。

## 原理

磁共振成像技术展现出来的是组织中的质子（氢原子），以及这些质子是如何松散地跟他们的所属化合物结合的，见技术窗 7-3。通过探测这些质子数量和迁移率，可以描绘出不同类型的软组织。骨组织不能被直接成像，因为骨中的质子几乎不移动，但骨骼呈现出一个负像，相对于周围的软组织是一个缺失的结构。

### 技术窗 7-3　磁共振成像原理

我们当中的很多人在童年时都玩过玩具陀螺。当全速旋转时陀螺会直立，然后陀螺会越来越倾斜，陀螺倾斜的同时还会继续绕着垂直轴旋转直到最后停止。对这种绕着垂直轴进行锥型轨迹的旋转，物理学上称为旋进，其旋转轴心和垂直轴轴心都在地面运动相交。

质子在体内的组织中也像陀螺一样旋转。当身体置于强磁场中时，所有的质子都会重排，使得其旋转轴平行于磁场。与此同时，旋转轴会划出一个锥形轨迹，即旋进。这个旋进速度，也称为拉莫尔频率，是由磁场强度决定的。在 1T（特斯拉）的磁场强度下，拉莫尔频率是 42MHz。

当在拉莫尔频率上添加一个短外部射频脉冲时，质子将吸收能量。随即质子就以一定的速度释放能量，释放的速度取决于这些质子与人体组织化合物结合的紧密程度。这可以通过释放时间 T1 和 T2 来计算。

为了获得这些数据，必须测量从人体组织返回的无线电讯号的强度和这个信号衰减程度。对身体的每一部分体积，或称之为体素，都要进行测量。这样图像就可以用大量的图像元件，即像素组建起来，每一个像素都代表一个体素。为了区别不同的体素，加入的磁场往往是不均匀的，这样质子每次只在一条线上的体素上获得正确的拉莫尔频率。如图 7-12 所示，磁场的不均匀性是通过使用梯度线圈在 $x$，$y$ 和 $z$ 三个方向上影响磁场而得到的。

这种图形的拼接很像 CT，运用与质子浓度和释放时间 T1，T2 成正比的被测信号。软组织中的不同结构可以通过亮色和暗色来区别。

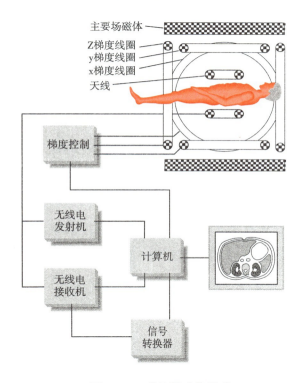

图 7-12 磁共振成像技术

## 风险

磁场对于身体似乎没有什么风险。但是金属物体可以被吸进强磁场中而导致机械损伤，这就是导弹效应。带有金属假肢或是在手术时用金属夹夹住血管的患者，如果这些材料导磁的话，他们不能接受磁共振检查。有些患者体内有金属异物，例如弹头、弹片，如果这些金属异物的移动将会带来潜在的危险，他们也不能进行这种检查。戴有主动移植物，例如心脏起搏器、耳蜗植入物或植入输液泵的患者同样无法被检测；能安全用于此类检查的设备尚在研发中。平片 X 射线照相术可用于检测金属物体，以确保患者在身体的重要区域不含有金属碎片。

**特别提示**

> 如果不确定患者是否可以安全接受磁共振检查，应先采取平片 X 射线照相术

监视装置必须一直保持工作。必须严格执行规定以确保每个进入检查室的人没有携带任何金属物品。

**案例 7-7　二氧化碳分析仪在护士的手中被撕裂**

在磁共振检查期间，需要调整患者的位置。在进行位置调整期间，负责麻醉的护士拿着连接监护患者的二氧化碳分析仪（见第 8 章）。当成像平台上的患者重新进入磁场时，那位麻醉护士也尾随进入，结果使得二氧化碳分析仪离磁场太近，在距离 1.5m 的地方从她的手中被脱开，强力飞向磁铁，幸好患者没有受伤。

**案例 7-8　小孩被氧气瓶击中头部身亡**

一个 6 岁小男孩在良性脑瘤手术成功后，准备进行术后磁共振检查。整个过程中小孩被麻醉躺着，预期持续半个小时或以上。麻醉师意识到氧气流管有问题。他敲击着格挡玻璃提醒里面的技术专家，但这并没有引起专家的注意。一个护士正准备离开磁共振设备，意识到麻醉师进退两难的困境，于是抓住一个 2 千克的氧气瓶递给他。氧气瓶立即从麻醉师手中脱手飞向 10t 重的磁力装置，击中小孩的头部。

小男孩颅骨断裂和脑出血，两天后抢救无效死亡。

这个事故说明日常工作中不太熟悉磁共振技术的工作人员有引起突发事故的危险。麻醉师和护士都试着想帮助患者，但事与愿违。在许多国家都发生过很多类似的涉及氧气瓶的非致命事故。

**特别提示**

在磁共振检测过程中只允许非铁质的氧气瓶、灭火器和其他储备物资。那些已经用铝制品代替磁性材料的装置是安全的。

当没有非磁性的仪器可替代时，重症监护就会遇到很大的问题。标准的脉冲血氧测定仪（见第 8 章）曾在磁共振检查时使用，但这样做显然是不安全的。现已有专门的监护设备研发出来。

**案例 7-9　患者在 MRI 检查时被重度烧伤**

一位 59 岁的女士需要检查她背部的问题。因为她不能保持固定不动的姿势，所以在检查过程让患者进入睡眠状态。标准脉冲血氧测定仪夹在她的手指上。

在检查完成患者醒来后，她一直抱怨脉搏血氧测定仪夹着的手指剧痛无比。检查发现患者手上有三度烧伤，需要进行外科整形手术和组织移植。

在事故发生后，对脉冲血氧测定仪的调查并未发现什么损坏。调查的结论是脉搏血氧仪的电缆被放置成了圈状，使磁场在其上面感应出了电流。（图 6-16 说明了开放的电气回路）

**特别提示**

检查期间应避免使用标准的医疗器械例如脉冲血氧测定仪等，其带有的电缆能产生电磁场。如果必须使用带电缆的监护设备，应确保所有的电线在磁共振检查时放置在一起，不会形成开环电路。

即使没有证据证明磁共振检查对人体有害，孕妇，尤其是在孕前数周内不应进行该检查。总会有一些潜在的未知危险。但是对于孕后期的检查，通常认为是安全的。

## 用途

对患者应用造影剂本不是必要的，但是包含重金属的有机化合物能够使某些类型的图像更快更好地被捕获到。

每次磁共振成像检查至少需要 10min，有时候更长。该检查的一个缺点是重病患者不能以常规方式进行监护，因为进入磁场后不能有任何有磁性的金属部件靠近患者。

各式各样涉及人体软组织诊断的问题已经被解决——如图 7-13 所示的高品质图像。良性肿瘤和恶性肿瘤可以和周围正常组织区分，脂肪组织可以和肌肉区分，大脑的白质可以和灰质区分。还能够描绘出韧带、半月板和其中的撕裂部分，同样还可以检测出各个器官里的出血和梗阻。用特殊的技术可以将血流呈现出来，使得人体的血管系统变得清晰可见。也可以研究由痴呆、酒精中毒和精神错乱所引起的大脑病变。

特殊的磁共振仪器已经可以在进行手术中成像。这使得外科医师可以在手术进行中扫描成像。医师可以在屏幕上观察仪器相对于器官的位置。

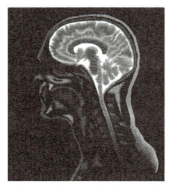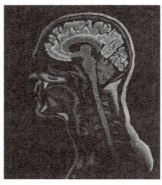

图 7-13　各种类型的 MR 图像（通过调整磁共振仪器的设置，不同水平的光密度可以展现出不同组织结构。因此大脑的脊髓液展现在左图中是浅色，在右图中是深色。）

# 第4节
## 核医学成像

通过给器官注入放射性同位素，检测器官随后的辐射情况，可以扫描器官图像并研究其功能。

## 原理

运用核医学的方法进行的成像，统称为闪烁扫描术。将一些射线探测器联合在一起并使用计算机技术绘制出体内放射性物质的二维分布图时使用的是伽马照相机，如技术窗 7-4。伽马照相机可以测出面向相机的辐射，但不能计算出发出辐射物质的深度。

但是发出辐射物质的深度可以通过两种不同层析成像的方法测量，单光子发射计算机化断层显像（single photon emission computed tomography，SPECT）和正电子发射计算机断层显像（positron emission tomography，PET），如技术窗 7-4。这三种方法的成像都是根据测量的电离辐射用计算机构建的。

技术窗 7-4　伽马射线照相机

伽马射线照相机最重要的三个部分是：①控制射线光束的瞄准仪。②一个用于伽马光子被吸收时点亮闪光的大 NaI 晶体。③大量用于记录每个伽马光子的闪光并将之转化为电子脉冲的光电倍增管。

瞄准器是由铅做成的，通常有大量指向闪烁器晶体的平行通道组成。只有平行的光子可以通过孔洞击中晶体，所有不平行的伽马光子被铅吸收。这就导致晶体表面的闪光分布与器官中放射性核素的分布相一致，如图 7-14 所示。

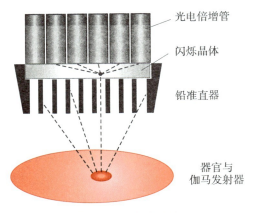

光电倍增管

闪烁晶体

铅准直器

器官与
伽马发射器

图 7-14  铅准直器

每个闪光位置由同时测量的所有光电倍增管内的光强以及相邻光电倍增管的光强比较决定。根据越靠近闪光源亮度越高的原理可以估计出每个闪光位置。把所有光电子倍增管的信息整合成一幅图像以表现器官中放射性核素的分布。

一个伽马射线照相机可以有一个、两个或三个监测头。通过使整个照相机部件围绕患者旋转，计算机可以重建出三维的放射性核素分布图，因此可进行对身体横截面的多重层析成像，单光子发射体层摄影术（single photon emission tomography，SPET）。

在 PET 中所使用的放射性同位素在衰减时，向相反方向放射光子。这些光子在患者的两侧被成对的探测器捕获。

SPECT 非常适合拍摄身体内部器官影像，例如肝脏和肾脏。PET 起初主要用于研究大脑的功能，但现在其他的临床应用也很普遍。通过描绘大脑不同区域的血流情况以及大脑中氧和葡萄糖的消耗量，PET 提供了新陈代谢的详细信息。这些信息可以在患者进行各式各样的思维过程时获得，如技术窗 7-6 中所示，以不同的颜色标出。同样可以绘出正常大脑和不同病理状态下大脑神经传递介质的分布图。

## 风险

核医学检查的风险评估与放射学方法的评估是一样的。这有必要权衡患者暴露在电离辐射的危险和患者不能得到正确诊断的危险。只要有一个清晰的诊断指示，检查都必须进行。

## 用途

放射性同位素的选择取决于需要检查的器官。半衰期只有 6h 的锝 -99m 适用于包括骨质扫描的许多扫描。同位素标记的磷酸盐化合物会占据有新骨形成的骨骼区域。因此在这些新骨形成区和血流量增加的区域，放射性同位素的吸收量会增加。这种方法对于检查骨骼肿瘤的敏感度很高。如图 7-15 所示。

通过灌注锝 -99m，肺灌注闪烁扫描技术也能出色地检查肺里的血流。患者在静脉处注射一种放射性核素标记乳剂。这种粒子足够大能够黏在肺部毛细血管内（只有一小部分毛细血管被阻塞，所以对整个血液循环影响甚微）。

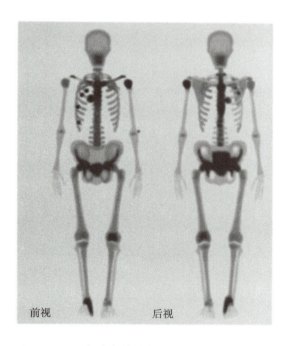

前视　　后视

图 7-15　一个肺癌转移的骨质恶性肿瘤患者全身的骨骼扫描。骨骼作为一个整体都摄入了适量的锝。肿瘤和转移灶对锝的摄取量更高，形成黑色区域，与周围正常组织形成了鲜明对比

注射后可以立即获取图像，肺部区域缺少活性表明在这个区域有障碍物阻塞血流。为了和肺通气量比较，惰性气体氙的同位素氙-133被用于通气式闪烁扫描技术。这两种方法常常同时用于对肺栓塞疑似病例的检查。可以使用通气式闪烁扫描技术显示出通气量，而灌注式闪烁扫描技术显示出血流受梗阻区域的通气不足。

心肌的闪烁扫描技术用铊-201或者锝-99m来测定心肌的灌注量以及评估心肌梗死的范围，如图7-16所示。这些放射性元素只能被正常的心肌层吸收，而不会被梗阻区域所影响。

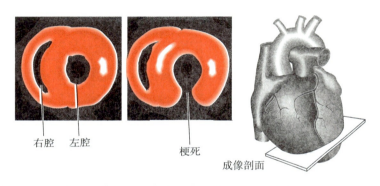

右腔　左腔　　　　梗死　　　　成像剖面

图7-16 显示心脏横断面上有或没有梗塞的层析成像图。亮度比较强的环形区域代表同位素吸收的比较多，亮度相对比较暗的区域代表同位素吸收的比较少。在左腔前部没有同位素吸收的区域属于梗阻区域。

# 第 **5** 节
## 超声波诊断

近几十年来超声图像的应用迅速增长，而且有继续流行的趋势。这是因为在获取图像时暴露在超声波下几乎没有已知的任何副作用，还有一个原因是超声可以检查用其他方法难以直接检查的软组织。但是这种方法得到的影像分辨率相对较低，且容易被噪声或假象（那些不属于真正组织结构的图像细节）所干扰。

**技术窗 7-5** 　功能性成像

一组新的诊断方法被归纳为"功能性成像技术"。这些方法使得生理过程，通常是局部的成像和量化成为可能。这些方法常在其通用的名字前加"f"表示，例如功能性磁共振成像（functional magnetic resonance imaging）即为 fMRI，其他功能性成像方法的例子还有计算机断层扫描（CT），单光子发射体层成像（SPECT）和正电子成像术（PET）。通常功能性成像技术得到的往往是较差的解剖信息，但这使得生理过程的跟踪成为可能。

功能性成像技术对于研究大脑的运作有着特殊的价值，神经生物学家和精神病学家已经将功能性成像技术运用于不同的用途中，例如对酒精依赖性和孤独症的形象化表现。一个著名的应用是大脑进行各种思想活动时进行的过程跟踪，如图 7-20 所示。功能性成像技术要求使用者在医学、生理学、物理学等领域都有很深的造诣。

## 原理

所有超声波仪器测量的时间是一个短超声波脉冲接触到物体再反射回来所用的时间。这个时间是对超声波传感器与反射脉冲的组织界面之间的距离的一种测量。这个原理与用声纳探测船下海洋深度是一样的。

## 声阻抗

声音会在两个声阻抗不同的媒介交界面发生反射，例如两个相邻的有着不同密度和声音传输速度的组织间。如果这个界面是在气体（空气，肠积气）和软组织之间，这个反射就是全反射。这是因为气体和软组织之间的密度和声音传播速度有很大差别。声音不能穿过这个界面——它就像一面镜子，无法看到其背面。肺部无法成像是因为其里面充斥着气体。同样骨骼和软组织之间的界面反射也十分明显，因此我们很难对骨骼后面的组织成像，例如颅骨内的组织。只有在两个相邻组织的声阻抗区别很微弱时才能用超声波观察结构，然后才可能穿透软组织进入某一深度。

 **技术窗 7-6    颜色的目的**

颜色可以增加图片中的信息量。早期关于颜色的应用主要是为了表现温度，即皮肤温度用颜色表现出来，如图 7-17 所示。

激光多普勒技术产生类似的图像，但这里颜色表现的是毛细血管中的血流，如图 7-18 所示。该方法是测量组织移植后局部血流情况的方法之一。

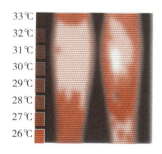

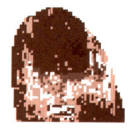

图 7-17    温度图像（小腿皮肤温度的温度记录图图像。右图中深部的静脉血栓促使血液流向表层血管从而使得表皮温度增加。）

图 7-18    激光多普勒成像（利用激光多普勒技术成像原理显示的指尖微循环炎症。颜色较浅部分表明毛细血管中血流速率相对比较快，颜色加深的部分表明正常血流，包括上方的指甲区域。）

同样地，不同颜色的等计量线可以用于表示放射治疗中的剂量分布（见第 11 章）。这样就可以比较容易地避免照射对辐射敏感的器官，例如脊柱。

通过成像技术研究生理过程时，颜色可以形象地表示出不同的活跃度。血流被编码，红色代表血流流向超声波探针，而蓝色表明血流远离探针，如图 7-19 所示。

大脑的新陈代谢可以用正电子放射断层造影术（PET）来测量，如图 7-20。这里颜色可

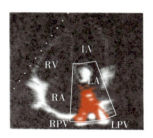

图 7-19　彩色超声多普勒成像（彩色多普勒的心脏超声图像显示了在收缩过程中的四个心脏腔室。框内下面区域表示血液从四根肺静脉血管中的两根流入左心房（LA），框内上面区域表示血液从左心室（LV）流出。）

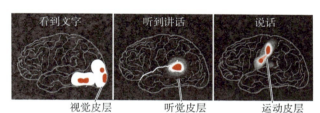

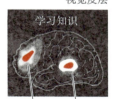

图 7-20　大脑的 PET 成像（说明：一个 PET 成像技术的应用。图像显示了当看到、听到或说出一个词（上图）时被激活的大脑中心，以及当学习一个新单词时位于额部皮质的更高级的智力中枢发挥作用（下图）。在这些活动进行时，血流的改变被标记出来。线条所指区域内的相对亮度可以表示大脑在处理信息时所需的葡萄糖吸收量。这个是简化图，其他只有微小变化的中心没有表示出来。）

以表示，例如氧气或葡萄糖的消耗量，也可以是药品或神经递质药物等标记物质的吸收量。

　　只有在普通的相片里颜色是真实的，其他时候颜色的选择是随意的。当描绘细节时，应该避免使用蓝色和红色，因为人类的肉眼无法同时敏锐地聚焦于这两种颜色和其他颜色。

　　有时候加入到图像上的颜色不带有任何功能意义。如图 7-24 所示，胎儿的三维图像被描绘为皮肤一样的颜色，然而这并不是胎儿真正的颜色。据推测这是因为胎儿的父母更愿意接受栩栩如生的图像而不是简单的黑白相间的超声波扫描图。

　　超声波断层摄影术可以获得断面图像，超声多普勒可以获得关于血流的方向和速度的信息。血流的信息以颜色表示，红色代表血流朝向超声传感器，蓝色表示背离传感器。

## 方法

　　很多原理都可用于显示声音在组织中的反射。在临床实践中最普遍的成像技术是断层摄影术。这里描述了两种不同类型的传感器，扇形传感器和线形传感器。

　　扇形传感器的操作类似于雷达天线旋转捕获飞机的声波。探头包含三个在传感器顶端旋转的超声波晶体。如图 7-21 所示。这些晶体每次只能激活一个，每个晶体在旋转时，只有当该晶体指向被测身体时释放信号并接收回波。因此获得的图像是扇形的，如图 7-22 所示。

　　扇形传感器可以制作得非常小，直径大约 1mm，可以从内部检查血管，

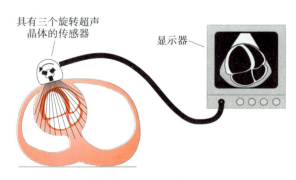

具有三个旋转超声
晶体的传感器

显示器

图 7-21　扇形扫描仪

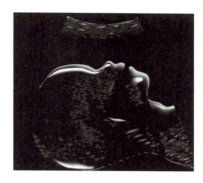

图 7-22　胎儿的超声波成像（表现的是胎儿的超声波影像。将书本顺时针转动可以更好地看清他的头部。）

例如冠状动脉。

　　线形传感器是将大量微小的超声波晶体排列成一条线，如图 7-23 所示，这些晶体会以较为复杂的顺序释放一系列脉冲，并通过电脑接收回波。这样的图像是身体的一个矩形截面，看起来很像一块切片。通过运用先进的设备可以制作出立体的三维扫描图像。电脑可以重现出成像结构的雕像，例如子宫内的胎儿，如图 7-24 所示。

　　检查期间，在皮肤上使用一种特殊的凝胶来确保皮肤和传感器之间的最佳接触，并消除任何可能阻断超声传播的气泡。

　　现在已经开发了专门的可插入体内的内窥镜超声波传感器。例如管形传感器，可用于通过直肠检查前列腺。对于血管内超声，小型化的传感器被放置在一个导管的尖端插入到血管。经食道的传感器利用双平面成像技术可以获得通过心脏纵轴和横轴的两个相互垂直的横截面图像。

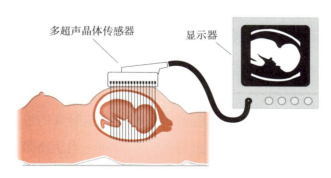

多超声晶体传感器　　　　显示器

图 7-23　线形扫描仪

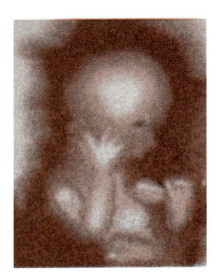

图 7-24　胎儿的 3D 透视图（图为一个足月胎儿的三维超声图像。图像的皮肤颜色是为了画面更加自然，但是这并不代表胎儿的肤色。）

## 用途

超声断层扫描通常用于心血管超声术，如图 7-19 所示。在心脏超声或超声心动图中，横断面图像用于确定心室的大小和形状，并用于观察心脏瓣膜的运动。血流可用多普勒技术进行评估。该技术很有意义的一点是可以通过探测血流方向检测由于心瓣膜功能不全引起的任何返流，以及通过测量流速来评估狭窄程度。心脏也可以使用经食管超声心动图来成像。

动脉粥样硬化斑块可用血管内传感器从血管内部来诊断。股静脉血栓可以在用外压压迫静脉血管的同时用彩色多普勒超声检测。在外力作用下，会坍塌的静脉血管通常来说是正常的，不会坍塌的则很有可能是静脉血栓。

产科超声用于确定孕周、诊断多胎妊娠、评估胎盘的位置和诊断某些严重畸形，如脑积水、脊髓突出、腹部缺陷和膈疝。当从脐带血管中采集胎儿血样来检测如血友病等遗传疾病时，超声显像可以让我们看到针的位置。穿刺的过程并不是完全没有风险的，有时候可能会导致流产。

　　超声在胃肠病学中可用于检查肝脏、肾脏、胰腺和脾脏，主要是为了确定肿瘤和囊肿。用超声检查胆结石是一个极好的方法，因为它与放射学检查胆结石截然不同的是不需要患者做准备。

　　在泌尿科超声也可应用于例如检查前列腺肿瘤。将一个特殊的超声传感器插入直肠。由于有很多假阳性存在，往往需要提取前列腺样本以进行组织细胞学检查。超声也通常用于在患者试图清空膀胱之后确定残余尿液量。

　　超声也可用于眼科，当玻璃体太浑浊不允许用检眼镜检测视网膜的时候，超声可以用来诊断视网膜的脱离。

 **技术窗 7-7**　**超声**

　　超声波频率的选择依据被检查器官的不同而有所不同。频率的选择是对其分辨能力和穿透深度的平衡。分辨能力通常被限制在波长的一半左右，例如在 1MHz 时分辨率为 1mm。组织衰减随频率的增加而增加。在 1MHz 时，超声穿透深度 30 ～ 40cm；超过此深度后，信号变得微弱而无法检测到回波。在眼科通常使用的 10MHz，其迅速衰减可以防止超声波穿透几厘米以上的组织并得到很高的分辨率，高达 0.1mm。

　　在腹部检查时超声波频率通常使用 3 ～ 5MHz，此时的穿透深度为 10cm 并有可以接受的分辨率。

　　超声断层扫描的缺点之一是其有限的分辨率，这与超声成像的原理有关。

　　回声是由于在不同成分的组织里其密度和声音的不同速度引起的。但由于这些差异，回声返回到晶体的时间也可能是声音通过组织的路径不同引起的。这些差异是无法区分的，从同一个组织结构发出的回声将被放置在监护仪上略有不同的点，造成画面模糊和成像结构形状不正确的渲染。

　　在身体具有平行组织层的地方，回声在返回前可能已经在反射层之间来回传播了好几次，形成多重回声。虽然没有真正的相应组织结构存在，这些回声的定期重复显示了一个更深层的器官——即创建了一个假象。

　　此外由于组织深度的增加，从一个小的组织结构发出的回声信号将被扩大，这是由于超声侧向散射增加的结果，时间越长到达物体越深，图像会越模糊。由于这些缺陷，反射的超声图像永远不会和计算机断层扫描或磁共振一样清晰。

最近穿透式超声的发展，在身体两侧放置很多超声波的发射和接收器，超声技术已经取得了非常高分辨率的图像。该技术引发了计算机断层扫描图像重建的技术重组。

# 第 **8** 章
# 呼吸设备

在现代的医院里很少能看到与呼吸机一样令人望而生畏的仪器了。大量的控制键使人感到恐惧，导致了对这些设备的过度敬畏。但这是毫无根据的，因为呼吸机在理论上来讲并不复杂。我们并不需要了解仪器如何设计构造的。实际上医生和护士所面临的最主要困难是确定每位患者对于呼吸机治疗的需求。这需要熟识医学理论知识、对生理学的洞察力和广泛的实践经验。但是仪器的功能是很简单的。

这一章解释了呼吸机是如何用于提供呼吸支持的和各种各样的麻醉机是如何控制通气的。每个人都应该知道关于氧气治疗的基本知识，因为该治疗在医院和患者家里都会进行。保育箱里进行的氧气治疗是与其他有所不同的。最后，本章描述了各种关于监控呼吸机的方法——正是这些监控措施才使麻醉的风险得以降低。

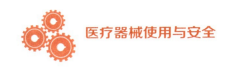 

# 第**1**节

## 呼吸机

技术设备的使用完全取决于患者对呼吸机治疗的需要。在紧急情况下手动呼吸包也许就足够了，然而若是长时间照顾，就需要考虑呼吸机了。为了证明这些技术设备从理论上来讲是多么简单，我们将在这里描述一下一台呼吸机的基本部分，然后介绍它们的用途。

**呼吸机治疗**

一个健康的人呼吸时并不需要费力地收缩肌肉。但是在很多疾病情况下，身体不能够维持充分的呼吸。结果导致血液中二氧化碳的含量上升，氧气的含量不足，从而出现呼吸困难的状况。

这些疾病发生的部位也许在肺部、胸腔、呼吸肌、控制这些肌肉的神经或者在脑干的呼吸中枢。

呼吸机治疗最常见的原因是大脑中的呼吸中枢无法控制呼吸，例如由试图自杀引起的镇静催眠剂中毒，或者手术期间患者被全身麻醉。很多神经肌肉疾病能够导致呼吸瘫痪，像不同形式的肌肉萎缩，或者 Guillain-Barre 综合征（多发性神经根神经疾病），还有影响神经系统的毒素类（白喉、肉毒杆菌中毒、破伤风）。重症肌无力也需要呼吸机的治疗。呼吸机的支持治疗是重症创伤患者存活的必需。肺部尚未发育完全的新生儿在刚出生时也许会需要呼吸机的支持。全部这些情况都需要临时的或者终生的呼吸机治疗。

呼吸机不仅被用在重症监护和外科手术部门，而且也被用于慢性病患者的家里。有一种用于治疗在睡眠时呼吸突然停止的特殊呼吸机，叫作连续气道正压通气（continuous positive airway pressure，CPAP）机。

## 人工呼吸袋

当一个技术性较为复杂的呼吸机没有必要或者无法使用时，例如在运输过程中或紧急情况下，可使用呼吸袋为患者换气。有各种不同的呼吸袋可以选择，一种常见的类型如图 8-1 所示，它由一个连着面罩的呼吸袋和一个储气囊组成。

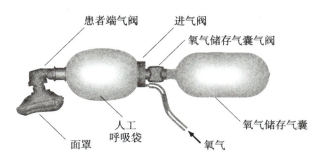

图 8-1　人工呼吸袋使用过滤式呼吸机以防自主呼吸失败

呼吸袋设计有可以撑开的内部弹簧，以使在受挤压后呼吸袋会自动恢复。它还配备了一个单向阀，引导气体在挤压期间流向患者。氧气从一个储气囊中获得，储气囊被来自氧气管的稳定气流不断充满。储气囊减少了从气瓶中排出的氧气消耗。如果每一次呼吸用的氧气都直接由氧气管提供，将需要更大的气流，而且患者呼气时这些气流也会造成浪费。储气囊起到了缓冲器的作用，把间歇性的氧气消耗拉平。如果氧气流量比需要的多，储气囊将会释放多余的气体，以防止患者承受过量的来自输氧管的压力，否则就有可能刺穿肺胸膜引发气胸，并导致肺部塌陷的危险。

人工呼吸袋也可以在没有氧气供应的情况下使用，这时它将自动充满空气。只有在手术后或者事故中才进行氧气供应。

## 呼吸机基本部件

一个能够代替患者呼吸工作的气泵是呼吸机系统中必不可少的部分。可以想象的最简单的系统是一个驱动活塞在气瓶中上下运行的电子马达，如图

8-2 所示。气瓶通过一个气管导管与患者连接。这使得气瓶里的空气交替压入或吸出患者肺部。通过调整马达运行速率，可以调整呼吸机的频率。这一简单的设置提供了一种能够代替患者呼吸的力量源。

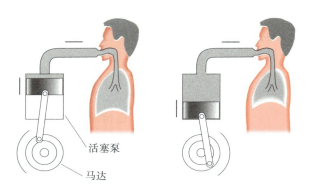

图 8-2　当活塞向上运行的时候，空气被压进患者的肺中；
当活塞向下运行的时候，空气被吸出

但是我们立刻会遇到一个问题：同一部分空气在气瓶和肺部之间来回运行。新鲜氧气的缺乏和二氧化碳的累积会使患者很快窒息。一个能够控制气流方向的呼吸阀很容易就能解决这一问题，如图 8-3 所示。当吸气时（也称作吸入，或者更确切地，吸入法）呼吸阀定位在使连接气瓶和人体的通道打开的位置。在呼气期间阀门关闭，使二氧化碳含量较高而氧气含量较低的气体直接离开气瓶，与此同时新鲜空气经过单向阀被吸入气瓶。

理论上说，这种简单的设计安排可以长期维持患者的呼吸。但因为每次

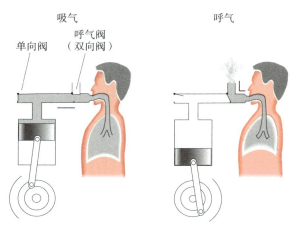

图 8-3　空气流动的方向被两个阀门控制

吸气的量取决于气瓶大小，它将无法满足需要更多氧气量的个子较大的患者，或者仅仅需要少量空气的孩子。为了做到这点，需要调节潮气量（每一次呼吸的量）。这可以通过在气瓶内放置一个适当体积的气囊来完成，大一点的用于成年人，小一点的用于孩子，如图 8-4 所示。气囊的最大容积将限制每次吸气量。如果在气囊变空以后活塞继续上下运行，气瓶中的空气将只是被压缩，而不会通过气瓶进入连接患者的导管。

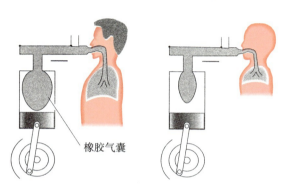

橡胶气囊

图 8-4　配有合适尺寸的气囊，吸入的气体量可以调节以便达到适合患者的合适的潮气量

为了能够在现实生活中没有风险地使用呼吸机，则需要考虑一个更加具体的细节。强有力的电动机可能产生过高的压力并导致患者的肺破裂（在使用了过大气囊的情况下）产生气胸和随即的肺部塌陷。因此需要通过一个安全阀释放过高的压力。这可以通过将泵连到一根一端插入到装满水的开口气瓶的管子来实现，如图 8-5 所示。这个组合类似水封。如果气压过高，气体就会从系统中冒出去，这样患者就得到了保护。

上面对呼吸机的描述没有任何虚构的成分，与 1950 年代以发明它的内科医生而命名的恩斯特姆（Engström）呼吸器是相似的。这种呼吸机的设计在 1990 年代仍在使用——这对于医疗器械而言是很长的。

真正的恩斯特姆呼吸器与我们的描述稍微有一点不同。恩斯特姆呼吸器的潮气量是通过调整气囊充满程度的变化来实现的，而并不是像这里描述的那样选择合适尺寸的气囊。这种设计的改变是为了可以用于手术期间，以便在吸入的气体中氧气和麻醉药剂能够充分混合。

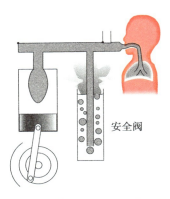

图 8-5　完整的呼吸机。在正压力下，空气
泡从安全阀中冒出来防止肺部破裂

　　各种给空气加湿的方法也在呼吸机上使用。因为如果吸入的气体没有像
在鼻腔中正常呼吸那样被水蒸气浸湿，患者的呼吸道就会变得很干燥，见原
理窗 8-1。现今效果最好的是使用单用途湿度交换器，也被称作人造鼻子，
它由填满了有很强吸收和释放水蒸气能力的多孔物质的塑料管组成。在呼气
期间，空气中的水分被周边的物质吸收，在吸气时这些水分被再次释放进干
燥新鲜的空气之中。

　　在生命维持设备中使用一次性材料是要冒着加工缺陷所伴随的严重后果
的风险的。

**案例 8-1　人造鼻子里的加工缺陷**

　　一个有呼吸问题的患者在神经肌肉系统感染病毒后被安置了一台
呼吸机提供呼吸支持。呼吸机通过一个一次性加湿器连接到患者。但
是患者无法得到充分的呼吸，幸亏这很快被发现，没有导致损伤。

　　当调查原因的时候，在湿度转换器连接管的位置发现一张塑料薄
膜，它有 1.5cm 宽。但它只有一个仅 2mm 宽的洞，这就造成了没有足
够的空气流过。在其他地方也有过类似问题的报道。这些案例强调了在
连接到患者身上之前仔细测试呼吸机与患者之间的通道功能的重要性。

　　我们需要各种不同种类的呼吸机。对于短途运输的患者，一台简易的没

有先进功能的呼吸机就足够了。同样，一台家用呼吸机应该操作简便、体积小、重量轻，并且没有噪音。但是对于手术室和重症监护中，就需要一些特殊的功能。关于各种不同种类呼吸机的一些情况列于技术窗 8-1 中。

 **原理窗 8-1**　相对湿度

空气对水蒸气的容量随温度不同而变化。例如我们在寒冷的冬天呼吸时，我们呼出的气体看起来就像是一团白色的雾。当呼出气体里的水蒸气遇冷凝结，看不见的气体就变成小水滴形成的雾。

在 25℃时，空气能够容纳的水蒸气含量是 37℃时的一半。一定量的空气在 25℃时达到的不能吸收更多水的饱和状态，在 37℃时的相对湿度为 50%。在这种温度下，假如空气接触到一个潮湿的表面，比如气管黏膜，它就可以再吸收相同数量的水。吸入的空气在正常情况下在鼻腔和咽部变得湿润，以便相对湿度达到 100%，换言之，当空气充满肺泡时，其湿度已达到饱和。

室内空气的相对湿度的正常变化在 30%~70%。冬季室内的湿度通常要低于夏季，因为外面的新鲜空气吹进来时，尽管已经在室外温度下饱和，并不能像在夏季时那样含有那么大量的水分。当冷空气被加热时相对湿度就会降低，尽管空气的绝对湿度，即空气中每单位体积的水含量是不变的。

所有的医用气体在被运送来的时候都是干燥的状态，即它们的相对湿度是 0。这就意味着呼吸机治疗将会使患者的黏膜干燥，除非以某种方式加入水蒸气。这在短暂的治疗中不是什么大问题，但是对于持续时间比较长的治疗，增加空气的湿度是必须的。

上述呼吸机是根据潮气量控制的，这就意味着在每次呼吸时，它从呼吸袋中输出的空气已经被设定为所需潮气量。这个呼吸机在操作上的一个优势是可以能够通过观察呼吸袋节拍和出口通气的同步运动来监控呼吸情况。

## 呼吸机的使用

操作人员在第一次使用一个设备之前必须阅读指导说明的规定，特别是呼吸机的操作，因为呼吸机提供的是维持生命的治疗。这里给出的一般信息必须以每种特定类型呼吸机的专项说明作为补充。在实际的呼吸机治疗开始前，所有必要的准备工作必须首先完成。

 **技术窗 8-1** 呼吸机的种类

呼吸机根据用于中断吸气和开始呼气的原则进行分类。分为时间控制、气流控制、压力控制和容量控制的呼吸机。在更先进的设计中，不同的原理经常被结合使用。

在时间控制型的系统里，患者被连接上一个用适当压力推进气体的时间回路。时间回路开启系统允许气体流动，从而推动气体循环。由于这个减少的压力是恒定的，获得的潮气量就取决于时间。时间控制的呼吸机也有缺点，它对推进气体的压力变化很敏感。然而这些呼吸机的优点是小、轻、使用简单，并且也适合在患者运输时使用。

在流量控制型的系统里，当流量到达一个预先设置好的最小量时吸气会中断——设置的最低流量越小，潮气量越大。当肺部充满气体的时候，流量自然会减少。纯粹的流量控制呼吸机以前用于吸入剂治疗，但是现今这个原理作为部分特征被包含进了更先进的呼吸机上。流量呼吸机的优势是可以使肺部压力保持在较低水平。

在压力控制型的系统里，患者呼吸道的阻力决定了吸气什么时候停止。压力控制的呼吸机在技术上并不复杂，但它的缺点很明显，因为潮气量取决于患者的呼吸道阻力。这种类型的呼吸机被用于吸入剂治疗（如哮喘中的支气管扩张注射）和睡眠障碍的治疗上。

容量控制型呼吸机在功能上很出众，并且被用于有更高要求的场合。这种呼吸机可以通过潮气量或者每分钟呼气量控制。

上面描述的呼吸机通过潮气量所控制，意思是在每次吸气时，它输出呼吸袋的容量设定都对应于所需的潮气量。这种类型的呼吸机有一个实际应用上的优势，就是能够通过观察呼吸袋节拍和出口通气的同步运动来监控呼吸情况。

由于每分钟呼气量是最重要的生理学因素，控制每分钟呼气量的呼吸机逐渐被广泛应用。这种类型的呼吸机比潮气量控制型的呼吸机设计更简洁，并且更容易使用和清洁。

现代重症监护用的呼吸机结合了上述各个原则。这种呼吸机基本上为每分钟容积控制型的呼吸机，但当需要时能够马上转换成流量控制和压力控制型的呼吸机。控制单元通过每分钟容积、潮气量和呼吸频率的设置计算所需的流量。

在伺服系统呼吸机中，流量和患者吸气呼气的压力可以通过传感器在吸气和呼气过程中持续监控。传感器信号可以与呼吸机的设定相比较。呼吸机会立刻纠正被测量值和预设值之间的不同，所以可以一直维持正确的流量、压力和时间间歇。这通过机械式地减小进出人体输气管的横截面面积来实现。

## 准备工作

准备工作包括气体和电路的装配和连接、功能测试和设定治疗初始值。功能测试包括但不仅限于确保在连接任何气体管道之前的每分钟流量、潮气量和呼吸道压力的显示值和测量值为零。功能测试还包括确保系统是密封的，压力、容积和流量的警报是有效的。及时发现泄漏非常重要。很多事故的发生都是由于系统的泄漏，在治疗期间没有及时发现意外断开的气体管道。

**案例 8-2**　**断开的气体管道导致不可逆的大脑损坏**

一个 16 岁的女孩从马上跌落摔坏了她的肩膀。在手术期间她被连接上一台带有麻醉机的呼吸机。为了用 X 线片检查是否骨折以及其他一些原因，呼吸机在检测过程中被移动了几次。

在手术期间麻醉护士完成了她的工作并且和下一班的同事交班完。在那以后不久，患者血压下降，脉搏频率升高。麻醉护士尝试提高氧气的传输量达到 100%，但是呼吸袋充气失败，原因是麻醉机和呼吸机之间的一根管子没有连接上。管子断开后，患者实际上没有收到任何气体。

患者使用了 6 个小时的呼吸机治疗，但当她从麻醉中苏醒过来后她不能正常地看东西。CT 检查证明在枕叶视觉中心的位置发生了脑损伤。随后患者的情况恶化，发展为全身麻痹（四肢痉挛），并且不能与周围的人交流（咽和延髓麻痹）。所有这些情况的发生都是因为一根没有连接好的管子。

**呼吸机治疗**

对呼吸机初始设置的设定需要进行各种不同的估计。一个方法就是通过患者的体重计算潮气量——大约是每千克需要 10ml。对于一个成年患者来说，其呼吸的频率大约是每分钟 12 次。一个体重是 60kg 的患者，每分钟需要的气体大约是 $10 \times 60 \times 12 = 7200$ 毫升或者说每分钟 7.2 升。在实际操作中通过二氧化碳描记法测量呼出的二氧化碳量以持续监控输气（见下文）。在开始麻醉时可以为体重为 60 千克的患者提供每分钟 7 升的输气量。此后，呼吸率或者潮气量以及由患者的年龄决定的其他变量可以根据下式确定：

呼吸频率 = 每分容积量 / 潮气量

其他参数最初被设置在正常值，通过标有不同刻度的特殊标记显示：吸气量、吸气 / 呼气比（通常是 1：2）和压力上限（呼吸道中所允许的最大压力）。还可设定一些其他警报的限值以便于监测。

患者既不能输气过度也不能输气不足。为了达到这个平衡，实际经验和生理学的洞察力都是必不可缺的。输气不足会带来最大的风险，一定程度的过度输气其危险相对小些。造成事故发生的大多数原因是简单的操作错误，然而造成的后果却很可能是灾难性的。

**案例 8-3　麻醉师忘记检查设置**

一位刚刚经历了心脏手术的患者因为大出血不得不进行第二次手术。患者被连接到之前重症监护时使用过的同一台呼吸机。麻醉师听到呼吸机在运转就直接连接到了患者身上，认为呼吸机的设定与之前相同。

然而在运送期间，气体容积已经被减小到 0。通常情况下，因为输气量低于已设定的最低可接受限值，警报会响起。然而在大出血后的紧急情况下，当其他设备，包括心电图机等也被连接上的时候，没人记得去检查警报线的设定。

患者出现了心律不齐、血压下降，并误诊为由于心脏压塞造成的而给于相对应的治疗。后来才发现呼吸机并没有给患者输气。当呼吸机被重新设定后，患者的循环很快恢复正常。但是由于缺少氧气，患者受到了永久性的脑损伤。

然而用提高呼吸道压力来治疗也是有缺点的，它会造成血液的负循环——胸廓内压力的升高降低了回心血量，从而减少了心脏血液的输出量。

## 呼吸支持的种类

现代的呼吸机能够设定成各种不同的呼吸模式。例如可以设置成间歇性地产生比标准潮气量更高的吸气量。这种方式产生的深呼吸可以阻止肺萎陷的发展。

通过确保维持呼气结束时的正压力也能够阻止肺萎陷，这种方法叫作呼气末正压力（positive end-expiratory pressure，PEEP）。PEEP 的等级通常被设定成 5 ~ 10cmH$_2$O。

在呼吸机治疗期间，呼吸机不应该承担没有必要的呼吸负载。这在长期治疗时尤其重要，患者能够快速形成对呼吸机的长期依赖，并且无法再摆脱它。在患者能够完全摆脱呼吸机的支持之前，他必须逐渐摆脱只有接受压力才能呼吸。这时，呼吸机只在患者试图吸气时增加吸气压——患者"触发"压力支持。增加的压力可以减轻患者与呼吸有关的一些负担。在摆脱依赖期间，压力设置可以逐渐从 20 减小到 5cmH$_2$O。

一种特殊形式的呼吸机支持是连续气道正压输气（continuous positive airway pressure CPAP），即在自主呼吸的呼气和吸气时一直维持着一个正压力。CPAP 被用于治疗儿童和成人的肺部水肿和呼吸窘迫综合征（respiratory distress syndrome，RDS）。由于重度打鼾者在睡眠期间会有简短的呼吸暂停，它也可用于治疗睡眠时的呼吸暂停。超重的人经常会受这种痛苦的折磨。在睡眠期间，患者的鼻罩连接到 CPAP 机器上，它能够在家里使用。

当患者从全身麻醉中恢复清醒时，使用合适量的输气支持是十分重要的，这样呼吸机不会破坏患者的自主呼吸。因此现代的呼吸机设备都配备有大量的功能设置，允许使用者可以调整呼吸支持以适应患者的个人需要，如图 8-6 所示。

| | 呼吸的种类 | 缩写 |
|---|---|---|
| 1 | 自主呼吸 | SPONT |
| 2 | 呼吸机压力支持的自主呼吸 | SPONT<br>PRESS SUPPORT<br>CPAP |
| 3 | 自主呼吸与同步间歇强制呼吸 | SIMV<br>SIMV+PRESS<br>SUPPORT |
| 4a | 辅助机械控制呼吸 | ASSISTED CMV |
| 4b | 机械控制深呼吸 | CMV+SIGH |
| 4c | 机械控制呼吸 | CMV<br>VOLUME CONTROL |

患者完全苏醒，自主呼吸

患者处在深度麻醉的状态

图 8-6　呼吸机提供的等级需要由患者的情况决定。图表右侧给出了两种常见呼吸机使用的缩写的例子

呼吸机提供的范围从完全控制呼吸，即呼吸机处理全部气体的交换，到自主式呼吸，即呼吸机尽管在物理上仍然连接着但在功能上是与患者断开的。因此应根据患者的意识水平和身体状态对各种设置进行调整。

## 压缩损失

在每次呼吸时患者接受的潮气量与呼吸机送出的气体量实际上并不相等。这是由于当压力升高时气体被压缩，即所谓的压缩损失。另一个潮气量小于设定值的原因是连接患者与呼吸机的弹性管会稍微膨胀，必须设法抵消这些损失。患者的肺活量越小，在呼吸机和管子里的气体量越大，产生的相对损失也会更多。这些因素在损失补偿时都应予以考虑。

# 第 **2** 节

## 麻醉机

麻醉机的目的是给患者注入挥发性麻醉剂（一氧化二氮或易挥发的液体麻醉剂）和氧气。麻醉机也必须配备抽吸系统以吸除呼吸道里过多的黏液。

在麻醉期间患者通常也可以进行自主呼吸，这时候麻醉机的使用只是为了给患者提供合适的混合气体。但是如果患者已经用肌肉松弛剂麻醉了呼吸肌或者是患者的自主呼吸已经暂停则必须进行换气控制。可以注射各种不同的麻醉药剂的呼吸机经常使用。也有专门的麻醉机并不具备有呼吸机的很多功能。

### 麻醉系统

一台麻醉机包括一个新鲜气体系统，该系统可以产生由一氧化二氮和氧气按所需比例组成的混合气。新鲜空气一般通过医院中心的管道系统提供，偶尔经由气瓶。液体麻醉剂在蒸发器中汽化加入到新鲜空气中。患者回路包括由一个或两个橡胶气囊组成的气体储存器。这有两个目的，他们能确保持续输送适当的混合气体，麻醉师也可以通过挤压气囊来控制呼吸，即人工通气。气囊连接到一根用来输送混合气体的吸气管，通过面罩或更常见的是通过气管输送给患者。呼气管将患者呼出的气体导出。根据麻醉系统的类型，呼出的气体既可以通过手术室的过滤系统被清除也可以返回到气体储存气瓶中。

气流是通过阀门控制的，以便新鲜空气输送到患者，呼出的气体则通过正确的途径清除。

麻醉系统分为无重复吸入式和循环吸入式系统，后者又可分为部分重复吸入或者完全重复吸入系统。在无重复吸入的类型中，新鲜的混合气体持续供应，过量的气体则通过连接到手术室的呼吸过滤系统清除掉，如图 8-7 所示。未使用过的气体被直接引入气体储存罐中。在呼气期间，储存罐被气体部分充满；在吸气期间，当没有更多使用过的混合气体注入时，储存罐就被清除系统清空。储存罐起到了缓冲器的作用，所以清理系统中所需的气流量也是有限的。储存管的自由端必须一直保持开放的状态，以使清理系统不会产生真空，否则将会影响麻醉机活塞的功能。

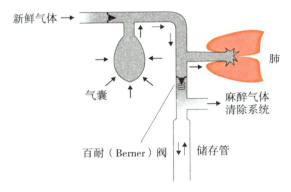

图 8-7　无重复吸入型麻醉系统中的气体流动。一些基本的部件，如蒸发器等，已经被忽略

无重复吸入系统的缺点是耗气量高，优点则是使用简单。在给儿童麻醉时，通常无重复吸入系统具有优势。

在部分重复呼气系统里，呼出气体的混合物部分被重复使用，如图 8-8 所示。二氧化碳吸收器可除去呼出气体里的二氧化碳。吸收器是一个氢氧化钙的储纳箱，氢氧化钙吸收二氧化碳后即转变为碳酸钙。在麻醉过程中注入一氧化二氮和挥发性麻醉剂（如果使用的话）直到达到所需的麻醉水平。一旦达到所需的麻醉水平，系统的主要功能就变为根据患者所需输送足够的气体，同时除去呼出的二氧化碳。供应的气体会略有盈余，以便抵消一些泄漏。这项技术也被称作循环呼吸。

在麻醉期间可以很方便地检查二氧化碳吸收器的功能，因为当吸收二氧化碳时吸收器就会发热。

部分重复呼吸系统的一个优点是气体消耗量可以维持在一个较低的水平。但因为二氧化碳吸收器所需的附加费用，节约量并不很大。另一个优点

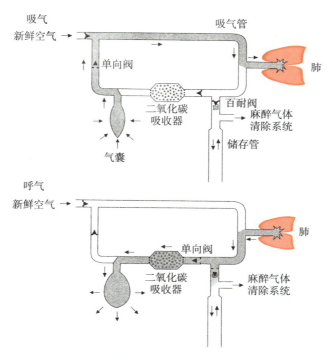

图 8-8　在循环呼吸麻醉系统里的气体流动简易示意图

是在整个呼吸回路中维持了呼吸气体的湿度，这也避免了呼吸道的干燥。缺点是操作更加复杂。

完全重复吸入麻醉系统的使用越来越广泛。这类系统与图 8-8 中描述的部分重复呼吸系统类似，唯一的差别是完全重复吸入麻醉系统是完全封闭的。一旦达到平衡，必须认真监控，以确保准确的氧气输送量。

为了防止麻醉机产生的压力过高，呼气管配备有特殊的压力缓解阀，例如百耐阀，见技术窗 8-2。

如果患者没有通过气体导管连接到上述系统，则必须使用一个有效的疏散系统，如双层面具（见第 4 章）。

## 麻醉期间的风险

工作人员必须一直保有这样的意识，即麻醉期间随时会出现错误（上文已描述过一些案例，更多有教育性的案例将在后面描述）。不幸的是，技术性问题还是很常见。医院中央气体管道系统的管子弄混已经导致了多起严重事故。最严重的情况当然是氧气出口没有氧气供应。过去管道在修理之后经常被混淆，导致空气或者一氧化二氮被当作氧气来输送。

### 技术窗 8-2　百耐阀

Berner 阀是呼气回路里的一部分。它有两个作用：在控制患者呼吸的同时，它也负责废气清除。储气管连接到阀门出口处，起到一个缓冲器的作用，在被麻醉气体清除系统清空之前暂时储存麻醉废气。

Berner 阀可用于压力控制型呼吸机和容量控制型呼吸机。阀门如图 8-9 所示，图 8-10 对其进行了简单的示意性功能描述。阀门有两个阀门座，能够使阀门片在最低和最高位置时都可以关闭。它含有两个弹簧，其中上面的弹簧只在压力控制呼吸机上使用，可以通过控制旋钮调节阀门片上的压力。

阀门有四个位置。在关闭位置即旋钮旋转到最低的位置时，没有浪费气体离开系统，阀门关闭。这个位置用于开始麻醉之前的气密性检查。通过选择设置旋钮，可以设置在压力控制输气的情况下阀门开启的压力值，单位是 $cmH_2O$。当阀门旋钮进一步

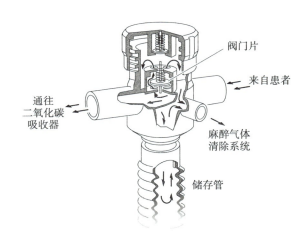

图 8-9　百耐阀

图中设定成容量控制的机械性呼吸位置，同时示意了患者呼气的流向

打开时，上层的弹簧松开，这样下层弹力较小的弹簧在患者自主呼吸时用较小的力就可以打开阀门。在阀门旋钮完全打开的位置，毫无阻力的阀门片可以在小量的压力升高情况下自由上升，并在到达最上面位置时关闭阀门。这应用于容量控制呼吸机，以便在呼吸期间无论何时压力升高阀门都可以关闭，并在呼气回路里没有任何呼吸的气体损失。

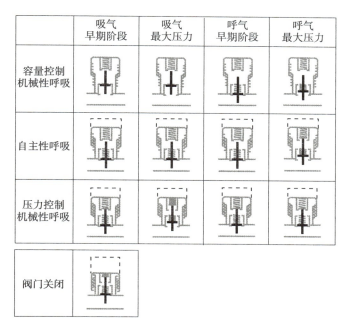

图 8-10　百耐阀的 4 个设置

案例 8-4　**致命的胎记美容手术**

　　一个 14 月大的小女孩正进行激光淡化胎记手术。这是在一个新楼里的第一台需要全身麻醉的手术。

　　术后发现女孩大脑有损伤。女孩立刻被送到邻近的医院，但患者没有恢复并且在两天之后宣布死亡。

　　造成事故的原因是氧气管和氮气管被互换了。气体管道系统没有贴标签，并且也没有按医院通用安全规定在相关的气体管道中设置氧气传感器。

　　因此对所有中央管道系统的安装和维修都必须遵循严格的管理条例。日常工作的内容随国家不同而有所差别。在所有国家里，医院需要去决定谁负有哪些责任，在有些国家，这是通过建立一个由这所医院承担责任的气体委员会来实现。在美国，国家消防协会（National Fire Protection Association，NFPA）标准规定需要在安装医学气体管道之后进行检查。检查需要进行一个"交叉连接测试"以确定在管道中运送的气体与出口处的标签相符。

　　然而由于人为的因素，混淆仍时有发生。因此医护人员必须随时准备从气瓶中供应气体，以防由于不明因素预定治疗失败而达不到预期的效果。

**特别提示**

　　永远不要忘记空气是由 21% 的氧气组成（旧的麻醉安全规则）。如果由于种种原因气体分配不能正常运行，使用空气为患者保持输气。

　　患者的生命可能依赖于可以正常工作的麻醉机，因此在进行每一次麻醉吸气之前必须执行一些检查。美国食品药品监督管理局（Food and Drug Administration，FDA）发布了一个关于器械检查的推荐程序，其程序细节主要包括以下几步。

1. 核实备用的呼吸设备可用且功能正常。
2. 检查氧气气瓶供应。
3. 检查中心管道供应。
4. 检查低压系统的初始状态。
5. 检查仪器低压系统的密封性。
6. 打开主机开关。
7. 测试流量计量器。
8. 测试和检查清理系统。
9. 校准氧气监测器。
10. 检查呼吸系统的初始状态。

11. 运行呼吸系统的泄漏检查。

12. 测试呼吸系统和单向阀。

13. 检查、校准和设置全部监控的警报限制。

14. 检查机器最终的状态。

大多数事故和险情都是由于简单的操作失误造成的。如果上述规则能够被严格执行的话很多事故都能够避免。

**案例 8-5**　**6 个错误导致患者的肺部穿孔**

一种新设计的呼吸机被投入应用。该设备被连接到患者身上，然而患者并没有收到任何气体。

于是麻醉师将氧气供应开到最大但是仍没有任何气体流出。有人热心地跑到氧气输气口那里检查了管道的连接，发现管道被错误地连接着。管道纠正之后得到了全部气流。

患者的肺部立即被刺穿，气体不仅充满了胸腔，并且穿过了腔壁的胸膜使气体进入组织，据报道说气体一直进入到了直肠。患者在手术台上立刻死亡。新呼吸机的设计包括一个可以关闭的电控限压阀，限压阀关闭后，安全功能失效。甚至氧气阀允许了不必要的高气流通过。

上述过程中工作人员犯了 6 处错误，这些错误共同导致了事故的发生：新设计的呼吸机在第一次使用之前没有经过独立的临床工程师检查。假如执行了这样的检查，将能够被发现限压阀和氧气阀构造上的错误。在连接患者之前既没有测试氧气供应，也没有测试呼吸机功能。在麻醉期间医疗上的领导是有错误的，并且很可能是导致事故的主要原因。

麻醉机也会受到电子干扰的影响（见第 3 章）。一个偶然的机会，来自电外科手术单元的干扰会造成呼吸机输气容积和压力设置的改变。幸运的是，这样的错误很少发生。

当气体的供应由于一些原因被断开时也会导致其他一些严重事故的发生。麻醉机里狭小管道中的污垢偶尔也会对手术造成干扰。而更常见的原因是气体泄漏或者完全没有连接好管道。

在一些设有单向阀门的麻醉系统的氧气管道中氧气供应的中断可能很难检测。在这些设计中，管道实际上可以被断开，但使用者认为氧气供应是正常的，会继续使用人工输气。中断没有被发现的原因主要是患者回路可能还是密封的，因为单向阀阻止了麻醉气体经开放的氧气连接从系统中离开。这样患者就会在没有任何氧气供应的条件下通气。

## 案例 8-6　新鲜气体连接断开

在一场肩部手术期间使用了带有二氧化碳吸收器的部分重复呼吸系统。手术之前进行了麻醉系统的功能和气密性检查。一段时间之后护士发现患者脸部的颜色发生改变，于是将呼吸机转换到人工输气状态。她试图用"冲气"暂时提高氧气的供应，但由于新鲜气体连接已经断开，人工呼吸袋并没有被撑开。尽管患者已经通气，但氧气水平持续下降，患者受到了严重的永久性大脑损伤。

## 案例 8-7　护士忘记插呼吸机插头

一位需要进行髋手术的患者在准备室内完成麻醉后在无意识的状态下被推进了手术间。这时一个警报响起，提示中央气体供应被中断。在这紧急关头，负责这位患者的麻醉护士忘记将呼吸机的插头插入到墙上的电源。患者在 5～10 分钟没有进行呼吸，结果由于大脑损伤导致死亡。

错误也会导致麻醉不足。下面的案例表明，这是很难发现的。

## 案例 8-8　几个患者受到了麻醉深度不足

在腹部大手术期间，患者通过一个由气体混合装置供应新鲜空气的呼吸机呼吸。在一段时间之后脉搏频率和血压升高，并且患者表现出麻醉不足的体征。抽取动脉血气样品进行化验，结果显示患者仅仅收到了纯氧，尽管混合器的设定是提供氧气和一氧化二氮的混合气体。呼吸机被替换后，患者被正确麻醉了。

随后的麻醉报告研究发现好几个患者在手术期间"睡眠不好"，需要非常大剂量的镇痛药。在这些案例里，全都使用了上述呼吸机。

气体混合器被送至医院临床工程部进行检查（国家最大的部门之一，与医学院校有联系）。在气体混合器中发现了黑色颗粒。这些颗粒很可能来自中央气体供应的管道，它们阻塞了一氧化二氮的流动。

## 案例 8-9　流泪的患者用胶布贴住她的眼睛

一位 33 岁的妇女正在进行腹腔镜手术。在静脉注射麻醉剂之后她被插入喉管连接到麻醉机，这个麻醉机配备了气体分析器以监控麻醉气体浓度。

主治麻醉师，确切来说是一位妇产科住院医师，他在手术部门工作只是为了接受麻醉方面的训练，设定麻醉蒸发器为输送 2% 挥发性麻醉剂。在手术期间，麻醉师发现患者的眼睛睁着并且眼睛里有眼泪。但是没有人记得去检查瞳孔（麻醉深度一般通过瞳孔的尺寸来评估）。相反，有人用胶布把患者的眼睛蒙上了。手术完全按计划进行。

手术快结束的时候，麻醉师注意到患者正在移动她的头部。然后他发现尽管蒸发器设定的输送量为 2%，气体分析器显示的麻醉剂量是 0%。医护人员于是取出一台新的气体分析器进行加热。当更换这台认为出了问题的气体分析仪时，医生注意到蒸发器从来就没有被连接上。患者根本没有接收到任何麻醉剂，从开始进行腹腔镜检查手术的整个

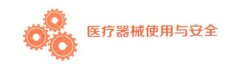

手术过程 一直处于清醒的状态。她经历了极度的疼痛并且听到了在手术期间的所有对话。

在案例 1-12 中也描述过类似的情景。来自很多国家的很多报告都显示患者有未受到预定麻醉的风险。由于肌肉松弛剂的作用，患者无法让别人注意到这一情况。经历过这种遭遇的患者在手术之后经常出现严重的持久的焦虑。他们不但遭受了难以忍受的疼痛，而且手术室里外科医生和其他人员谈论未涉及手术的事情使得患者担心医生的注意力没有放在正在进行的手术上。

### 危险通报

大多数国家都有危险通报标准或事故报告，并且规定医疗卫生设施行业的雇主在其工作场所内必须建立、实现和维护一个书面的危险通报流程。流程中必须包括在有麻醉药剂和危险化学物质存在的工作区域内的所有设备及操作。

员工的培训和信息计划也必须包括工作区域内涉及身体和健康危害的化学物质。此外该计划必须包括员工可以采取的使自己免受伤害的保护措施，和可以在工作场所检测是否有麻醉气体或其他危险化学物质存在或泄漏的方法和观察点。

# 第 **3** 节
## 氧气治疗

尽管在使用呼吸机时经常会注入氧气，但呼吸机的最主要功能还是减轻患者的呼吸负担。但在其他情况下，能自主呼吸的患者也会缺氧。

## 氧气治疗的需求

氧气治疗主要用于各种肺部疾病的指征。必须分清患者是否伴有二氧化碳潴留，因为二氧化碳潴留会提高动脉血中二氧化碳的分压。

有长期呼吸不足病史的患者对二氧化碳浓度的容忍度会提高，因为其大脑的呼吸中枢会适应这种升高的浓度。相对于正常人由二氧化碳分压的升高刺激（高碳酸血驱力）引起的呼吸，这些患者的呼吸是通过氧分压的下降刺激（低氧驱力）引起的。如果这样的患者收到无限量的氧气，他们的呼吸动力将会停止，因为他们的呼吸中枢不能对血液中二氧化碳浓度的增长做出反应。这些患者反而要承受持续增加的二氧化碳潴留，最后可能会死亡。造成这种情况的大多数原因是慢性阻碍性肺部疾病，因此给予氧气时必须十分慎重。治疗的效果必须通过血气分析严密监控，即氧气控制治疗。

没有二氧化碳潴留的例子有肺弥散缺陷、肺纤维化和肺栓塞。像这样的患者，大脑的呼吸中枢功能正常，给予氧气时可以不加限制。

## 风险

即使患者的呼吸中枢允许，纯氧气也不应随意给予。由于含有氧自由基，氧气在有机体里有破坏性的影响。在浓度很高时，可能引起不同类型的

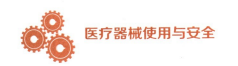

细胞损伤，部分是由于小动脉收缩造成的——这可能是身体保护自己抵抗大量自由基的一种方式。荒谬的是，小动脉的收缩导致了局部组织的缺氧，这会造成永久性损伤。局部的高浓度氧气也会刺激呼吸道黏膜。

**案例8-10　床上用品突然爆炸杀死患者**

　　一位 42 岁的心脏病患者由于呼吸衰竭正在接受呼吸机治疗。患者突发心脏骤停，于是执行心脏复苏术。在治疗期间呼吸机的管子断开了，氧气外泄到床上用品上。在心脏除颤期间，床上用品着火，火花爆炸四溢，火势蔓延到了床垫并且完全毁坏了呼吸机和其他的设施。

　　患者当场死亡，最大的可能是心搏骤停无法逆转。然而即使心脏复苏能够成功，他仍旧可能由于大面积的烧伤丧生。

　　烟雾迫使其他在同一个重症病区的其他 11 名患者撤离。

　　直接导致火灾的原因是使用了一个导电性很差的电极凝胶，导致在心脏除颤期间产生火花。

## 家庭治疗

　　对于某些肺部疾病，氧气治疗能够为延续生命和提高生命质量起到一定的作用，前提是在几个月或者甚至几年内正确地给与治疗。因此在患者家中实施氧气治疗是不错的选择。然而先决条件之一是患者可以接受和理解治疗方案，并且患者或者其家属可以操作设备。因为有火灾隐患，所以另一个先决条件是不鼓励吸烟，一些国家甚至禁止吸烟。在家中治疗需要的准备工作因地域而异，但一般包括。

1. 患者和家属必须接受适当的教育和指导。

2. 必须有基层保健护理员参与。

3. 必须通知消防部门。

4. 在早期阶段必须有对气体质量负责的工作人员和执行气瓶或氧气浓缩器运送的工作者参与。

　　最好的办法是给患者提供一个氧气浓缩器（见第 4 章）。另一个选择就是提供液态氧，它被制冷并储存在一个安装隔热的储存容器里。气瓶供氧是最贵的选择。绝不要低估在家存放氧气瓶的风险。

---

**案例8-11　爆炸性房屋火灾**

　　消防部门接到呼叫，赶到一起爆炸性房屋火灾的现场，火灾是由于丈夫为其生病的妻子更换氧气瓶引发的。丈夫和妻子都被烧伤——丈夫的伤势十分严重，并在 1 周后死亡。

　　该仪器的使用已得到消防部门的批准，由医院临床工程部门安装，并且患者和丈夫都已经被指导过仪器的使用。之前他们已经签署了一份包括安全操作要求的操作指导材料。氧气的耗费量使丈夫在这几个月内不得不至少每周替换一次氧气瓶——因此他对处理氧气瓶十分熟悉。

　　尽管这样，在这个特殊的场合氧气泄露并点燃了可燃材料，而且是在附近似乎并没有什么明火的情况下。

---

　　在家中长期治疗需要大量的准备工作。负责操作设备的人员负有重大的责任。

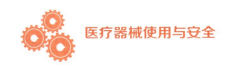
# 第 **4** 节
## 一氧化二氮治疗

　　提高局部血液流动的有效措施是给予一氧化二氮。一氧化二氮的化学结构很简单，却有着惊人的生物学特点。它在一系列活动中起着重要的作用，包括人体免疫反应、学习机制、记忆和阴茎勃起等。

　　一氧化二氮对于血液循环系统的影响是通过扩张血管引起的，并被用于多种肺病治疗。患者吸入气体后立刻就可以通过脉搏氧饱和度仪监控（见下文）其影响。这种治疗对于挽救生命尤其是治疗新生儿尤为有效。小心控制用量和监控是很重要的，因为一氧化二氮也是有毒的。

# 第5节
## 高压氧仓治疗

氧气在血液中的运输主要是通过血红细胞里的血红蛋白，只有部分是物理性地溶解在血浆里。在正常的大气压下，在血浆里物理溶解的部分无关紧要。但随着大气压的升高，组织的氧合作用在很大程度上或者说甚至是完全地通过溶解氧来实现。

在高压氧（hyperbaric oxygen，HBO）治疗中利用了后一种现象。这种治疗用于治疗一氧化碳中毒（这种情况发生在火灾和用汽车废气试图自杀未遂时）。中毒时血红蛋白被阻塞，扰乱了正常的氧气运输。HBO 治疗也用于治疗某些厌氧菌感染（气性坏疽）和带有组织氧不足的严重挤压伤。另一项使用是治疗屈肢症，或者是潜水员的减压病。当潜水员从很深的区域上升到水面速度过快时，会在组织和血管中形成氮气泡沫（在周围气压不断升高的情况下，大量的氮气溶解在组织液中并且在潜水员上升过程中变成气泡释放）。

在所有这些紧急情况下，重要的是 HBO 治疗不能拖延。患者被安置在一个高压氧舱里，这经常是单人型，只能够容纳一个仰卧位的患者。在有些情况下可能需要更大的高压氧舱，以便护理人员可以在场并且有足够的空间放置呼吸机等额外的设备。

由于氧气具有毒性，所以不能进行长时间的治疗。烧伤的患者也许在第一天进行三次治疗，之后每天两次。每一次治疗大约持续 90 分钟。为了避免事故，必须确保所有纺织品和其他材料都不能带有静电。

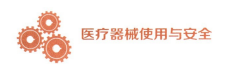

**案例8-12** **在氧气治疗期间患者及其妻子死亡**

一位大脑供血不足的患者在高压舱内接受治疗。突然间高压舱爆炸，立刻杀死了患者的妻子。患者也随后死亡。三位医院工作人员轻微受伤。

舱内人造毛毯的静电被认为是造成事故的原因。

羊毛和人造毛可以产生静电，纯棉或者亚麻布材料则是安全的。常规的敷料材料也可使用。但是必须避免全部是塑料材料。凡士林或者酒精成分的软膏或者护肤液也被禁止。有机粉尘、软麻布和绒毛是火灾的隐患，因此舱内必须保持格外的干净。

# 第6节
## 婴儿培养箱

婴儿培养箱的使用是为了提供正确的环境温度，这在上文已经提到过（见第 6 章）。婴儿培养箱也用于治疗有呼吸问题的新生儿。这些新生儿的体液平衡也会被扰乱，这就加剧了呼吸道的干燥。

不管是否给予额外的氧气，婴儿培养箱必须保持通风以便补充消耗的氧气和排出二氧化碳。进行适量的空气循环可以达到这一要求。

婴儿经常需要额外给予氧气。在过去，氧气直接被通入婴儿培养箱，但现在通常由特殊的方式供应，例如在鼻孔里插入导管、CPAP 治疗用的面罩或者气管内导管等以实现呼吸治疗。

由于氧气可能对眼睛造成伤害导致早产儿视网膜病变，因此必须谨慎使用。高氧浓度能够造成在视网膜内的未成熟血管收缩，从而导致氧气供应不充足，刺激新血管和纤维组织生长，并突入玻璃体，最后可能导致患儿失明。20 世纪 40 年代在这种风险被了解之前，全球有超过 10000 名儿童因为受到早产儿氧气治疗而失明；与此同时，当然也有很多孩子被挽救过来免受其他伤害。因为气体混合器很难读取（见案例 1-13），大量不合理使用纯氧的治疗都在无意间发生。

氧气的浓度必须谨慎权衡。它要低到足够避免眼睛受伤，但又要能保证充分呼吸。

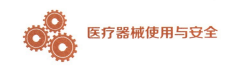

# 第**7**节
## 检　测

不借助测量装置很难确定患者的输气需求。血气浓度可以直接测量，也可以通过使用脉搏血氧法间接地读出血红蛋白氧合度，通过二氧化碳测定术测量出呼出气体里的二氧化碳浓度。麻醉气体分析器在麻醉期间提供了额外的安全保障。

## 血液气体分析

最好的方法是用血液气体分析器直接分析血液样品。这给出了二氧化碳和氧气浓度以及血液中 pH 值的定量测量。这种类型的器械在重症监护中是很有价值的。最可靠的测量是采用动脉血液样本，经常来自桡动脉。

对于儿童也可以使用毛细血管样本，可以从耳垂、指尖或者脚后跟（因为疼痛应该避免使用）或在分娩时胎膜破裂之后从头皮处获得。

## 脉搏血氧饱和度仪

在非危急的情况下可以只通过测量血氧饱和度监测血液氧合作用。这很容易通过脉搏血氧饱和度仪来实现，如图 8-11 所示。这种血氧饱和度仪的传感器可以简单地夹在手指或耳垂处。它可以检测传感器下方每一次心跳的血容量的改变。因为它能够判断血液的颜色，通过能够评估血液有多红或者多蓝，并且由此知道血液中氧气的含量。

对于吸烟者，这种方法却会得出错误的高值。吸烟者吸入一氧化碳，然后一氧化碳与血红蛋白化学性结合，但脉搏血氧饱和度仪并不能够区分出氧化血红蛋白和碳氧化血红蛋白。因此严重的吸烟者的读数会被误解为正常。

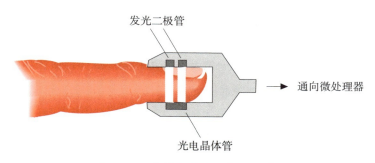

图 8-11　脉搏血氧饱和度仪传感器

在一氧化碳中毒的情况下（烟雾吸入事故）绝不能使用这种方法。如果指甲油的颜色会吸收传感器的光就可能消除信号。较低的血细胞比容也会促成不准确的读数。

　　类似的，如果神经末梢区域的血液循环严重受损，把传感器放置在手指上就不能起任何作用。这种情况下可以尝试把传感器放置在耳垂或者鼻子上。

　　脉搏血氧饱和度仪也可能会完全因为技术原因而失灵。一些设备甚至在传感器与患者断开之后还可以显示似乎正常的血氧饱和度和心率，见技术窗 8-3。

 **技术窗 8-3**　脉搏血氧饱和度仪

　　脉搏血氧饱和度仪是由测量夹组成，如图 8-11 所示。用两个夹齿夹在患者的耳垂或指尖。一个夹齿带有 2 个发光二极管，发出两种波长的光（通常是 660 和 940nm）。另一个夹齿带有一个用于测量这两种透射光强度的光电晶体管。由于血红蛋白的颜色会随氧饱和度变化，所以光电管的信号也随氧饱和度变化。根据经验公式，通过微处理器可以计算出氧饱和度的百分比。

　　同时也可以获得心率，因为这两种波长的光的传播随着组织中血液含量的变化而变化。

　　当传感器没有被放置到患者身上时，脉搏血氧饱和度仪也会显示出"正常"值。出现这种现象的原因也许是传感器和室内的光线相互干扰，导致仪器误认为是脉搏波动产生的信号。

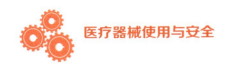

案例8-13　**未连接传感器的正常读数**

在新生儿病房的一位新生儿正在通过脉搏血氧饱和度仪监视。血氧饱和度和心率读数都正常。

突然儿科护士注意到脉搏血氧饱和度仪的传感器已经脱落并落在孩子身旁。尽管这样，它的读数仍然正常。

幸运的是，在这一案例里没有事故发生，但如果孩子的病情恶化，错误的正常值必然延误正确的治疗。

**特别提示**

保护脉搏血氧传感器远离荧光管。检查它正确地施加在患者的身上。

脉搏血氧饱和度仪的便捷使得它在日常监测里成为一个很有价值的工具，例如在外科手术期间和术后以及在重症监护期间的持续监控。这种方法也可用作为儿童的经皮血液气体监测的一种补充方法。

## 经皮血液气体监测

有些时候血液气体是通过放置在皮肤上的传感器进行分析的。该方法是基于这样一个事实：表皮角质层可渗透氧气和二氧化碳，并且由死去的组织构成的皮肤表皮不会改变扩散气体的浓度。

将一个约 1cm 大小，带有集成加热电路元件的弧形传感器单元放置于皮肤上。皮肤被加热到 43～44℃，导致其下层组织处于充血状态，因此加速了氧气和二氧化碳从毛细血管通过表皮角质层传到传感器的扩散。在传感器中，氧分压通过 Clark 电极进行测量。二氧化碳分压则通常使用塞韦林豪斯（Severinghaus）电极测量（这里，二氧化碳压力改变了缓冲器内的 pH 值，pH 值可通过一个玻璃电极测得）。这个方法适用于皮肤很薄的孩子的相对血液气体变化检测，但并不适用于成人。

## 二氧化碳描记术

通过持续监测呼出的二氧化碳的浓度可以评估患者的呼吸状况。在呼吸周期内气体被吸入、采样并进行浓度测量。在吸气的时候二氧化碳浓度是很低的，之后浓度升高，呼气结束的时候达到了最大值，即潮汐浓度。对于肺部健康的患者来说，这个值很好地反映血液二氧化碳的浓度。

这种方法实用性很强，它能快速显示出输气量是否足够。还有非常重要的一点是，这种方法也能作为呼吸道插管是插进了患者的气管内还是食道内的快速指征。每年都有患者由于不正确的插管死亡，使用常规的二氧化碳描记术可以预防此类事件的发生。

当二氧化碳浓度过高或者过低的时候二氧化碳监测仪的警报就会被触发。

## 麻醉期间的监控

前人已经总结出很多监控患者的指导原则。下面包含了其中的基本内容。在麻醉期间必须，但并不限于使用下列设备。

1. 氧气监控仪，例如它的传感器安置于患者的吸气导管中。

2. 麻醉气体分析器。

3. 检查呼出气体量的容积计。

4. 二氧化碳计。

5. 脉搏血氧饱和度仪。

6. 连续 ECG 监护仪。

7. 长时间操作时的身体温度计。

8. 针对呼吸系统里的高压、低氧气浓度、低呼吸量和低血氧饱和度水平的警报器。

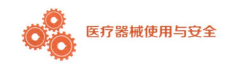

**监控的价值**

上文所描述的情况都是在多个国家不幸多次发生的典型案例。由于广泛使用技术性的监控设备，如氧气、二氧化碳以及麻醉机中麻醉剂的分析器等，安全状况已经逐步改善。二氧化碳描记术是其中最重要的监测方法之一，因为它提供了一种直接测量通气系统消除二氧化碳的效率的方法。

脉搏血氧饱和度仪可以提供血氧饱和度和心率的信息，广泛用于患者呼吸状况的持续监控。ECG 仍旧是心脏功能监控的基础指标。两种方法相互补充，结合其他检查，还能帮助工作人员判断脉搏血氧饱和度仪运行是否正常——两种方法的心率当然应该一致；如果不一致，就说明脉搏血氧饱和度仪有问题。

由于麻醉事故造成的死亡已经逐渐下降至每 10 万次手术中死亡事件不超过一例。谨慎使用现代化技术并从以前的常见事故中学习教训，这个数字还可以进一步减少。

# 第 **9** 章

# 非消化道给药

除了通过胃肠道，不经肠道的给流体和给药通常是必要的。最常用的方法是静脉注射，由低分子量的药物组成的溶剂也可以用皮下注射。有时采用动脉内注射将化疗药物送至有癌细胞的器官。腹膜内注射法也很重要，因为药物最终将被运往肝门静脉到达肝脏，这是药物被肠道吸收的常规途径。身体下部的慢性疼痛，吗啡可通过放置在硬脑膜外的导管传输，硬脑膜是保护脊髓的稠密的膜，靠近脊神经并向大脑传导疼痛信号。这种镇痛药也可以通过穿过硬脑膜的导管进行鞘内注射。

下面将阐述几种不同的方法以应对不同的需求：首先要介绍的是在常规方式输液时，不同类型的输注速率调整器以及输液泵。其次将解释一些专业的植入设备，这些设备可用于反复的静脉注射，同时使患者的长期治疗成为可能。

非消化道给药总会涉及一些风险，这些风险主要是对于患者而言的，但是在某种程度上也会影响那些操作特定药物及治疗感染患者的护士。

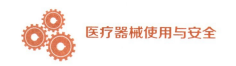
## 医务人员的风险

使用一些现代药物时需要特别注意。因为大多数细胞毒素的药物特别危险，需要特殊设备以及流程。封闭系统已经研发出来，当把药物从药房运送到患者的途中可以有效地防止任何人接触药物。然而在这种药物的注射过程中还是需要穿好防护服和戴上护目镜，因为连接物可能会泄漏，并且试管也会因错误的操作而爆裂，下面将解释其原因。

健康的一个主要问题是避免从患者处受到传染。这对于一些类似艾滋病以及肝炎等有可能致命的疾病尤其重要。由于偶然被注射器针头刺穿皮肤已造成了多例这种致命的感染。因此发明了一些特殊的设计来使这种风险最小化。不幸的是，当标准注射器针头在注射后套上一个折叠附属物时，这些"安全"的设计被证明并不安全。一个更好的设计是当注射完成后，针头会缩回特殊设计的注射器里面。这种先进的注射器的应用更可取，并且可以减少总共的花费，即使最初的成本稍微有些昂贵——相对于每次传染病的预防是相当经济的，并且更重要的是，它也许能拯救一个生命。

## 医学需求

输液疗法对于重症监护非常重要，这是在大手术后维持正常体液平衡的最常用手段，例如在严重的烫伤案例以及当照顾那些不能口服液体的脱水儿童时，一个输液系统必须能处理不同的溶剂，如电解质和葡萄糖、脂质乳剂和血，它必须也能够设置输液的剂量以及滴率。还有，最基本的一点是防止空气进入溶液，否则可能导致气体栓塞。当然溶液必须是纯净的、无菌且没有杂质粒子，同时也要防止同其他类型的液体混合。

**案例 9-1** | **给予静脉内的胃肠喂养方案**

患者十分虚弱时，比如在大手术之后，往往不能正常进餐，因此就需要通过经鼻子插入的直达胃部的导管（经鼻胃管）获取营养。营养液也可以通过静脉注射直接给予，通常是采取点滴输注。这两种不同路径所供给的成分自然有很大不同，那些通过静脉注射的营养物质必须已经分解为被肠道消化后的化学物质的形式。通过胃肠道的喂养成分由普通的液体食物组成。

一位助理护士无意中弄混了管子，把经鼻胃管连接到静脉注射的套管里。患者休克并呼吸困难，但是在使用过呼吸机后得以恢复。因为这次事故，现在医院中适用于经鼻胃管的连接器不能与静脉的插管相连接（与案例 1-5 比较）。

但是，不幸的是，仍没有技术上的解决方案可以防止把同一个患者身上的几个输液管搞混。

**案例 9-2** | **三向活塞的致命混用**

一位由于乳腺肿瘤转移的疼痛而接受治疗的 62 岁老年女性患有细菌性脑膜炎的并发症。她身上插着两个导管，一个是连通皮下滴注套管针（见下）以进行流体和药物输注，另一个则放在脊椎管内通过输液泵用来往脊柱内注射吗啡。两个导管都使用了三向活塞。

一个护士想要给这位患者注射盘尼西林，把一个夹钳放到了葡萄糖的输注管上，然后转动三向活塞来停止葡萄糖注射。然后她连上盘尼西林的输注设备。

半小时后，护士发现输液泵不工作了，她意识到她已经意外地将输液泵的三向活塞也转向了葡萄糖的输注活塞。她还意识到她将盘尼西林注入到了错误的导管里。这个护士之前照管过这名患者，但没有发现输液泵也使用了三向活塞，所以导致了混乱。这名患者一直躺在仰卧位，她的隔离衣只扣了一半，因此护士没有看到皮下输液管。

这个患者经历了全面性癫痫之后被送到了重症监护病房，在那里她接受了全身麻醉以及人工通气。四天之后在没有恢复任何知觉的情况下去世了。盘尼西林对于中枢神经系统是有剧毒的。

目前还没有哪一类型的试管或导管连通器可以保证绝不会被搞混酿成悲剧。

**特别提示**

当你给一个身上有多处导管的患者输注时，必须通过检查导管进入患者的入口来时刻保证你用的是正确的路径。

患者有时也能做出最不可思议的事情。

**案例 9-3　老年患者将氧气联通到输液管**

一名 83 岁老年男性接受一个外科手术的静脉输注，并且已经回到了外科病房。

随后这名患者被发现死在了病床上，同时他的鼻氧气管连到了一个连接输注装置的 Y 型连接管。输注的液体已经流到了床上。看来输注管和 Y 型管断开了，而这名老年患者自己意外地将氧气管而不是输液管与其连接，不幸的是，这两个导管直径相同。

在尸检的时候发现死亡是由栓塞导致的，血管中的气泡阻碍了血液循环。

对于输液速率的准确性要求很不一样，主要依据于输注的类型。在输血的时候，如果患者没有休克那么输液速率就没有那么重要。但是在很多情况下，普通输注装置无法达到输注的精度要求。所以需要对单位时间内药物的输注量给予某种形式的主动控制。如输注肝素以进行抗凝时，或在心衰时使用血管升压药以及强心剂以保持血压时，或分娩时使用催产素以刺激子宫收缩时，输注量的控制都是必需的。在发育不全的婴儿身上，每小时的供给量极小，这就需要特别高的精确度，尤其是低流速下的精确度。

正如第 5 章强调的一样，评测生产商提供的精准率必须非常小心。尤其是对于提供低输注率的输液泵。在一项调查研究中研究了来自五个不同厂商的仪器，实验表明当流量设在 5 ~ 10mL/h 时，测量不确定度符合 5% 的误差范围规定。但是当流量设定为 1mL/h 时，流量分别只有 0.65 ~ 0.90mL/h，因此这五个泵都低于设定速率的 35% ~ 10%。

我们都知道在输注过程中输注速率会有很大的变化，从而导致患者情况的波动，例如在使用升压药物或强心剂过程中引起的血压的波动。

# 第**1**节

## 输注装置

一个简单的输注装置包括一个流体容器（大多是一个柔软的塑料袋），一个能观察滴注速率的滴注器，一个用来调整输注速率的滚柱夹（试管夹），同时还有一个通常插入血管的输注针头，如图9-1所示。流体容器通常悬挂在患者上方0.5～1m的地方，流体通过重力输注到患者体内。

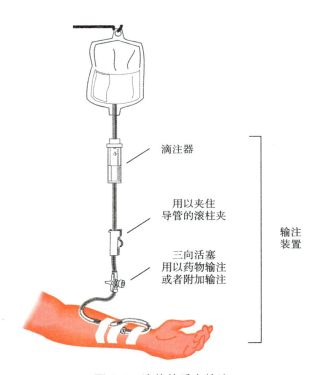

图9-1 流体的重力输注

这种简单的装置有很多优点，操作简单而且并不昂贵。对于患者来说几乎没有任何风险，特别是当流体容器由一个软的塑料袋组成，滚柱夹放置在较低的位置且靠近静脉注射针头时。

空气进入血管系统导致气体栓塞的风险的确是存在的。这种风险通常出现在使用由玻璃或塑料做成的坚硬容器时，例如当输注特定的药物时，如图 9-2 所示。当流体流出这种坚硬容器时，取而代之的是空气，空气通过一个专用的管子流过橡皮塞流入瓶子。这个管子的直径必须足够大来阻止流体从瓶中流出后形成的真空。如果这时候有负气压，空气可能会通过一个不紧密的连接装置被吸入导管中。当用柔软的塑料容器时，这就不会发生，因为当这些容器变空的时候塑料容器会瘪掉。

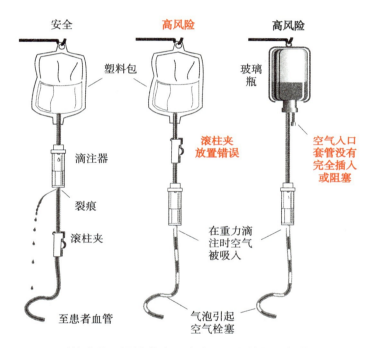

图 9-2　对输注装置设计的失误或者不正当的输注操作可能导致裂缝。充分了解其涉及的风险是至关重要的

　　然而当滚柱夹放的位置比较高以及滴注率低的时候，所有类型的容器都会有发生气体栓塞的风险。这种情况下，滚柱夹下的管子部分可能会形成真空，从而使空气流入。

　　空气栓塞的第一个特征就是患者呼吸困难。气泡会被运往肺部，在那里由于血和空气之间的高表面张力它们将会阻塞肺泡周围的血流通道。如果栓塞的原因没有被及时发现并给予处理，结果将是致命的。

　　滴注器通常配有过滤器，可以避免任何悬浮微粒通过液体流入患者体内，如图9-3所示，输血时用的过滤器要大一些。

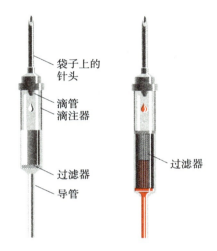

图 9-3　用重力注射溶液（左）以及血液（右）的滴注器

　　对于休克和大出血的治疗，应该采用高压输注法。这可以通过将塑料输注容器放置在一个类似于血压袖带的高压袖带中来实现。这个袖带与一种压力控制器相连，压力控制器在输注时将压力维持在某个预设值上。

　　对于输血来说，最好先把血液预热。这就需要用到一个血液加热器。这类装置由在血液袋两边的两个恒温控制金属铁板组成，这样血液在离开血液袋之前就已经加热好。另一个设计是由圆柱形的温度控制器组成，输注的导管在其螺旋形的凹槽中环绕三到六圈，如图9-4所示。当血液流过与加热器相接触的导管时就会被加热。也有很多别的种类，例如将一圈导管浸没在一个温度控制的水浴箱里，或者是让血液流过一段带有电池驱动的恒温控制功能的不锈钢无菌管道，这种设备适用于病危患者转移时。

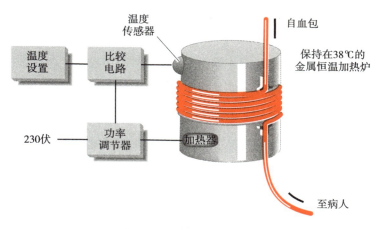

图 9-4　一种血液加热器

　　因为加热器的错误设计已经导致了很多事故，事故的发生主要是血液的过度加热导致的，因为大于 40℃ 的温度会使红细胞溶血。因此除了主要的恒温电路，现在所有的血液加热器必须配有独立的安全电路，当温度过高时就会被触发。无论如何，使用者都必须保持警惕并且谨记错误也会发生在安全回路上。通过用手背（该处皮肤对温度灵敏度要高于手心）去触碰血液袋或者导管来检查温度是一个很好的办法。

　　血液加热器无法提供完全理想的血液加热，因为血液会在从加热器到静脉的流动过程中变凉。

　　目前已经有严格的标准来避免输血时使用不正确的血型。尽管如此，错误还会发生。

---

**案例 9-4　护士使用了错误的血型**

　　一位患有晚期癌症的 66 岁老年妇女要进行输血。一名护士去医院血库取血包。她的一位同事让她帮忙拿另一个患者的血包。

　　当她回到病房时，她将两个血包和血型报告都放在了护士办公室。半个小时后，她拿走了其中的一个血包以及血型报告去给患者输血。她检查了血型报告的名字，患者的名字以及患者医疗记录上的名字。

然后她将输血设备和已经插好的导管连接起来开始输血。

10分钟过后，这个患者开始抱怨她感到很冷，然后这名护士用两条毛毯盖住了她，过了5分钟，患者开始按铃，并告诉护士她的后背疼。这名护士给患者注射了吗啡并给了患者吗啡药片，然后就回到了办公室。在那里她碰到了那个同事，同事说她找不到她让她去取的给另一个患者的血袋。这个时候，这个护士意识到了她给患者输入的是错误的血袋。她回到了病房停止了输血。已经有100ml的血被输入患者体内。然后她开始给患者输正确的血。

这名患者被转移到了重症监护病房并在5天之后恢复。她在1个月之后死于癌症。

这名护士犯了以下若干错误。①她没有检查血袋上打印的血型和患者病历卡的血型是否符合。②当她把红色的检查标签从血袋上粘贴到患者的病历卡上时，并没有注意到病历上之前输血时的其他标签都是绿色的。③当患者出现颤抖以及后背疼痛的时候她本应该立即停止输液，因为这些症状是输错血型的典型症状。④在未进行初步检查以确认这些症状是否由其他的疾病引起时，不应给患者注射吗啡。⑤在停止错误输血并进行正确输血之前没有通知负责的医生是不对的。

在第二次输血后，这名护士企图用正确血袋的绿色标签覆盖错误的红色标签以掩盖她的错误。这种做法是非常危险的。

# 第2节
## 滴定计数器

由于原始滴定计数器的不准确性，现在已经很少使用了。但在这里我们仍将介绍它的原理，因为有时会为了提高安全性它会与注射泵结合使用。输注系统的滴率被调节器所控制，如图 9-5 所示。每滴液体通过滴管的时候都会被光学计数，电子控制电路会激活阀动装置以夹住导管从而达到设定的滴率。

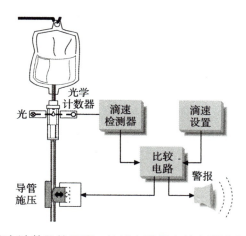

图 9-5　滴定计数器的原理，比较电路用来检查预设和检测到的滴率的不同。如果有所差异，施加在导管上面的压力就会即刻自动调整，从而达到想要的滴率

导致滴定计数器低准确率的原因有几个。即使所有程序步骤都很好地完成并且按照精准的滴率传输，单位时间所滴定的液体量也会有大于 ±20% 的浮动。这主要是因为每滴液体的大小被多种因素影响。其中很重要的一项是表面张力，它随特定物质的每分钟流量、温度、黏度以及滴率变化而有很大不同——滴率越高液滴越大。因此，假如需要精准的输液量时是不能使用滴定计数器的。

　　滴定计数器的另一个问题是试管内的液面过高，导致检测器被遮蔽而无法检测到液滴。滴注器也可能没有垂直悬挂，从而使液滴通过时并没有被计数到。同样的，溅出的液体也可以阻碍导管内光学通路并且使计数器无法正确计数。

| 案例 9-5 | 患者被注射四倍的规定剂量 |
| --- | --- |

　　一位因疑似肺栓塞接受治疗的患者以每分钟 14 滴的滴率注射了含 1000 IU 肝素的 500ml 的注射液。经过计算，输注时间大概持续 12 个小时。然而 3 小时后，所有的注射液都输完了。本应在滴率错误的时候报警的滴注警报器也没有报警。

　　滴定计数器没有发现故障。很有可能是滴管被放置成一个角度或者滴定计数器被放置错了。

　　尽管滴定计数器有很多优点，包括其形成气体栓塞的风险较小（当流体不能通过重力输注时输注便会停止），但是它的缺点仍占主导地位，因此这些设备现在已经被不同种类的输液泵所代替。

# 第 **3** 节

## 输液泵

## 蠕动泵

蠕动泵的使用是精准地控制输注率的一种常用方法。蠕动泵有线形的或旋转的两种。这些蠕动泵的最大错误率通常低至 ±5%。

对于线形的蠕动泵，输注导管被插入到一个通道，在那里有很多蠕动齿以一种波浪形向导管施压，如图 9-6 所示。在旋转的蠕动泵中，导管会被两个或两个以上的旋转滚轴交替施压。可以预先设定输注率以及总容量。旧式的线形输液泵有一个缺点，如果导管没有夹紧，液体就可以像门开着似的自由地流入患者体内。新型的泵通过阻塞流体来避免这点。其他的泵，只要输注管一被移出泵，液体就会停止流动。为了更高的安全性，现代的泵对以下情况采用声音报警。

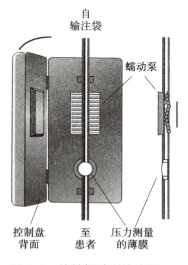

图 9-6　线性蠕动型输液泵

- 低电池电压。
- 开门。
- 管子中的气泡。
- 闭合夹子。
- 输液终止。
- 输液完成。
- 空瓶和空包。
- 内部错误。

当预设的输液量完成之后，现代蠕动泵会继续以极低流量注射溶液，成人 1 ~ 3ml/h，孩子 0.1 ~ 0.3ml/h。这是为了防止形成血栓，引起输液套管或静脉的阻塞。这个过程通常被称为保持静脉开放（keep veins open，KVO）。

一些设计应用极其敏感的传感器来连续监视输液管中的压力。这样的设计有两个优势：其一，如果输液停止，警报会被提前触发。其二，如果输液管被连接到放置在下腔静脉的医用导管，就可以测量到中央静脉压。如果在没有压力保护的情况下不正确使用蠕动泵也会导致意外。

**案例 9-6**   **管道破裂**

一位患者身上连接着两台输液泵，输液泵的两根输液管又连在同一个三通阀上，两个泵同时工作。一段时间后，其中一个管子爆裂了。

由于三通阀只能允许液体通过其中一个管子，因此另一个管子会完全阻塞，在这种情况下，泵被连接到了与封闭着的阀门端口相连的管子上。当输液装置没有任何压力监控时，尽管液体不可能通过管子，泵仍会一直工作。管子就不停地膨胀直到破裂。

最常见的检验管中气泡的方法是通过光学设备。这种方法的缺点对于不透明液体如血液和脂质乳液等的效果并不理想。一个更好的办法是基于空气反射超声波的原理使用超声波检测气泡，当然这种探测器设计会更加复杂。

案例 9-7　**婴儿死于气体栓塞**

　　婴儿在接受静脉注射营养液，当溶液注射完后输液泵并没有报警，而是继续向插入下腔静脉中的导管泵入空气。最终导致婴儿死亡。

　　在随后临床工程部门的调查中并没有找到任何技术设备的故障，但发现这种以及其他同种类型的设备在使用这种特定类型的溶液时无法正常工作。该溶液非常不透明，而且用完后会形成泡沫，这就是空气探测器不工作的原因。

　　在该设备的使用说明书中提到，治疗全部结束时应至少留下 5ml 的溶液。这次事故是由两个错误造成的。一个是治疗监测不足，另一个是选错了对应的医疗器械。

　　人们有时会使用错误类型的输液器。他们不像分度的气体连接那样有匹配。选择一个正确的输液装置是用户的责任。

案例 9-8　**早产儿用药过量**

　　一个早产儿接受静脉输液治疗，所需的剂量是 120ml/24h，输液泵速率设定在 5ml/h。经过几个小时，儿科护士发现 200ml 输液袋几乎全部输完，但治疗期间输液泵看起来很正常。

　　错误剂量的原因是使用了错误牌子的输液管。这个牌子的管子和那些专门给这类特殊的输液泵使用的输液管是放在一起的。工作人员已经意识到可能会有混淆的危险，因为这些设备看上去都很相似。尽管如此，事故还是发生了。幸运的是，孩子没有因此而受到太严重的影响。

　　工作人员必须时刻注意由磨损带来的故障。线性蠕动泵的一个常见故障是，按压输液管使其贴住泵轴的压力盘发生磨损，导致导管中的流体从梳状

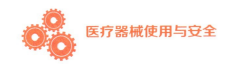

齿泄露。当压力盘上的通道没有完全封闭时，也可能发生泄漏。这时由于重力的作用，大量液体会迅速流入患者体内。

**案例 9-9　错误安装输液管**

一次输液的起始速率为 16ml/h，最大输液量设置为 235ml。

在 7 个多小时之后的一次检查中发现，一切都运行正常，并还剩余 130ml 溶液，但半小时后发现瓶子空了。输液泵显示输液总量为 140ml，比瓶子里的初始容量少。有 95ml 溶液在没有记录的情况下注入患者体内。

临床工程师发现输液管被朝着合页方向盘放着。这样的安装方式，尽管开口关闭也不能产生阻塞流体的力量。因此液体能自由流入患者体内。

这起事件的发生原因也包括，由于不明原因造成的异常柔软的管子很轻易就弯曲。为辊管提供反作用力的压板也有些问题。因此压板在转轴端没能提供足够的压力。

蠕动泵的优点是容易操作和价格便宜。但当安全系统出故障时会有出现气体栓塞的风险。

## 注射泵

有时药物注射对精确度的要求很高。例如在休克疗法中用于调整血压的增压药物或强心剂就必须精确控制。在这种情况下就需要使用一种注射泵（动力泵），如图 9-7 所示。其流速可在很大范围内调节，比如 0.1 ~ 150ml/h。这种泵的最大误差通常小于 ±3%。

注射泵非常精确、简洁，而且造成气泡栓塞的概率很小，但必须谨慎使用。

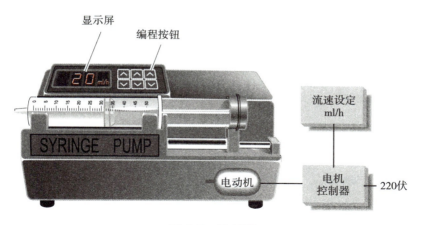

图 9-7　注射泵

---

**案例 9-10　小女孩接受多倍药剂**

一位小女孩使用注射泵注入茶碱溶液以治疗哮喘。因为输液管中有气泡，护士为了排除气泡把速率调到最大。之后她将输液管与静脉插管相连，并开启了注射泵。

但是护士忘了重新设置注射速率，当她意识到这个错误时患者已经接受了 27ml，即 800mg 的剂量，这在正常情况下应至少在两个小时内注射。这个女孩出现了中毒症状，在重症监护室接受治疗后病情稳定了下来。

这件案例说明错误的操作会引发事故。

---

这类泵里的注射器必须得到正确的保护，如图 9-8 所示。如果在注射筒和活塞或者泵的机械配件中有空隙的话，可能导致的非预期的突然注入，或者很长一段时间没有药物注入。

当泵放在比患者高的地方，其阀门打开时，如果没有适当的保护，活塞将在重力作用下被推入注射器。部分药剂就会通过输液管突然推注入患者体内一个冲击量并带来用药过多的风险，这对儿童来说尤其严重。

如果这种泵被放置在低于患者的位置，重力就会起相反的作用，导致注射器内产生正向压力，液体压迫活塞远离注射器主体。这种情况下患者不能接受到任何药物，直到泵推进的距离足够长可以补偿这段距离。在低速率时，这个过程大概会持续一个小时或更久。

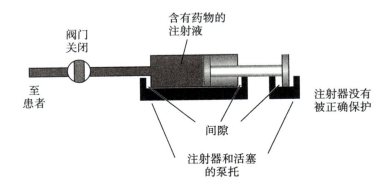

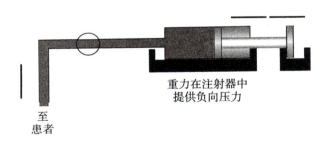

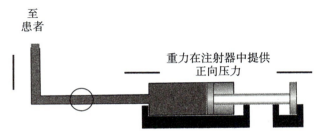

图 9-8　如果注射器泵与注射器之间有空隙，输送的剂量基于泵的高度可以比预期高一些或低一些

# 第 **4** 节
## 安全方面

## 干扰的风险

所有应用微处理器的输液泵，都有受到设备，如高频电刀和移动电话，对其操作干扰的风险（见第 3 章）。比如可能会导致不明原因的输液干扰或者输注速率的增加。干扰装置与输液泵的距离通常只有几米，但老式的电话产生干扰的危险距离要远得多。要准确预测这种干扰发生的时间和方式是不可能的。

**案例 9-11　给心脏病患者输注突然被干扰**

一位心肌梗死患者在重症监护室中使用盒式输液泵注射血管升压药物。有几次泵没有触发警报就突然停止运作。换用其他的同牌子同类型的输液泵也没有解决问题。临床工程师很快就怀疑是电子干扰引发的问题。

在调查附近的房间时，发现楼上有个患者一直在用老式手机，它发出的电磁场比现代手机强很多。两个盒式泵中没有发现技术缺陷。

不同类型的电子干扰也会产生问题。

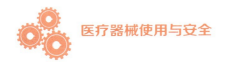

**案例 9-12** **输液泵运行混乱**

在为患者铺床的时候，身穿化纤衣物的护士和床之间产生静电放电。很快，连接着患者的，由电池供电的输液泵出现了几起故障。它触发了一组连续短脉冲组成的警报信号，阀门电机不停工作，而泵轮停止运转，而且泵也无法关闭。

警报在泵被拆卸并拔掉电池后才停止。再次放入电池后，泵又重新正常工作。这显示出了现代电子设备的不足，在受到电信号干扰的时候，就可能出现完全无法预料的反应。

**案例 9-13** **电池需要充电**

一台可以通过电源或者内部电池供电的输液泵，在用电池工作时，没有发出任何警报就突然停止了工作。泵被立即切换为电源提供电力，但仍无法恢复正常操作。尽管电池充电功能正常，功能自检显示该电池没有充电。当输液泵从电池供电转换为电源供电时，泵需要重启。这在整起事件中被忽略了。

可能有人在将该设备放入仓库之前没有给电池充好电，泵只能靠余电量运行。

**特别提示**

储存的蓄电池只能短时间内保持正常，如果带电池的设备在仓库中已经放置了一段时间，在设备使用一小段时间后应进行复查，时刻准备切换到电源供电。

## 延迟

输液泵的一个缺点就是需要一个相对较长的时间让药物从输液管或导管流入患者血液。这在使用普通的静脉套管或者中央静脉导管时都有可能发生，并且后者更加严重。在使用静脉导管，2ml/h 进行输液时，要花 10 分钟让溶液通过管子。如果一个三向阀门连接着管道系统（例如第 6 章中提到的能够用导管测量中心静脉压），系统总体积的增加可能使所需时间增加到 15 分钟。

在一些紧急情况下，如心脏衰竭，这样的延迟是一个重大的缺陷。因为必须快速注入首剂增压药，紧接着注入维持剂量，当外周循环衰竭时，最好把药物通过导管将其集中输送至下腔静脉。同时，注入大体积的溶液是不合适的，所以通过稀释溶液来增加输注速率不是一个好的选择。一个折中的办法是一方面提供最小的液体量，另一方面尽可能加快药物的提供速度。

注意绝不能在治疗过程中，例如在用增加血压的药治疗心脏衰竭中，使用同一个管子给其他药物注射单次剂量。如果这样做，患者就会立即接受管子中全部的药（本来用于输送途中的大概是 10～15 分钟的剂量）。在此之后的 10～15 分钟内，患者得不到任何维持剂量，因为后来的单次剂量药物取代了增压药物。必须避免无意中给患者注入不需要的大剂量的增压药，因为这可能会导致血压的危险性升高，加大心脏的工作量从而增加心肌的氧需求。这也增加了出现心肌缺血以及致命的心律失常的风险。

对于重病患者，同时连接三四个输液泵是很常见的。当一个注入口连接的输液泵多于一个时，我们必须考虑其可能的后果，见图 9-9。为简单起见，我们假设有 A 和 B 两个泵连接在一个普通的管子上。两个泵设定的输液速率相同。当两个泵同时运行，将按照预期速率注入预期的容量。如果其中一个泵关闭，假设是 B 泵，管中液柱的流速就变为原来的一半。由于 Y 型连接器和血管之间的液柱是两泵中药物等量混合而成的，其所含有的 A 泵中药物浓度只有期望的一半。患者只能接收到一半剂量，直到液柱完全被 A 泵中的液体取代。

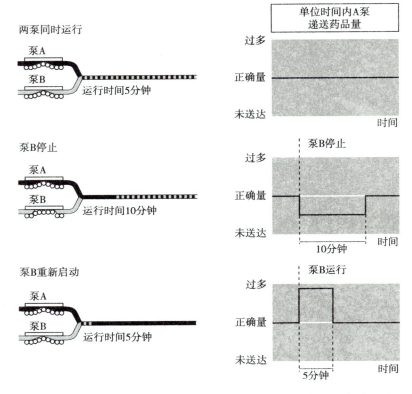

图 9-9　当两个或更多的泵之间相互连通，并且其中的一个停止或重新启动，单位时间从运行泵内输注的体积会受到影响。这个图展示了当 B 泵停止后重启时，输液泵 A 中药物的变化

如果之后 B 泵重启，则输液速率将增倍，患者将接受两倍剂量的 A 泵中的药物，直到管中的液柱被两种溶液的混合物所取代。

## 各种输注溶液的效果

最常用的输液溶液，如电解质和葡萄糖类不会构成任何特定的危害，只要避免洒在泵上就行。但是有些溶液会制造一些麻烦。胰岛素和硝酸甘油会吸附在玻璃和塑料制品上，因此输入患者体内的药量就会与原来溶液中的含量不一致。可以使用内表面不吸附的特殊导管。血液可能阻塞过滤器，因此需要加以监控。最大的风险是一些空气探测装置无法探测某些类型溶液中的气泡。（见案例 9-7）

# 第 **5** 节
## 患者自理

对于需要长期重复频繁用药的患者，可以使用特殊的注射针管和便携注射泵，也叫注射器。有了这样的装置，糖尿病和癌症患者可以自己处理自己的治疗。

## 胰岛素的使用

在 1987 年之前，糖尿病患者注射胰岛素时每次都要用注射器从一个小瓶中抽取出来后才能使用。在欧洲，胰岛素笔已经在很大程度上取代了注射器，如图 9-10 所示。当患者按下或转动按钮，胰岛素就会通过一个细套管注射进入患者体内，每按下或者转动一下刻度盘就代表注射一个特定的剂量。这个容器只需要 3 ~ 7 天之后简单换装药品瓶即可。预先装入胰岛素的一次性注射器（"一次性笔"）是一个更方便的选择。

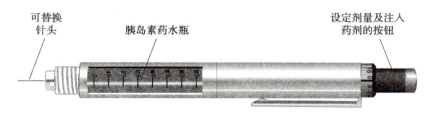

可替换针头　　胰岛素药水瓶　　设定剂量及注入药剂的按钮

图 9-10　胰岛素笔

这些设备的使用是建立在患者能够通过每天的血糖测量检测自己的身体状况之上的。要时时监测葡萄糖水平，直到达到预期的结果。这就意味着患者的血糖水平更加平稳、正常。

短效胰岛素的治疗因为使用了自动机械控制的便携式输液泵而变得更加

简单，如图 9-11。这个机械装置由一个可编程的微处理器执行，这样就可以根据剂量表注入适当的剂量。

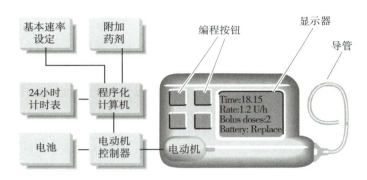

图 9-11　胰岛素泵示例

这种泵提供的是一个基准剂量，大约为每日必需剂量的一半。除此之外，患者还可以在餐前 15 ~ 30 分钟注射单次剂量的附加药剂，这比传统的治疗提供了更灵活的进餐时间。与非自动的注射短效胰岛素的方法一样，胰岛素通过一个导管和套管传递给患者，该导管和套管这种状态在同一个地方保持 3 天，患者可以调节胰岛素的基准剂量和单次剂量。

胰岛素泵必须有能够在错误的情况下发出警报的功能（电池电量低时、胰岛素用完时、流动不畅时）。除了这些安全功能，泵的程序也必须准确，并且要保证其不处于异常的外部条件下，如过度寒冷等。

**案例 9-14　患者接受了双倍的胰岛素**

在医院的一次检查中，一位糖尿病患者将以前使用的浓度为 40 IU/ml 的胰岛素，换成了新的、浓度为 100 IU/ml 的强效胰岛素。同时泵也被重新设定了。

两天以后，患者因经常出现胰岛素过量的症状回到医院检查。工作人员在断开连接后对泵进行检查，最初并未发现异常，但在使用分析天平测量胰岛素泵的输出量时发现其输出的胰岛素量是预期的两倍。

经检测，患者本人身体状态良好，医院为其更换了相同型号的另一个泵。第一个泵的程序出现了错误。

**案例 9-15** | **患者的胰岛素被冻住**

一位患者习惯把他的胰岛素泵搁在衣服最上面的一个口袋中。一个冬天，当他带着胰岛素泵到气温为 -12℃的室外时，胰岛素被冻住了，泵也停止了运转。

当患者回到室内，胰岛素解冻，泵也恢复了正常。这一案例中的患者并没有受到过关于如何操作泵的正确指导。

胰岛素泵只对某些患者管用。患者必须在饭前和睡前定期检查他们的血糖水平并依据此数据调整胰岛素剂量。与间断注入胰岛素相比，胰岛素泵的使用可以获得更平稳的血胰岛素水平。这就使得晚期并发症的风险降低，生活方式可以更加灵活，整体的生活质量也提高。另外也可以避免多次注射后所形成的组织硬块。这种硬块会减少在后续注射中胰岛素的吸收。

便携泵配有 10 ～ 100ml 的可更换式药瓶，他们至少可以使用 5 天。泵是通过一根导管连接到腹腔、胸腔或者后背，通常插管埋入皮下。导管在皮肤插入点由透明的自粘胶布覆盖保护。这可以方便检查皮肤并及早发现任何感染现象。泵通常放在身前，通过围绕腰部的皮带固定。在沐浴或游泳时，不应该带着泵，尽管宣传中写到它是由防水材料制成的。

**案例 9-16** | **8 天的胰岛素剂量一小时内注射**

一位佩戴着胰岛素泵的患者在潜游时，突然出现严重低血糖，并被送往医院。在输入葡萄糖液和其他一些治疗措施，血糖水平在 13 个小时后终于稳定了下来。

此次事故之后患者检查了泵，发现泵体上有一个小裂缝，同时显示屏内面凝结有水迹。然而广告上却说泵可以在水上运动时安全佩戴。

## 镇痛便携泵

给体内注入吗啡和其他镇痛类药物（还有抗生素和化学疗法）的便携泵与便携胰岛素泵是相似的，如图 9-12。相对于普通的注射方法，注射泵的使用有一些优势。持续地给药可以使血浆内浓度保持平衡。当使用患者自控镇痛（patient controlled analgesia，PCA）时，患者可以通过一个特殊的按钮来控制止痛药的量，以增加额外剂量。泵通过一根连接到被放置在皮下、静脉、硬脑膜或脊柱插管的细导管与人体相连。

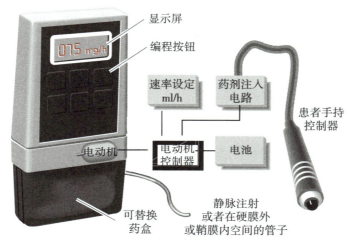

图 9-12　镇痛便携泵

### 案例 9-17　呼吸停止和肌肉痉挛

一个使用泵注入镇痛药的患者出现了呼吸停止和皮下静脉肌肉痉挛的症状。

调查发现，由于药瓶安装不正确，没有被固定好，患者被注入了过多的药物。根据附带的使用说明，泵必须放在一个牢固平整的平面上，这样药瓶才能固定住。

护士没有接受过任何泵操作的训练。

幸而患者逐渐恢复，并没有因此次事件受到长期的影响。

# 第 6 节

## 可植入设备

对于需要长时间频繁注射的药物，可以使用一种可植入设备。这些设备可以包含输液港和导管等。这种植入式药物泵非常有用却并不常用。

### 输液港

输液港由一个放置在皮下的腔体组成。通过导管连接到静脉、动脉、硬膜外间隙或腹腔，如图 9-13 和图 9-14 所示。腔体由不刺激皮肤的材料如不锈钢、钛合金等制成。它有一层厚膜，当药物输入到设备中时需要将膜刺破。这就需要用一个能够刺透皮肤和厚膜的特殊输液套管。不能使用普通套管，因为那会破坏膜结构。这层膜能经受住 1000～2000 单位左右的渗透力。

腔体的植入要在局部麻醉的条件下进行。插管经常通过手术暴露出来的颈静脉中插入。这种情况下，腔体被放置在胸腔内锁骨下方 5～10cm 处，与下面的组织缝合好。输液港的一个优势就是药物能够像皮下注射一样轻松的注入。另外，多次输液也不会损坏患者的浅静脉。而且输液过程没有什么不适，成人并不需要麻醉，而对儿童来说，只需在注射前使用一种局部表面麻

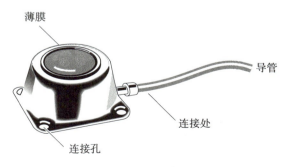

图 9-13　输液港

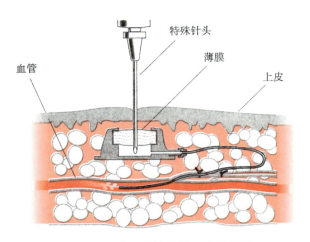

图 9-14　注入血管的植入式输液港

醉膏，详见下文。

　　输液港的一个缺点是会使某些疾病的患者增加患败血症的风险。几种这样的案例已被报道，如用化疗药物治疗儿童白血病以及用其他药物治疗艾滋病患者时。这类患者的免疫系统已经受损，自然增加了患败血症的风险。给这些患者输液或日常护理时，一丝不苟的卫生是至关重要的。

　　有时导管会破碎，碎片沿着血液流入肺中。所以植入的过程绝不能大意。

**案例 9-18　导管松动**

　　一位患者接受了输液港的移植。附带的导管因为它与麻醉师的插管器不匹配，不能被使用，因此截取了一段其他用途的细硅胶管以代替。套管被推到了输液港的出口端，用绳打了两个结。

　　5 年后，患者恢复了健康，不再需要输液港。由于患者对这个输液港感到不适，便手术切除了它。移除后，在输液港端口处发现了一个结，另一个结在软组织中发现，套管却消失不见了。它一定是被血流冲走了，并被卡在某个地方。可是又无法对套管定位，因为 X 射线不能检测硅胶。

　　在移除过程中，患者并没有因此出现任何并发症。

输液港的一个技术问题是它有时会被血栓堵塞，例如当从输液港采集血液样本时。在抽完血后输液港必须马上用生理盐水清洗。如果在一个时段进行多次采血，则每次采血后都应清洗输液港。采样后为了防止凝血要注入肝素溶液。如果血栓已经形成，用一种可以在输液港内短时间停留的特殊溶液溶解它们。

注射之前必须保证套管在输液港里的位置正确。

**案例 9-19　注射口泄漏导致痛苦的死亡**

一位 50 岁的骨髓瘤患者接受化疗。在放置输液港的时候，外科医生在锁骨下放置导管时遇到了麻烦，紧接着开始出血。置管结束后，用 X 射线检查输液港，发现套管尖端插入了右心房内。

接下来的几天，手术伤口区域变得肿胀难看，而且输液港很难触诊。尽管如此，化疗还是开始了。

晚上，人们发现患者的病服已经湿了，腋窝后出现肿胀。患者被送往专区医院。X 射造影显示输液港端口与套管连接处发生泄漏。大部分胸架已经坏死。尽管经过三次整形手术，患者依旧在 17 天后死亡。

一个输液港在没有并发症的情况下可以使用长达两年。平均能工作 250 天。

## 导管

有时候需要进行局部给药。如把疼痛，（例如由转移瘤引起）从身体的某个部分传到中枢神经系统的脊神经周围。将一根导管插入，然后穿出皮肤，这样就可以连接一个输液泵。它通常先被深入到肩上的皮肤下，然后从前胸上层或腹部的一面出来，如图 9-15，这个过程方便了止痛剂的注入，也便于使用输液泵来进行止痛药的治疗。

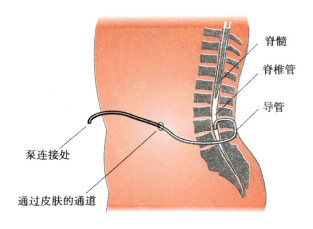

图 9-15 导管通进脊椎管

## 皮肤吸收

当给儿童注射前，最好先用一种粘有能渗入皮肤的麻醉药的橡皮膏对皮肤进行局部麻醉。同样的原理也适用于其他药物，比如为成人打胰岛素和尼古丁。通过药物与皮肤间电流的传导，某些药物的吸收效果可以增加几倍。超声波也可以用来刺激组织从而提高某些药物的吸收。

# 第**7**节
## 安全隐患

由于出现大量与输液泵的使用有关的事故，许多国家已经发布了特别提示。下面通告的内容仍然极具典型性。文件总结了治疗负责人的责任。有一些职责对于任何一个处理输液设备相关的人都需要特殊强调。有些在第 1 章中已经申明的条例将再次被重申。

---

**特别提示**

无论何时使用输液设备时请注意以下几点：

● 阅读说明书。

● 确定你已经接受过相关的训练并已取得证明。

● 你对设备的了解必须已经经过上级的考核。

● 在使用之前要检查警报器。

● 在使用或者正在使用时，你必须要执行其他的安全检查。

● 如果患者使用设备时，患者被单独留下，一定要建立相关的安全制度。

● 为防止设备出现问题而采取的相应指示一定要简单有效。

● 各种事故或险情发生后，仪器设备，包括所有附属品，必须保留好以协助调查。

---

一个欧洲国家的国家健康和福利委员会所签发的通知通常以下面的话作为结尾："设备是辅助性的，其功能和操作上的安全问题最终都是人为因素决定的，因此必须详细说明具体的责任分配。管理者必须对责任的确认负全责。"

# 第 10 章
# 人工器官和刺激器

假体是一种对于已丧失部分身体或功能的人工替代品，移植到体内的假体称作植入体。植入体应使用具有生物相容性的材料以免对机体组织造成损害或者引起炎症反应。

近几十年来，已经可以通过支架运用人工关节的方法重建关节和其他骨骼部分；使用心血管假体也可以取代心脏瓣膜和血管组织；半渗透膜式氧合器（也称作人工肺）和透析机分别可以向人体内增加和从人体内除去气体和可溶性物质；助听器广泛用于听力障碍；借助简单的机电设备制作而成的电子喉，至少可以完成喉的部分功能。

刺激器是一种可以影响神经和肌肉的电子装置。一些刺激器是可植入的，比如心脏起搏器。在心脏骤停中用于快速治疗心室纤维性颤动的除颤仪是至关重要的。电脉冲发生器也是一种神经和肌肉的刺激器，用于代偿神经功能丧失、缓解疼痛和促进外周血液循环。

# 生物材料

生物材料，也称作生物相容性材料，被应用于替代部分身体或者某些功能。大量不同类型的材料被用于各种各样的用途。表 10-1 列出了生物材料的应用领域，表格 10-2 列出一些被修复的器官。

表 10-1　生物材料的多种应用领域

| 用　途 | 举　例 |
| --- | --- |
| 替代病变组织 | 髋假体、血液透析仪 |
| 辅助愈合手段 | 缝合线、接骨板、螺丝 |
| 改善功能 | 心脏起搏器、可植入透镜 |
| 美　容 | 隆　胸 |
| 诊断工具 | 医用导管、探针 |
| 治疗工具 | 引流术、透析工具、包扎用品 |

表 10-2　器官和可实现人工功能的举例

| 器　官 | 举　例 |
| --- | --- |
| 心　脏 | 心脏起搏器、人工瓣膜、心泵 |
| 眼 | 接触透镜、人工晶体 |
| 耳 | 外耳、耳蜗移入物 |
| 肾　脏 | 血液透析仪 |

植入体可分为两类：一类与循环的血液无直接接触；另一类通常一直浸入到血液当中。多数生物材料为第一类，事实表明开发用于移植到血液系统中但不使血液凝固的生物材料难度很大。很多人工心脏的设计以失败告终，主要原因是血液与移植物接触面上的血液凝结块。血块成为可流动的栓塞物，随着血液流至大脑以及其他器官，造成栓塞。

大部分的异质材料如果植入人体就会触发诸如排异、结疤等组织反应；

同时材料本身也会受到不利的影响，致使植入体材料老化、功能退化。因此所有与机体组织直接接触的部件必须符合严格的要求。除此之外，要与机体组织"友好相处"，生物材料还要保持生物稳定性，这就意味着它的物理和化学特性要保持稳定。

为了预防植入体被纤维蛋白包裹和引起血液凝固，材料被涂上一层肝素，这种肝素化假体与血液直接接触的生物相容性材料，就长期效果而言是很突出的。另一种可能性是用热解碳覆盖植入体，这种碳材料加热到1200℃的高温会产生一种致密坚硬的结构，移植后，覆有热解碳的植入体就被一层纤细、不会降解、可以与组织共存的蛋白质包裹起来。

现在又出现了新的方法，假体材料通过使用真空蒸发器附着上器质性聚合物（比如说聚氧化乙烯），这种材料的纤维涂层实质上仍处于游离状态，可以与组织保持很高的融合性。

植入体可以由各种不同的材料制作而成——金属、陶瓷、聚合物——单一材料或是几种材料的组合。

## 金属和合金

由于卓越的制造特性，不锈钢是最初用于关节假体的主要材料，但是由于它会引起例如镍过敏等组织反应，其重要性正不断下降。如今大多数的矫正假体都是铬钴合金或钛铝合金的。钛元素拥有一个独特的优势，其表面的过氧化层是抗炎症的，而且具有杀菌特性，这使它拥有高度的生物相容性。钛元素已经成为一种骨组织。

因为钛的良好特性，这种金属也被用于各种体外假体。假体用螺丝固定在已经骨性结合的钛植入体上。因此人工耳和人工眼也大量需要钛金属，比如，在面部肿瘤切除术后所使用的面部假体可以使用钛金属的植入体固定。各种运用骨传导原理（声音通过头骨传导到内耳）的助听器是用螺丝拧在耳后骨骼的钛植入体，这种植入体穿透皮肤，连接到助听器上的声音发射装置。

更普遍的来讲，简单的牙移植也运用到了钛植入体，几个植入体就可以用于修复整个牙桥。每一个植入体由一个套管螺丝钉构成，具有可旋入下颚

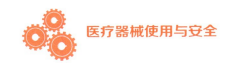

骨的外部螺纹，内部的螺纹由较小的螺丝钉来吻合。较小的螺丝钉用于附在假牙或者牙桥上，之后可以取下。

### 陶瓷

在陶瓷材料中，类瓷物质、硅元素已经被磷酸钙取代，磷酸钙的表面结构与骨骼很接近，以至于组织可以在其中生长。这种材料移植到体内不会引起任何的组织反应或者变化。以前这种材料易碎，如今这个缺点已经克服。现在陶瓷已经可以替代有关节的表面，覆盖金属假体表面的薄膜层，以到达与骨骼的良好融合。

### 聚合物生物材料

合成聚合物材料大量应用于医学方面，如表 10-3。高分子聚合物与金属材料比较的主要优势是它们更易加工成型以适应于不同的情况。它们也更廉价，可以拥有各种的高机械性能。

### 医用聚合物的应用

用硅取代有机碳的特殊硅材料已经广泛用于整形外科手术，比如胸部重建手术。这种假体由外部固定的硅胶套构成，其中充满柔软的硅胶块或盐水。不幸的是，这种充满硅胶的假体在植入一段时间后可能发生破裂或者泄露。泄露出的硅胶可能会产生新的纤维组织并且结疤。而且这种硅胶材料的机械耐久度不高。

某些聚氨酯化合物具有良好的机械特性，包括耐久性和灵活性。这种化合物已经用于人工心脏的瓣膜上，这种膜的要求非常特殊，它必须能够承受每年大约 4000 万次的变形。

长时间以来，针织或者编织的聚对苯二甲酸材料（polyethylene tetraphtalate，PET）可以用来代替血管。而如今，针织聚氨酯材料以及其他诸如膨体聚四氟乙烯（polytetrafluoroethylene，PTFE）等各类具有很好生物相容性的可渗透材料已经投入使用。

表 10-3　各种合成聚合物的用途

| 合成聚合物 | 用　途 |
| --- | --- |
| 聚氯乙烯（PVC，Polyvinyl chloride） | 填充物、血袋、输液器、注射器 |
| 聚乙烯（PE，Polyethylene） | 导管、整形假体、柔韧器皿 |
| 聚丙烯（PP，Polypropylene） | 一次性注射器、薄膜、缝合线材料、人造血管 |
| 聚氨酯（PU，Polyurethane） | 膜剂、管道及管道部件 |
| 聚甲基异丁烯酸（PMMA，Polymethyl methacrylate） | 血泵、透析膜、人工晶体、骨骼黏合剂 |
| 聚四氟乙烯（PTFE，Polytetrafluoroethylene） | 导管、人造血管 |

这些可渗透材料的使用是为了使组织可以向内生长来固定移植物，就像以下所描述的。

事实上发现损坏的晶状体可以被假体替代源于偶然。在第二次世界大战期间，一位英国的眼科医生发现战斗机塑料罩的碎片对眼睛没有产生伤害，他后来就用相同的材料制作了可移植的人工晶体，就是聚甲基丙烯酸甲酯。这种材料被使用了数十年。但这种晶体有质地坚硬的缺陷，外科医生在移植时不得不在眼睛上切割出一个 6mm 的切口；因此现在大多数使用的晶体都由其中充满水凝胶的柔软套鞘制成。这种晶体在植入前体积很小，一旦植入眼睛，它就会吸水膨胀到正确的尺寸。

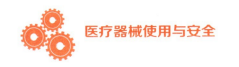

# 第**1**节

## 整形外科假体

关节应是无痛的，而且灵活稳固。但这些正常的性质会被几种慢性疾病影响。风湿性关节炎和其他骨关节炎往往会导致严重病变，以至于整个关节都需要用内镜置管术替换。髋关节和膝关节是被重建最多的，其他关节比如肩关节、腕关节、拇指关节可以用关节成形术来治疗。

## 假体的类型

整形外科的内镜置管术包括一种可以完全取代手术切除骨部分的人工骨关节，即完全植入体；另一种是仅仅取代关节的一部分，即部分植入体，如图 10-1 所示。假体也可以仅仅取代关节的表面，即关节假体，如图 10-2 所示，在关节韧带是完好的情况下这种假体足以满足要求。这种简单的植入体所带来的好处在于不需要繁琐的手术过程。

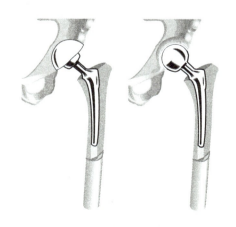

图 10-1　左：完全的髋关节假体，髋臼和股骨头均被移植材料替代。右：局部假体，只有股骨头被替代

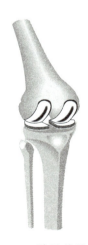

图 10-2　膝关节关节面假体

对于完全植入体，其两个关节面是用不同材质制作的，相对于使用相同的材质它可以获得最小的摩擦阻力以及损耗。比如髋关节植入体，股骨头可能由金属材质制作，髋臼杯由聚乙烯做成。为了减小摩擦力，股骨头可能要制作的比正常情况下略小，正常情况下股骨头的直径大约 50mm，而植入体的直径通常在 32mm 到 22mm。如今，陶瓷也已用于关节面的替代。

## 假体的固定

骨科假体通常使用骨骼黏合剂来黏合，一般使用快速凝固的聚甲基甲丙烯酸盐在移植过程中固定假体。缺陷在于一段时间后这种材料会变得坚硬易碎，断裂黏接碎片会导致疼痛。而且它不能完全地与人体相容，因为在骨骼黏合剂的基础面上会形成一种纤维薄膜。同时骨骼组织会被吸收，导致固定不牢、稳定性变差。

由于这个原因，非骨水泥的关节固定方法即生物固定方法被发明出来，这种方法使用多孔结构的假体，使得纤维组织可以向内生长到表面以内。这样就可以获得更长久的固定效果。其缺点在于固定过程需要一定的时间，有时手术过后疼痛缓解较慢。

### 并发症

所有类型的假体所带来的最严重的并发症是感染。其风险相对小一些，低于 1%，但是一旦发生，假体大多要更换。

有时假体因为固定过程中的机械问题而没有留在原位，这叫作无菌松弛。良好的手术技术可以使这种情况发生概率降到最低。在黏结髋骨假体的时候，适当的准备和冲洗股骨髓腔、塞紧髓管、适当填充黏合剂、维持近端的压力直到黏合剂的充分固化都是非常重要的。

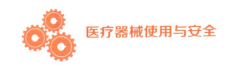

# 第**2**节
## 心血管假体

　　一些循环系统疾病现在也可以用移植心血管假体的方法来有效治愈。对于血管的异常情况，比如先天性缺陷、动脉瘤和动脉硬化的变化，人造血管可以替代病变的血管段。狭窄（阻塞）或心脏瓣膜缺损可以用人工心脏瓣膜来替代。心脏泵可以临时减轻心脏肌肉的负担。甚至人工血液也在开发中。

### 人造血管

　　人造血管的常见应用是用于主动脉瘤的治疗。它主要通过两种方法实现。第一种将主动脉暴露，横切，之后在两断面间缝合人造血管相接；第二种运用穿腔技术，将人造血管插入血管壁上的小切口中，之后移动到合适位置。在此过程中人造血管通过一侧腹股沟的股动脉插入，所以叫作经股插法，这样就可以省去腹部的切口。这期间人造血管在插入动脉的插管器中被压缩得直径很小。当人造血管从插管器中展开后，扩张连接到动脉内壁上的未病变部分，该处的内皮细胞生长物会固定人造血管。

　　常用类型的人造血管由针织或者编织的 PET 制成。但移植之后血液会通过循环渗漏，进而凝聚并且密封人造血管。凝结的血液之后被运输到纤维组织，相邻内皮组织的血管最终会覆盖移植的人造血管内部。如今的人造血管用优化的 PET 制成，密封性更好并且更容易移植。其对于主动脉以及更大动脉重建的长期效果是非常良好的；但是对于细小的血管，由于经常造成堵塞，效果不是很理想。

　　人造血管也可以配备金属网，即一种支架，如图 10-3 所示。这样的支架移植物在末端可以配有细小的钩，将人造血管固定在主动脉里正确的位置。

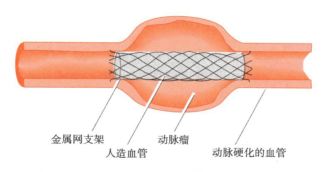

金属网支架　　　　动脉瘤

人造血管　　　　动脉硬化的血管

图 10-3　动脉瘤内带有金属网支架的人造血管

支架可以自己扩展，也可以使用气囊扩张。支架也可以分开使用，不伴随人造血管，用来支撑和扩展动脉硬化的血管，通常是使用气囊扩张。（见第 11 章）

## 瓣膜假体

狭窄并伴有闭锁不全的心脏瓣膜可以通过手术进行瓣膜假体移植来治疗。碟瓣假体由一个金属孔环组成，其外层是合成纤维编织材质，环上支柱支撑着一个圆盘，用这种方式来自由活动，如图 10-4（a）所示。圆盘的打开与闭合均以铰链式开关完成。另一种设计利用两片月牙形的薄片，打开与闭合是折叠形式，类似蝴蝶翅膀，见图 10-4（b）所示。用于更换的瓣膜也

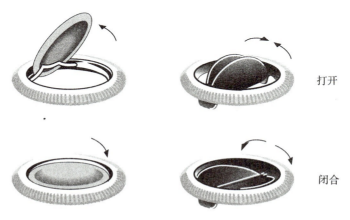

打开

闭合

图 10-4　（a）案例 10-1 中描绘的瓣膜假体。
　　　　（b）如今的瓣膜假体，其圆片类似于蝴蝶翅膀

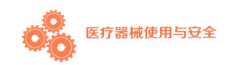

可以是从猪等动物身上获得的异体移植物。

在移植的过程中首先移除患者损坏的瓣膜，然后将假体缝合到圆环内，之后外部环绕圆环的纤维编织材质层会充满血液，接着这些血液会凝集并渗透到纤维组织，将假体固定在组织上。

**案例 10-1　因未充分报道导致多起死亡案例**

　　一位装有单碟二尖瓣膜假体的患者病情突然恶化致使心脏衰竭，之后短时间内死亡。

　　验尸报告表明，固定可开闭圆盘位置的支柱折断，结果使圆盘从瓣膜中脱离出来。这是由设计制造时的缺陷引起的。

仅在一个欧洲国家 43 位患者因同样的制作缺陷而死亡。如此大数目的原因在于官方随后跟进案例报道的失职，导致很多患者仍然使用了相同的瓣膜。这是发生在该国毫无疑问最大的医疗技术事故。如果能进行报道和跟进，即上市后监督，那么至少可以在一定程度上避免此类事故的发生。

**特别提示**

　　医疗装备都不是完美无缺的。你必须要发现缺陷和失败，而且即时报道出来。不要自认为你发现的失败是个例。让世人获知就是拯救生命。

## 心脏泵

为了在手术过程中提高临时的心脏动力支持，通常使用主动脉内球囊泵（intra-aortic balloon pumps，IABP）。它由一个细长的气囊构成，气囊嵌入降主动脉中并在主动脉瓣膜关闭即心脏舒张期膨胀，促进血液流向组织；在心脏收缩期时收缩来帮助血液进入主动脉。

最开始人工心脏的设想难以实现，但如今人工心脏的设计接近成功。重要的一步就是左心室辅助装置（left—ventricular—assist device，LVAD）技术的掌握。泵连接了左心室下端和主动脉。这个泵可以由独立的可充电电池或者主电源系统来驱动。左心室辅助装置通常只用于患者在等待心脏移植的过程中提供支持。问题之一是在泵入口处防止皮肤感染，其二就是散热问题。

轴向流叶轮泵似乎为永久心脏动力支持提供了可能。一种这样的设计是，直径只有 2.5cm、长度 5.5cm 的泵被放置于左心室中。管线连接泵和降主动脉。细小导线通过腹壁给泵传输动力，作为电源的电池附在腰带上。所有与血液相接触的表面均是高度抛光的钛。这个泵平均每分钟可以推动 5L 的血液流动。

## 人造血液

适当血型的捐助血液缺乏是一个不断重复出现的问题。不同的技术手段都在试图取代在危急情况下对于捐助血液的需求。在各项准备工作中，一种方法涉及使用人类或牛血红蛋白。聚合的或者交叉结合的血红蛋白仍然可以保持氧和二氧化碳的承载能力。类似的做法是用薄的类脂膜包裹血红蛋白来得到人工血细胞。

另一种方法是以全氟碳化合物乳剂组成的"呼吸液"完全取代血红蛋白。这种乳液的潜在用途包括外科手术、外伤、心脏开放手术、放疗、化疗过程中的肿瘤氧合。但这种乳液被血液中的噬菌细胞所排斥。

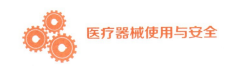

# 第3节

## 氧合器

在血液氧合器中氧气通过膜转移。有一种类型的膜是由大量涂有肝素的管组成，其直径大约为0.2mm。管排列得就像许多吸管塞到一个玻璃杯里。氧气进入管道而血液以相反的方向流出管道。在此过程中气体交换完成，血液携带氧气排出二氧化碳。

氧合器是心肺设备的重要部分，它用于心脏开放手术。在这里，血液从腔静脉泵入氧合器，然后再返回到主动脉。

氧合器也通过体外肺辅助呼吸器（extracorporeal lung assist，ECLA）和体外膜式氧合（extracorporeal membrane oxygenation，ECMO）用于肺部患者的临时护理。在这里，携氧的血液能够进入动脉或静脉完成自我输血。当再次通过静脉的时候，血液通过股骨静脉引出再途经锁骨下静脉流回，这是成人的普遍做法。

通过这种方法，携氧的血液提供给心脏右侧，因此也参与肺循环，促进了肺部愈合的过程。相较于动静脉ECMO，它的缺点是腔静脉内的血液混合物会造成血氧饱和度降低。

这种疗法可以在肺功能受损的情况下持续几个星期，比如用于婴儿。在裂孔疝病情下，肠滑入胸腔内，因此妨碍了婴儿肺的正常发育。此时ECMO就相当重要，它可以提供几天的时间用以准备手术。因为异物导致主支气管堵塞并已影响到整个肺部的儿童在进行支气管镜检查异物时也可以接受ECMO疗法。ECMO已经作为肺部慢性疾病的治疗手段，给予肺部组织较大的愈合机会。

呼吸作用的充分体外氧合不仅对于即时的气体交换护理有益处，也避免患者接受纯氧，因为氧自由基的形成会对肺部造成有害影响。

# 第 4 节
## 血液透析仪

肾功能完全丧失或严重受损会导致尿毒症。慢性的肾衰竭可能是由于早期肾炎或者肾循环失调引起的。急性的肾衰竭可能源于各种各样的临时原因，比如中毒（试图用安眠药自杀）或者严重创伤后广泛的机体组织功能退化。慢性和急性肾衰竭都可以用透析的方法治疗。其物理过程见技术窗 10-1。

透析可以在体外或者体内进行。在体外透析的情况下，血液从患者体内引出进入到人工"肾"，废弃物被去除，之后血液流回身体。这样的疗法也可以用这两种方式进行：血液透析，即废弃物被转移到透析液中；血液过滤，即只有小分子量化合物从血浆中过滤出，类似肾小球功能。至于体内透析，腹腔被用作"肾"，这就是所说的腹膜透析。

这两种方法是互补的。体外透析在快速去除废弃物上有优点，但是也稍微增加了感染的风险，而且需要的设备价格昂贵。体内透析使用较为简单，患者自己就可操作。但是也有引发腹膜炎的微小隐患，因为透析液是被直接灌输到腹腔中的。

 **技术窗 10-1**　透析仪中的物理过程

透析原理上是通过扩散、渗透、超滤这三个过程实现的。血液的净化是在总面积 $1\sim2m^2$ 的半透膜帮助下完成的。这样的半透膜只允许小分子量微粒通过，而大分子量微粒，比如白蛋白、丙型球蛋白等就会被留下。

物质通过膜的方向都是向低浓度一侧扩散。血液中累积的废弃物转移到透析液中直至达到平衡。在同样的模式中，不论何时只要透析液的浓度稍高，小分子量物质扩散的方向就是从透析液（拥有和细胞外液相同的成分）到患者。平衡达到后，机体的内环境

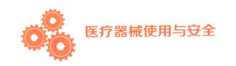

就恢复了。

　　渗透的过程可能会使患者失水。如果透析液的渗透压高，比如高浓度的葡萄糖溶液（7%），水分就会从患者到透析液中。如果患者不需要过度脱水，最好选择低浓度的葡萄糖溶液。

　　在超滤过程中，血液的流体静力压提高到可以使小分子量微粒强行通过半渗透膜以从血液中滤除。

## 血液透析

　　血液透析就是将血液引入体外透析仪，如图 10-5。临时治疗时，将一根双腔导管插入到股静脉中。对于长期治疗，则会用到动静脉瘘手术，大部分通常在左臂，瘘管永久连接动脉和静脉。瘘管由于动脉血压会扩张，便于患者和透析仪的连接装置反复刺穿。高效的透析治疗需要功能良好的瘘管。血液通常流量为每分钟 200 ~ 300ml。

　　在连接患者和透析仪之前，透析仪的透析侧充满了透析液，血液侧是生理盐水。检查整个系统中没有空气泡后，血液导管就会插进瘘管或者双腔导

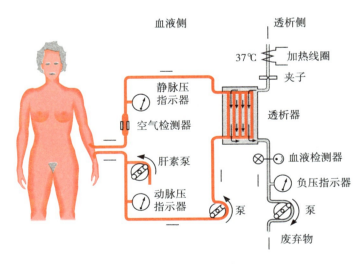

图 10-5　血液透析仪

管中。要持续加入肝素以防止仪器中任何血液凝固。透析过程结束后，仪器中和血液导管中的血液要再输入到患者体内。一次血液透析通常持续 3 ~ 5 个小时，每周三次，一般在医院进行，也可以在患者家中。在重症监护病房有时使用持续缓慢的血液透析。

血液透析仪必须要装配某些控制电路。为了避免大量失血以及膜破裂，透析仪上安装有连接自动机械装置的血液检测器，一旦发现泄漏就立即关闭血液泵。进出设备的压力都会被测量，透析液的成分也会被检测，比如检测导电性。恒温电路必须保证透析仪的温度在 37℃。

## 案例 10-2　高龄妇女死于肺栓塞

一位 82 岁高龄的老人在刚经历手术之后接受晚期尿毒症的治疗。医生使用了无肝素的透析治疗法，没有使用任何抗凝剂以避免手术后出血的风险。在无肝素透析治疗过程中，为了防止输液管血液凝固，透析过程要连续进行，不能在血液流动时中断。一名医生指示通过动脉注射白蛋白。对于这种类型的输液有一个不成文的"规则"，就是由于有并发症的风险而不能让患者单独进行输液。

当药瓶中只剩有少量白蛋白时，护士减慢了滴注白蛋白的速率，然后去照看另一位患者。之后她就去喝咖啡休息。大约就在减慢滴注速率 10 分钟后，表明系统中出现空气的警报声响起。护士赶到患者处，发现"空气防护装置里充满了血液"，她推测警报是由于"空气室中的扰动"引发的。然而她没有注意到白蛋白瓶已经空了。她进行了一系列的操作以降低空气室中血液的高度但都失败了。因此她按下了按钮让血液绕过空气室。在重启空气防护装置后血液泵重新启动了。

这时来自另一处患者的警报响了起来。当她查看这个警报时，这位 82 岁老人的透析仪空气警报再一次响起。护士认为新警报与上次触发的警报出于相同原因。由于担心透析仪停止后会导致凝血，惊慌的护士按下了空气防护装置的旁路按钮，血液泵再次启动，这时她注意到空气正在经过导管流向患者体内。这时，指定为这名特殊患者看护的专门护士赶来关闭了透析仪。

一个星期后这位患者死于空气栓塞。

这样的错误已经发生过几例了。专门负责患者的护士在动脉蛋白输注期间是绝对不可以离开患者身边的。临床管理人员有关病房内责任委派的错误，还有整个单位中信息在护士和组织间的传递问题。动脉输液的书面指令和其他日常规程没有得到有效的落实。

**特别提示**

如果你感到不能完全处理某种情况，或者你感到不安和恐慌，在咨询有经验的同事之前千万不要关闭警报。

## 血液过滤

血液过滤法类似于血液透析，只不过在血液过滤法中透析液不是经常用到。血液在半透膜的一侧流动，半透膜使水分和小溶质顺利通过，但是血浆蛋白和血细胞却不能通过。当将负压作用于膜的外侧，超滤作用发挥效果，这就类似于肾小球的功能。所有小分子量的物质被血液带走同时产生类似原尿的液体。每个疗程过滤 20L。过程中所失去的水分和其他小分子量的物质通常通过静脉电解质注射来获得。

在血液透析过程中，患者经常会伴有头痛、肌肉痉挛、血压下降的症状；但是在血液过滤的过程中这些问题不是很明显。

## 腹膜透析

对于腹膜透析，腹膜起透析膜的功能。一根导管通过肚脐下的小切口穿过患者腹壁。无菌的透析液被引入到腹腔中，随后开始扩散，之后透析液从腹腔中排出，如图 10-6。有两种方式：连续移动腹膜透析（continuous ambulatory peritoneal dialysis，CAPD）和间歇腹膜透析（intermittent peritoneal dialysis，IPD）。

CAPD 方式下，患者的腹腔中一直存有 2L 透析液，透析液每 24 小时更换四次；这个过程不必一定要在医院完成。治疗不需要任何的设备，患者可以自己完成置换。无菌套装由装有透析液的收集包和特殊的耦合装置构成，耦合装置可以方便地连接腹膜和装置，见图 10-6 所示。

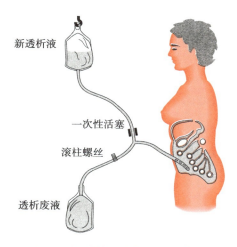

新透析液

一次性活塞

滚柱螺丝

透析废液

图 10-6　腹膜渗析仪（CAPD）

CAPD 对于糖尿病合并肾衰竭患者有一个特殊的优点，即可以将胰岛素加到透析液中。这样就可以更好地控制血糖浓度。

IPD 这种方式一般在医院进行，腹膜腔用一种特殊的设备清洗，每次时间是 8 ~ 15 小时，每周 2 ~ 3 次。使用容积泵将已经预热到体温的透析液注入腹膜腔。当泵排出腹膜腔透析液大约 30 分钟时，将液体容积仔细记录下来。这是很重要的，用以确认每次置换透析液后没有残留液体。否则残留液滞留几个周期后，积液会达到隔膜引起呼吸困难。

## 重症监护下的肾替代疗法

在重症监护情况下会使用修正血液过滤方法。对于长期卧床的患者可以使用连续血液过滤，即 CRRT（continuous renal replacement therapy，连续的肾替代疗法。如果不连续，缩写为 RRT，renal replacement therapy）。这种方法的优点在于，相对于间歇性过滤，它对于循环系统的压力小。也有一些其他方法，比如原始的方法持续性的动静脉血液过滤（continuous anterior-venous haemofiltration，CAVH），如图 10-7。通常做法是股动脉穿刺，血液流经滤器，净化血液的方法类似于肾脏。患者自身的血压提供过滤动力。血液和过滤器间压力差通过调整在过滤器上方 10～50cm 处连接过滤器的收集包的上升和下降来控制。动脉压迫使水分和小分子量微粒透过过滤膜。流失的液体被替代，之后血液经股静脉流回患者体内。通常在靠近过滤器的地方持续注入肝素以防止血液凝固。这种方法很简单，不需要复杂的设备，对于患者风险小，远离动脉穿刺的高风险。它明显的缺点是，如果血压低就会限制净化血液的量，而血压低是高危患者大多会出现的情况。

持续性的静静脉血液过滤（continuous veno—venous haemofiltration，CVVH）效果更为优异，如图 10-7 所示。从大静脉，比如从股静脉或者颈内静脉穿刺并插入双腔导管。血液通过蠕动泵从导管一端的小孔被吸出。经过过滤器之后，血液通过导管另一侧的尖端开口流回患者体内。这种方法的优点是不用刺穿动脉。如果没有使用置换液的话，这种方法就叫作缓慢连续超滤（slow continuous ultrafiltration，SCUF）。

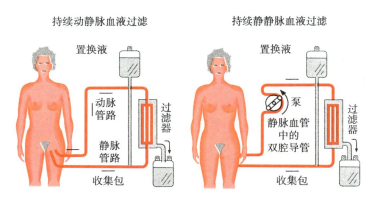

图 10-7　重症监护中血液透析治疗两种常用方式的原理患者的连接部分可能通过其他的动脉或静脉完成。图中省略了一些常用设备，如抗凝剂（肝素）的输入部分。置换液也可能加到过滤器之前

更进一步的改进也是应用血液过滤技术，即连续静静脉血液透析仪（continuous veno—venous haemodiafiltration，CVVHDF），如图 10-8 所示。透析液通过过滤器的方向与血液流动的方向相反。通过控制透析液的流进流出过滤器，在膜另一侧的血流就可以产生负压。

持续性的肾替代疗法越来越多地用于高危患者的治疗而不仅限于肾衰竭患者，例如重伤、休克、败血症、服毒（企图自杀）、电解质和酸碱度不平衡等。重症患者通常输液量很大，导致身体机能的超负荷、间质水增多、肺部水肿，这些也可以通过持续肾替代疗法有效解决。CRRT 也提供一种可以控制人体体温的简单方法。

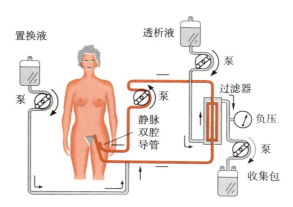

图 10-8　连续静静脉血液透析器

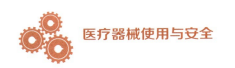

# 第5节
## 体外免疫吸附

　　体外吸附可以去除血液中的某些有害抗体。这个方法类似于血液透析，但是不同的是透析膜被吸附柱替代，吸附柱上附有可以和抗体结合的蛋白质用以将抗体从血液中去除。这种方法可用于去除与大量疾病有关联的循环免疫复合物，比如特发性血小板减少性紫癜（idiopathic thrombocytopenic purpura，ITP）、溶血性尿毒综合征、红细胞发育不全或者通过去除重要凝血因子的抗体来治疗血友病。

# 第 **6** 节

## 助听器

据估计有 10% ~ 12% 的人口有影响日常生活的听力损失，这其中一半的人都有必要使用助听器。但是目前需要的人中也只有大约一半的人使用了助听器。大部分老年人需要助听器，一半以上的这种患者年龄都在 70 岁以上。

患者的听力情况通过使用标准听力测试进行评估。这是很安全的过程，但是就像任何的临床测试一样，要注意出现并发症的情况。

---

**案例 10-3**　**比受试前更聋的患者**

一名患者经历了一次听力测试，声级提高到了使听力丧失更为严重的等级。

在其他几位患者遭受同样的情况后，协议被修改了。

---

助听器由接受声音的扬声器、可以自动调整音量的音量控制放大器和一个接收器构成。音量控制器以前是手动的，但是现在一般都是自动调整来帮助使用者调整音量。助听器也应该配有可以从特殊的电线圈接收磁信号的感应线圈。这种助听系统可以接收无线传输，例如电台/电视节目、讲座及演讲。助听器上装有开关，M 表示麦克风，T 表示遥感线圈，使用者可以选择合适的功能。助听器的能量来自可更换电池或蓄电池，持续时间大约 100 小时。

助听器的调整要适合每个患者的需要。这取决于听力损失的种类以及使用助听器的环境。

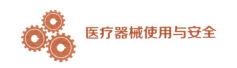

## 助听器的种类

按外部形态划分助听器有四种主要类型。

佩戴型助听器、扬声器、放大器和设定控制部分都集成在一个盒中，接收器通过一根导线与它们相连，接收器预先装配在定制的耳模上。这种助听器可以装在口袋中或者用户手持。佩戴型助听器的优点在于可以使用寿命长的电池，便于调节音量和调整音调。选择较大的盒是为了便于有精细运动功能障碍的患者使用。然而由于扬声器不自然的位置和长导线，这种类型的助听器使用的范围不广。

一种常用的助听器是耳背式助听器（behind-the-ear，BTE），其所有的电子部件包括接收器都安装在小的月牙形盒中悬挂在外耳后，如图 10-9 所示。声音从集成接收器经由透明的塑料管传到耳道内的定制耳模中。因为助听器安在头部一侧，使用者对于声音的印象更为自然。控制部分安装在设备后侧，也容易操作。

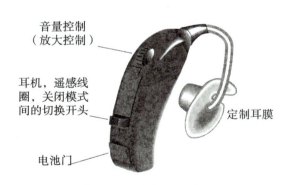

音量控制
（放大控制）

耳机，遥感线圈，关闭模式间的切换开头

定制耳膜

电池门

图 10-9　耳背式助听器

更高级的类型是独立控制单元可以放置在使用者的口袋或手提包中。控制单元允许使用者通过远程控制调整设定。

眼镜式助听器是耳背式助听器的变化版，即电路整合到使用者的眼镜框中。当然这种设计不是特别实用，因为眼镜和助听器不一定同时使用。

越来越多的患者青睐于耳道内助听器（in-the-canal，ITC），其整个部件都安装在耳道内定制的耳模上，如图 10-10 所示。根据部件体积和患者耳道的大小，整个助听器可以安装在耳道内，这就是耳道内助听器（completely-in-canal，CTC）。然而这种设计不能调节遥感线圈。由于扬声器放置在耳道入口，通过利用外耳声场和头骨的响应使用者可以辨别声音的方向。

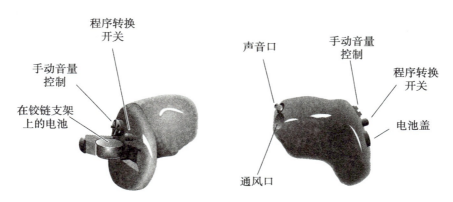

图 10-10　耳道内式助听器，展示为真实尺寸。助听器显示为当阅读者头微转向左侧时安装在耳内的位置。很多 ITC 助听器都是自动调节音量而不是手动调节。程序开关可以选择普通模式、噪声减少模式和遥感接收模式

**特别提示**

如果你之前没有给患者佩戴过耳道内式助听器，佩戴方法就不是那么显而易见的。请观察图 10-10 以学习辨别左右和上下的方法。首先注意进入耳道的部分要在外耳洞向下突起部分的上方。接下来注意进入耳道的部分要被朝前额的凸侧和朝颈部的凹侧弯折。

一般来讲，耳模要有通气道或者钻孔用以平衡耳道内压力和大气压。如果没有通气道就会形成压力差引起耳的堵塞感。

一个主要的问题是要避免从耳道的声音输出反馈到助听器外侧的扬声器上。如果出现这样的反馈就会产生声量大声调高的哨声杂音。旧型的耳模为

了防止这种杂音不得不紧贴耳道以致通气道非常狭小。声反馈也可能在用助听器接听电话时发生。

声音通道也很容易被耳垢和灰尘所堵塞，定期清洁是必须的；老年患者可能需要他人的帮助才能完成，包括更换电池。为了避免声音反馈，老年用户依然需要他人帮助调整，还有音量调节等。

> **特别提示**
>
> 首先调低音量直到噪音消失，接着调整耳模使佩戴合适，最后再调高音量直到可以听清正常对话。

现在先进的助听器使用特殊的电子电路来防止声反馈，即声反馈消除器件。这样的设计允许耳道内有宽大通气道，这又带来另一个优点，即使用者可以在低频声段使用自己的听力，就像以下所描述的。

### 声级

普通人的听力可以适应当下所处环境的声音。即使在大流量交通噪声环境中我们也可以辨别话语声，也可以辨认出来自森林远处的鸟叫。但是失聪的人缺少这样的适应能力。

在适当的声级情况下设置适当的音量，对于简单类型助听器的使用者来说是一个不断重复的实际问题。人们运用了各种技术手段来优化这个过程，或者在更先进的设计里完全去除音量控制这种需要。比较简单的助听器都有声级限制器防止产生超过特定级别的声压。缺点在于当声音提高到限制器的限制级别时声音就会失真，听起来"声音沙哑"。如今的助听器都配有自动增益控制（automatic gain control，AGC），可以通过声级来确定放大的程度。

### 频率特性

人的发音由辅音和元音构成，辅音的发音主要在高频段，而元音的发音以低频段为主。由于辅音传递了大多信息，它们应该比元音的放大程度更高用以区别话语。而从另一方面来讲，包含更多能量的元音反而应该被削弱。

患者在不同频段上听力丧失的程度也不尽相同。在高音范围即高频段受到的影响比低音范围即低频段受到的影响更为普遍和严重。出于这个原因，每一个助听器对不同频率的放大程度即频率响应都应该单独调整。在各种不同的声音环境中，一些先进的助听器可以编程为不同的声音再现，用户可以选择声音再现类型以适应特殊的听力环境。各种模式转换可以通过控制盒的无线传输很容易完成。

进一步优化还包括噪声消除装置，见技术窗 10-2。饱受听力丧失折磨的人大多为老人，他们对于高级功能的助听器需求很低，更喜欢简单易用的。

 **技术窗 10-2** 　助听器中的噪声消除装置

最难的技术问题是助听器在噪声环境中提高性能。有听力障碍的人对于噪声的忍受度比普通人低。很多使用者都对噪声环境下的助听器使用很失望。

在制造车间和机舱内很大程度上很容易抑制噪声。比如在耳机中接收单纯的噪声信号，移相 180°再与声音信号混合，这时噪声会被抵消以至于几乎无法听到。如果噪音信号可以完全从有用的信号例如说话和音乐中单独分离出来，那这种方法就是可行的。

但是这个想法在助听器上不可行，因为助听器中扬声器放置的位置是外耳的里侧或后侧，无法分辨信息和噪声。有一种数字技术的意见是当没有声音时减小放大增益，有声音时调满增益。这就在使用者不需要接受声音时，减轻听到的噪声。另一种自动检测的方法是分析记录信号的频谱。语音中的元音都有倍音特征，以区别于噪声。即如果元音 "a" 的基本频率在 100Hz，倍音的频率就在 200、300、400、600 甚至到 8000Hz。助听器对于每个倍音的放大倍数大于其他谐波。一种方法的例子是辨别典型倍音模型，之后调整放大。当没有典型的倍音模式时，放大就调到低值并持续 5～10s。

因此，到目前为止，在噪声环境中可接受的助听器只能通过在不接收话语信号时减少增益的方法来解决噪声问题。

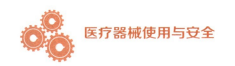 

## 听觉植入体

严重听力丧失的人可以使用带电极的电子刺激器，它可以移植入失聪耳的耳蜗中，这就是所说的人工耳蜗。这种装置可以刺激听觉神经中还保留功能的神经纤维来获得听觉。通常将 22 个或更多电极排列在非常细的硅树脂管上，硅树脂管可以插入耳蜗螺旋状的腔中。电极连接着移植在耳后皮肤下的接收单元。外部的扬声器和传感器在特制的助听器中，就像普通的佩戴型助听器，将信息传给接收器。

通过这种方式产生的听觉和普通听觉的产生是完全不一样的。但是对于患者来讲，终于再次和有声世界接触。在附近环境中的声音可以被感知，而且患者可以调整说话的声音——对于严重失聪的人来说学习说话是困难的，因为他们不能听到自己的声音。大部分患者理解话语的能力都得到了很大提高，特别是在和读唇结合起来时。一些患者甚至到了可以打电话的程度。早期植入对于儿童有好处，一般是在 2 岁时，以便在他们开始学习说话时可以听得到声音。

另一种方式也类似于助听器，但是不常见，就是脑干听觉区移植（auditory brainstem implant，ABI）。它用电极刺激接近大脑听觉区的大脑皮层部分。这种装置用来帮助没有听觉功能神经的患者。

# 第**7**节
## 发声辅助装置

做过咽喉切除手术的患者经常学会用食道说话，这称为食管发声。患者吞下空气，然后再以声音的形式将它们释放或"嗝出"，通过调整咽和口腔的共鸣腔来发声，就像正常讲话的声音。然而这种声音声调粗糙而且沙哑很难被接受，尤其是对于女性患者。这种声音也很微弱，通过电话很难听清。因此人们设计了电子咽喉假体，即电子喉，用来代替喉的语言生成功能。电子喉由一个电动振动器构成，振动器在颚骨以下抵住颈部。振动器产生基调，然后说话的人处理清晰度，或在咽部和口腔的共鸣腔重新修正。

发音假体给做过气管造口手术（通过颈部打开气管）的患者提供了一种更先进的解决方法。假体被植入气管和食道之间，它包含一种振动声源，叫作食道括约肌或者假声门。当患者说话时气管造口关闭，迫使空气通过假声门。这可以通过两种不同的设计来实现。其一是手动关闭气管造口，或者在患者提高肺的空气流量时自动关闭开口内置的自动塞，在正常呼吸时，它仍然保持开放。患者说话时就像语言在嘴中形成一样。在进食时假声门保持闭合，这样就可以防止食物进入气管。

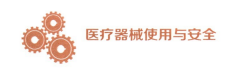 

# 第 **8** 节

## 起搏器

心脏节律异常可以通过植入心脏起搏器来治疗。最常见的适应证是由心房到心室的脉冲传导紊乱，即心脏传导阻滞（第 6 章）。

这种方法对于完全心脏传导阻滞的治疗很成功，这样的患者存活率与没有患心脏传导阻滞的对照组是一样的。

起搏器一般是在身体一侧的锁骨下皮下植入，多数情况连接 1~2 根导线（包括电极导线），导线通过外周静脉插入，再通过上腔静脉延伸到心脏右侧，如图 10-11 所示。之后导线电极头的正确定位是用 X 线透视确定。起搏系统检查器用于检查起搏器采集信号以及刺激心脏收缩能力。植入过程是在局部麻醉下完成的，手术用时少于一个小时。

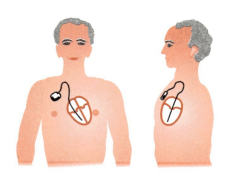

图 10-11 植入的起搏器

一个典型的起搏器的规格为 5cm×4cm×0.6cm，重约 20g，简易型的起搏器更小一些，如图 10-12 所示。密封盒子通常用钛元素来制作。起搏器的驱动使用锂电池，根据电力消耗情况，锂电池可以提供 10~15 年的使用寿命。导线直径大约是 2mm，绝缘材料是硅橡胶或者聚氨酯，电极端可以由铂、碳、氧化铱或者钛氮化物制成。

电极不仅用于感应自发心脏节律以控制起搏器的刺激行为，还用于刺激

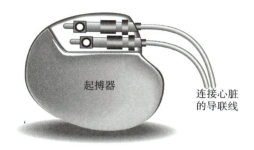

图 10-12  心脏起搏器

心肌以引发心脏肌肉收缩。用感应到的心脏自发活动来控制起搏器有下面几个原因。心脏节律失调可能只是偶尔发生，比如说患者大部分时间心脏节律都正常，这种情况下心脏正常跳动，而起搏器依旧连续刺激心脏就浪费了能量。另一个原因是，在一个正常的心跳过程中起搏器的刺激会造成危险，例如在心动周期的脆弱时期发出刺激可能引起心室颤动。

引起心肌收缩的阈值是 2 ~ 3 $\mu$J。脉冲的振幅和宽度要设定在某个安全的余量内以保证可以产生收缩。脉冲的振幅通常设定在 2.5 ~ 10W，脉冲宽度在 0.25 ~ 1ms。

## 起搏器的类型

人们已经研发出很多不同种类的起搏器，可以依据多种方式来分类，包括导线的数量。如果只在右心房或右心室有一个电极，就称为单室系统；如果右心房和右心室均有电极，就叫作双室系统。也存在三电极系统，不仅用于刺激右心房和右心室，冠状动脉窦中的电极可以用来刺激左心室。

另一种分类的方法是基于所治疗的心律失常类型。心动过缓性起搏装置用于治疗各种引起心律过缓的阻塞或者过慢的心脏节律。心动过速性装置用以治疗心律过快、心动过速的情况。通过调整植入起搏器的编制程序，同样的设计可以用于治疗不同的节律失常。因此起搏器的功能是因人而异的。

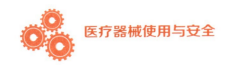 

**起搏器代码**

不同的代码用于将起搏器编组、分类、分等级，例如已经使用了很多年的心脏病学会国际委员会代码（Inter-Society Commission for Heart Disease, ICHD）。其他的代码也是类似的，其详细描述超出了本书的探讨范围，这里仅表明其原则。以下范例基本是基于 ICHD 代码。它由五个字母的代码构成，但本文只列出日常使用的前三个位置，见表 10-4。

T=triggered，触发，意为起搏脉冲由同室的脉冲引发。

I=inhibited，抑制，意为当正常心脏活动时，起搏脉冲被阻止。

D=dual，双重，在第一位置意为心房和心室均起搏；在第二位置意为心房和心室都被感应；在第三位置意为心房被触发，心室的输出被抑制。

O="none"，代表问题中的功能缺失。

举例：

VOO= 起搏器为心室起搏（刺激），但是没有感应功能。速度是异步的，即为不受任何自发心脏搏动的影响。

VVI= 起搏器为心室起搏，但当植入心室的感应电极感应到心室活动时起搏器被抑制。

DDD= 起搏器在心室和心房中均会起搏和感应，但当患者心脏活动正常时，起搏器被抑制。

还有日常用语中更多代码的描述。VOO 型的起搏器是有固定速度的或异步起搏器，它不能适应于各种自发性的正常心脏活动。

表 10-4　ICHD 代码

| 位置 I | 位置 II | 位置 III |
|---|---|---|
| 起　搏 | 感　应 | 响　应 |
| 腔 | 腔 | 腔 |
| A= 心房 | A= 心房 | T= 触发 |
| V= 心室 | V= 心室 | I= 抑制 |
| D=A+V | D=A+V | D=T+I |

在第二、第三位置上分别为 AT 的起搏器，叫作心房同步型起搏器。相应的，AI 或者 VI 的起搏器叫作按需型起搏器，即只有在需要时做出刺激、起搏、脉冲的行为。按顺序刺激所有心脏腔的起搏器，在首字母位置标注"D"（双重），这种起搏器叫作 AV 序列起搏器。

起搏器并发症对于装有单室起搏器的患者是个问题。倘若心房收缩时正好心室也收缩且房室瓣关闭，患者就会感到强烈的心悸。这种并发症也能由心房节律和心室节律不同步或者是脉冲从心室到心房的逆行性传导引起。选择 DVI 或者 DDD 起搏器，可以减少这种问题。

## 生理速率调节器

以上介绍的起搏器中存在着最重要的不同在于速率由心脏活动来决定还是由其他参数决定，像速率响应起搏器或传感器控制起搏器，比如 DDDR。由这样的起搏器所产生的脉冲率是由一个或几个参数来控制的，参数会因患者的身体需要而变化，所以起搏率可以加快心率刺激以满足机体活动或者新陈代谢的需要。这一点是有用的，假如患者的窦房结功能丧失，那么就可以用这种方法调整起搏。

活动感应起搏器在某些条件下也会使用。这种起搏器应用了机械运动传感器，可以感应患者的运动与加速情况。因此当患者运动或进行体力劳动的时候，心率就会提高。当然缺点也是显而易见的，当患者位于行进的车中，心率同样会提高。但这种设计简单而可靠。

分钟通气量起搏器由通气量来控制，通气量在呼吸过程中由可以计算胸廓电阻变化生物电阻抗测量（bioelectric impedance measurement，BIM）的传感器来进行记录。

QT 间期起搏器利用了循环去甲肾上腺素水平对于 QT 间期的影响这一原理，由此可以实现激素对心率的间接管理。

起搏器对于外部电磁场（EMI，见第 3 章）的感应很迟钝。但与汽车点火系统的紧密接触会导致起搏器不慎被抑制。另外，装有起搏器的患者不能够接受经皮神经电刺激（transcutaneous nerve stimulation，TENS，见下）的治疗。

**起搏器编程**

起搏器可以在体外编程以适应患者的需要。脉冲宽度和幅度需要进行设定以优化电能的使用。起搏脉冲频率设定在每分钟 30～150 次。程序心率决定了最低的心率。现在的起搏器甚至可以根据自身判断自动设定超过刺激阈值的幅度。

起搏器类型的选择和程序参数的设定主要取决于位于心房的窦房结的状况。如果患者的窦房结功能异常引起心动过缓，这种情况可以使用 AAI 起搏器来进行修正，当然这时假设心脏传导功能的其他部分是完整的。如果患者患有心脏传导阻滞，需要选择心室刺激型的起搏器，如 VDD 或者 DDD 起搏器。这种情况要求窦房结功能完整，可以用心房来调控起搏器。

起搏模式（如 VVI，DDD）的重新编程可以直接完成，甚至不用刺破皮肤。现代起搏器也可以自动选择，比如根据心脏自身的脉冲情况从 DDD 模式切换到另一种模式。遥测技术可以远程下载储存在起搏器中的数据，以便专业人员可以审查使用的程序、起搏器模式、串口序号、患者身份证号码、移植起搏器的地点、电话号码、植入日期编程、起搏模式和根据患者心脏情况的变化而所提供治疗的详细历史信息。起搏器也可以储存心内心电图，显示在治疗过程中所发生的变化。对于抗心动过速装置和可植入除颤仪，这是非常重要的。

# 第**9**节

## 除颤仪

使用电击令患者复苏，这种技术在 18 世纪 90 年代的英国就已经使用了。这种方法的出现归功于在"假死"下可以使人复苏的"神奇的电击力量"。但是当时世人没有进一步探索，使得这种方法很快被世人遗忘，直到 20 世纪 50 年代才再次出现。

大多数在医院或救护车工作的内科医生和护士可能会在某些时候需要对患者除颤。几乎没有多少技术方法在生命急救的情况下显得如此重要。

除颤仪的原理很简单。在除颤仪的外部，电极被放置在胸前，这样电流可以沿心脏长轴流过，如图 10-13 所示。当电容器放电，此时的电容器电压可达 4000V，产生大约为 5A 的电脉冲，持续时间达 5 ~ 10ms，详见原理窗 10-3。这能引起所有的心脏肌肉纤维收缩，接着出现短暂的不应期，之后心脏就可以恢复正常的功能。

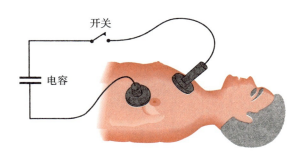

图 10-13　除颤仪的简易原理

## 适应证

除颤仪最常见的适应证是心室纤维性颤动。这种心律失常的情况也是心脏病发作的并发症，甚至梗死区域很小时也可能发生。除颤仪通常使用外部电极，就如上文所述。在心脏开放手术中会故意引起纤维性颤动，用以帮助手术过程中保持心脏停跳。在完成手术后，会使用两个"勺匙"状的内部电极来除颤，这种电极有一个凹的内表面，以保证和心脏的良好接触。

房颤、心房扑动和室性心动过速也都可以用除颤方法来治疗。在这些情况下电除颤一定要与心动周期同步，在 T 波出现时要避免电击，因为 T 波是心室复极化过程中的"脆弱时期"。如果发生这种情况可能会导致心室颤动，这是一个比原本症状危险得多的状况。同步是通过获得心电图信号来实现的，之后在心动周期的适当阶段触发放电。这种类型的治疗即同步除颤，也叫作心脏电复律或者电击复转心率术。

## 除颤仪的类型

从电力供应的角度来讲，除颤仪可以分为三类。用电池操作的除颤仪用在移动单位上，用于患者在医院内或在救护车上的转运。大量失败的电击尝试都是因为电池电量不够造成的。除颤仪的另一种常见类型是整体电池电源控制除颤仪，其一旦和主电源连接就会进行涓流充电。当用于便携单位时，这些除颤仪不能像使用可替换电池的除颤仪一样可以频繁放电。完全主电源控制的除颤仪只能用在固定设备上。

 **技术窗 10-3**　除颤仪设计

除颤仪的基本原理在图 10-14 中给出。

电容器通过变压器和整流器充电达到预期的电压水平，电能的供给通过电源线路或者电池进行。

电感线圈和电容器串联以保证 5 ～ 10ms 的合适脉冲宽度。在治疗患者之前，电容器被充电到预期能量级别的电压水平。在除颤仪放电时，平时将患者与充电电容隔离的高压开关闭合。

下图同样阐释了除颤脉冲在必要时是如何与心动周期同步的。当开关在不同步位置时，按下手动开关后除颤过程就会立即开始。在同步位置时同步线路和触发开关相连，心脏除颤过程只会在心动周期的某个阶段进行。

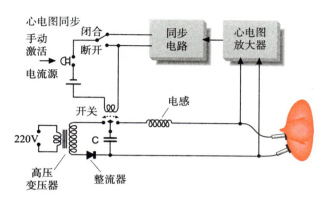

图 10-14　除颤仪的基本原理

从功能角度来看，除颤仪可以依据自身自动功能的数量来分类。使用手动控制的除颤仪，使用者必须对于心脏除颤有自我评估，通过按下电击手柄上的按钮来触发放电。半自动除颤仪有询问特性，集成了逻辑分析心电信号和指示何时应用心脏除颤两个功能的软件。半自动除颤仪在有无自动电容充电功能的情况下均可使用。如果除颤仪不能够自动给电容充电，那么这一步骤就需要在除颤仪提示使用之后手动进行。全自动除颤仪不需要人工控制，在自身逻辑认为心脏有除颤必要的情况下，除颤仪自行触发放电。

全自动和半自动的除颤仪是很有价值的工具，因为对于医护人员和受过训练的人来说，他们没必要在心脏除颤进行前对心电信号进行一番分析。

在以上描述的除颤仪类型中，电流都是沿一个方向流过心脏。如果在电击过程中改变一次电流方向，那么需要的能量会更少，这就是双相除颤仪。鉴于其能量消耗更低，该种电击装置体积更小，更便于携带。在使用这种除颤仪时要遵循制造商使用说明书上对于这种除颤仪应提供的除颤能量，其与单相除颤仪是不同的。

因为患者状况要依据心电图波形来进行评估，所以除颤仪上通常配有内

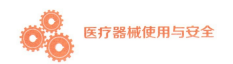

置心电图显示屏。通过观测波形图使用者可以很容易分辨出心室纤维性颤动和心搏停止。

---

**特别提示**

　　仔细阅读使用说明书来使用除颤仪。如果它是电池供电的，那么电池在需要充电之前，检查只用于心电图监视可以使用多长时间是非常重要的。

---

**案例 10-4　太多帮助**

　　一位中年女士在外出时晕倒。在等待救护车期间一位当地的家庭医生被叫来实施急救。当救护车上的医护人员到达时，这位女士已经出现了明显的发紫症状。医护人员使用了除颤仪，并按下了仪器上的按钮进行心律序列分析。这时这位家庭医生仍在进行胸部按压，后被要求停止。分析师检测到了心室的纤维性颤动，达到 200J 时建议使用一次电击。当医护人员按下除颤仪的按钮，除颤仪却失效了，没有任何反应。接着他改变装置模式为手动，触发了一次 200J 的电击。当这位女士到达医院时，她已经可以坐起来说话了。

　　随后对于储存在除颤仪中的数据分析表明，胸部按压给心电信号造成了干扰，导致除颤仪不能确认它自己之前的判断。在医护人员试图电击时，除颤仪却已经放弃内部充电，导致第一次电击无效。

## 心脏除颤能量

美国心脏协会曾为外部心脏除颤推荐以下能量。

- 成人，第一次 200J，第二次 200~300J，第三次 360J。
- 儿童，第一次为 2J/kg，之后为 4J/kg。

对于体内除颤。

● 不论体重均为 5 ～ 40J。

欧洲复苏委员会已建议成人按下列顺序设定外部除颤能量：200J、200J 和 360J。应当指出，双相除颤仪可以使用较低的能量输出。

| 案例 10-5　对于除颤仪要求的混淆 |
| --- |
| 　　一位患者在英国一家医院接受去纤颤治疗。医务人员在医院都习惯于使用普通的单相除颤仪。当患者突然陷入心室纤颤的情况下，由于医护人员发现新型双相除颤仪上的可替换能量要比建议的能量值低，对于要求混淆延误了治疗。但是患者还是存活了下来。<br>　　随后对于这种类似情况的调查表示，当双相和标准除颤仪在同一临床区域使用的时候这种混淆尤其会发生。建议是接收更好的训练和在任何一个临床区域里只使用一类除颤仪。 |

**特别提示**

　　当新设备被引进到病房时，要随时知悉信息。这对于类似除颤仪的救生设备尤为重要，在设备到达以后要第一时间阅读手册。

　　在能量达到300J时，流经患者的电流大约50A。为了获得这么高的电流，患者皮肤与除颤仪电极（除颤垫）间的接触一定要良好。所使用的高导电凝胶垫（除颤垫）或者自粘电极易于操作，尤其适用于急救运输的情况下。以前使用一种特殊的除颤凝胶用于保持除颤垫和皮肤间的良好接触。旧式的装备在一些地方依旧存在，知道它们的缺陷是很重要的。如果使用了过多的凝胶，凝胶可能会流动，将电流引向错误的方向——电流可能会通过凌乱的除颤电极击中操作者。此外凝胶的泄漏会导致引向心脏的能量减少，因为一些能量因使凝胶升温而浪费掉。

凝胶垫必须平整储存，它也有一定的保质期，干瘪的胶垫不可使用。

植入起搏器的患者可以进行电击，因为起搏器的设计是可以经受强力电击的。如果可能，除颤仪电极的位置要远离起搏器，垂直于起搏器和心脏之间的假想直线。在电击后起搏器需要检查，因为电击可能会影响到起搏器的程序。

如果操作不正确的话，除颤仪可能会引起火花，点燃需要输入氧气的复苏设备。已经出现了几起电击引起呼吸袋着火使患者被烧伤的案例。在电击过程中接触到患者、病床或者患者推车是非常致命的，除颤仪是潜在的非常危险的设备，正如以下案例所描述的。

## 案例 10-6　急救车司机的死亡

一位患者被救护车运送，陪伴患者的是一位没有使用过除颤仪的助理护士。这位患者在心脏病发作之后出现了心室纤颤。最开始的电击尝试失败，但第二次使心跳恢复过来。

不久之后这位患者又出现了心室纤颤，护士就使用了心肺复苏手段。救护车司机停下车来帮助急救。后来护士并没有复述出司机当时是如何站立的，但是只记得司机让她将电极移动到患者胸部的另一个位置。

在电击过程中，司机触碰到了护士的右小臂，在这个时候护士的右手感到了一阵电击，并感到麻木和暂时性的麻痹。司机却向后倒出车外，他的嘴紧闭并且痉挛，就像癫痫发作一样。护士使用心脏复苏术没有使司机心跳恢复，患者也不幸死亡。

通过验尸显示，救护车司机的一条腿上有烧伤的痕迹。事故发生的第二天，护士的右手出现了红色的损伤部分。

技术调查发现除颤仪的两处故障，除颤仪都是旧型号。除颤仪的一个电极柄破碎导致了护士的手受伤。同时继电器也有问题，使得除颤仪金属外壳在电击过程中导电，一股强电流从除颤仪流向了救护车底盘。

　　电流的流向是这样的：损坏的电极柄—护士的手—司机的手—胳膊—胸部和心脏—腹部—腿—救护车的金属底盘—电击器。

　　这就解释了司机腿上的烧伤。即使技术故障是这起事故的一部分原因，但是操作错误同样是很严重的。如果司机不直接触碰到护士那么他就不会死亡。

## 特别提示

　　除颤仪的使用者有责任确保在操作过程中不致人受伤。一个在重症监护医学上有丰富经验的专家给出了以下建议。

- 如果患者身上比较潮湿，要首先使患者身体保持干燥，以使其胸部电击区域及周围是干燥的。

- 使用凝胶垫或者自粘电极（如果一定要使用除颤凝胶的话，那么在电极和胸部之间不要使用过多的凝胶。过多的凝胶会流动，将电流引向错误方向。）

- 从患者身边移走所有不必要的设备，但是要留下像脉搏监护仪这样的必要设备。

- 检查除颤仪的设定。一定要确认其没有被设定在同步除颤状态。

- 在患者已经准备好治疗前，不要给除颤仪充电。

- 确保所有人员都没有触碰到患者，病床要消除任何触电的可能。

- 确认电击前患者已经无意识。

- 确认所有的电极通过凝胶垫可以和患者的胸部良好接触，或者使用自粘电极时要使其整个表面牢固地附着在胸廓。如果不使用自粘电极，在电击过程中要重压电极——没有经验的使用者感觉到距离已经很近，过于轻地握住电极就会导致接触不良。接触不良会使电流不充分地流过患者心脏，而且造成接触端的皮肤烧伤。

- 不要用放电的方法来检查除颤仪，不要在空气中使电极近距离接触，也不要使电极直接接触。这会损坏除颤仪（除颤仪的检查要使用合适的设备，其配有可以承受高电流的大电阻。除颤仪有内部放电设备。）

很多电击都是因缺乏技巧和使用不合格的设备而失败的。除颤仪要经常由有资格的临床工程师检查。医护人员也有责任确保除颤仪状态良好。电缆要完整无损，电池保持充电，附件要容易使用。相关人员要熟悉使用技巧。现实中有这样的案例，培训不当的人员竟对神志清醒的患者使用了电击。

## 可植入心脏除颤仪

可植入心脏除颤仪（Implantable cardiac defibrillators，ICD）可以分析心脏内的信号，自动发现可以治疗的心律不齐何时发生，之后产生一个电击脉冲。电击可以由经静脉插入心腔的电极来完成。

除颤仪经常和抗心动过速或抗心动过缓装置结合在一起。如果起搏器不能防止纤维性颤动发生，电击就会被触发。在内部起搏器上结合除颤仪是很重要的，不仅仅是为了促进治疗，也是为了减少能量消耗。装在患者身上的起搏器明显减少了需要心脏除颤的数量。

可植入的除颤仪要比普通的起搏器体积大。这是因为除颤仪必须能够容纳储存所需的脉冲能量到40J（普通起搏器脉冲能量的100万倍），而且需要容纳大电池。电池一般可以维持20次以上的心脏除颤。

给患者装配植入除颤仪是一种有效的预防性治疗，可以延长先前已经进行心脏骤停或室性心律失常治疗的患者的生命。然而这种治疗费用很高。

# 第 **10** 节
## 肌肉刺激器

当运动神经受损伤后，神经控制肌肉的能力会减弱。当神经纤维重新长出时，很重要的是其刺激的肌肉不会萎缩。在长期的固定中肌肉会发生萎缩，比如用管型来治疗骨折。为了预防这种情况，肌肉可以用电刺激器来治疗。

这个过程由电极来完成，电极可以直接安置在肌肉上也可以安置在支配肌肉的神经上。正极在近端，负极在远端。电极由导电硅橡胶制成，附有导电的黏合剂或者胶带可以确保与皮肤的良好接触。

电极和一个电池驱动的大小如香烟包装盒一样的小型刺激盒相连。肌肉被一连串的重复脉冲，或称为脉冲串所刺激，每次持续时间在 1～20s，期间肌肉会收缩。疗程通常持续 10～60min，每天重复数次，每周治疗若干次。

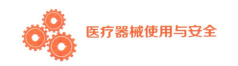
# 第 **11** 节

## 神经刺激器

神经电刺激用于补偿损失的生理功能、缓解疼痛和增加外周血流量。

## 功能性神经刺激器

上文已经描述过电刺激如何影响肌肉，比如在起搏器疗法中的刺激心肌。在其他情况下，支配功能丧失的特殊肌肉的神经也是可以被刺激的。对于某些呼吸障碍，刺激膈神经可以获得人工呼吸。对于腓神经麻痹，腓神经刺激可以在患者行走时起到一定作用。

### 膈神经刺激

呼吸肌麻痹的患者可以在膈神经刺激下脱离持续的呼吸机治疗，膈神经刺激也称作膈肌起搏器。最常见的情况是发生交通事故而导致高位脊髓损伤。脑溢血和脑肿瘤也会造成可治疗的膈肌麻痹。

电极植入颈部两侧膈神经，并连接到一个植入的接收器。带有天线的发射器安装在接收器上方的皮肤上，透过皮肤给接收器发射信号，如图 10-15 所示。

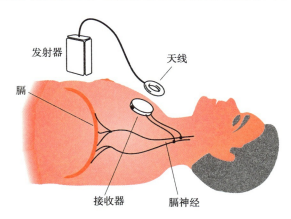

图 10-15　膈神经刺激器

这种治疗方法的一个难题是，这种刺激效果会随着神经的适应而慢慢消失，这就意味着神经接受这种单调的刺激也会"疲惫"。因此刺激被计划为交替进行，日间使用膈神经的一侧，夜间使用另一侧。

膈神经刺激的治疗效果有益于提高患者的运动能力，因为可以不再使用呼吸机。当血液中气体水平恢复正常后，患者的健康水平也提高了。

### 腓神经刺激

对于腓神经麻痹，或称足下垂，即患者行走时不能抬起脚步的症状，结果就是每一步的行走都是拖着地的。脑出血、多发性硬化或者其他神经系统疾病都可能造成这种病情。

腓神经刺激器由电池驱动的刺激盒构成，装配在腿部或者臀部，足跟有一个开关，小腿上连着两个电极。当走路时腿部摆动，设备就会给小腿肌肉发送刺激脉冲，之后便会抬起脚。当脚要落地时，足跟开关断开线路，脚就会落下。

## 缓解疼痛和增加外周血流量

疼痛有时可通过局部电脉冲刺激缓解。虽然确切的机制尚不清楚，但是根据门控理论有这样的假说，通过脉冲刺激传导接触信号到脊髓的传入神经，就阻塞了传导疼痛信号的正常传入神经的传导通路。这就导致在向上传导至大脑的过程中减少了应激活的神经元数量。这个过程类似于一些研究人员所认为的人因为发痒而进行抓痒的情况——发痒本身并没有受到影响，但是传进的发痒信号被抓痒而引起的轻微疼痛信号所阻塞了。

对于经皮神经电刺激（transcutaneous nerve stimulation，TENS），刺激电极安置在皮肤上，脊柱刺激（dorsal column stimulation，DCS）也叫作脊髓刺激（spinal cord stimulation，SCS），刺激电极是被植入的。

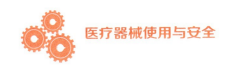

### 经皮神经电刺激

各种电流都可以用于神经刺激。高频 TENS，也称为常规 TENS，使用 100Hz 的交流电。低频 TENS，也叫作类针刺 TENS，使用约 2Hz 低频重复的中等强度的短脉冲串。刺激电流通常为 15 ~ 30mA。

电流是通过皮肤电极或者自粘配件（其寿命有限）引至组织的。电极使用导电橡胶做成，若为获得与皮肤的良好导电能力，一定要使用电极凝胶。电极如用自粘带固定，可直接安置在疼痛部分或者神经支配的目标区域。电极不可装在脖颈部分的颈动脉窦位置，因为它会对心血管造成有害影响；也不可在眼睛或者头骨上，因为电流会流至大脑。按照规定，装有起搏器的患者不可以接受 TENS 治疗。

对于高频 TENS，其强度是逐渐上升的，直到患者感到了刺痛。而低频 TENS，刺激是逐渐增加的，直到肌肉出现了明显的抽动。低频 TENS 的刺激往往会引起肌肉酸痛。

高频 TENS 通常是率先使用的，疼痛的缓解在疗程后会持续 2 ~ 4 小时，治疗过程要进行半个小时到一个小时，每天通常要进行 2 ~ 4 次。如果疗效并不明显，就会尝试使用低频 TENS。

### 脊柱刺激

将电极插入进硬膜外隙的背区，以刺激脊髓。一根弹性金属线经皮插入，其技术手段与为麻醉或吗啡注射而插入的硬膜外导管一样。电极连接到一个接收器，接收器被安置在皮下肋弓一侧的下方。接收器被安装在靠近接收器皮肤上的天线线圈激活。线圈连接着电池驱动的脉冲发生器，其类型与所使用的 TENS 是一样的。也有一种完全植入的脉冲发生器，患者可以在外部磁体的帮助下启动它。

在刺激过程中，患者会出现身体各部位的感觉异常或刺痛感，其刺激都是由相同的脊髓节段提供的。为了获得有效的疼痛缓解，整个疼痛区域异样感觉的产生是很重要的。

**医疗用途**

有几种类型的疼痛可以用 TENS 来缓解，比如神经痛、背痛、骨折痛、痛经、手术后疼痛、产前阵痛。在分娩过程中，初始阶段的疼痛是可以缓解的，但是 TENS 不能够代替传统上的止痛药。精神性疼痛对于神经刺激反应也不灵敏，这种疼痛没有作用的区域，疼痛的原因也不能很好地找到。

这种方法的缺点在于，不是所有的疼痛都可以获得同样程度的缓解。对于半数的病例都可以获得良好的效果，而对于痛经的疗效更为显著。

电刺激也可以增加外周血流量。耐药性的腿部溃烂可以用电刺激法来治疗。

脊柱刺激与 TENS 的治疗原理是相同的，但是脊柱刺激更有效。它用于治疗一些慢性疾病，比如背痛、坐骨神经痛和外围神经痛，或者治疗用传统办法无法治疗的顽固性心绞痛。疼痛的缓解可能是两个过程综合的结果，阻塞疼痛信号的传递以及增强心肌的氧合作用。

电刺激对心绞痛也会起作用，这看起来不可思议。疼痛是身体的信号，即心肌正在经受缺氧——消除这种心肌缺氧的警告信号应该是危险的。但是实验表明，增加血流量会导致心电图上 ST 波段下降（第 6 章）。这种治疗也提高了患者的生活质量。

## 脑部刺激

原发性震颤是一种不明原因的疾病，患者遭受身体震颤的折磨。在严重情况下震颤会非常明显，以至于患者端起水杯或者穿衣都有困难。这种病情和大脑上一块豌豆大小区域的病变有关。通过手术切除或者破坏这个区域可以使这种症状减缓。但是这种方法会带来很多副作用。另一个解决办法是在脑中植入电极进行电刺激。患者在胸前安装皮下脉冲发生器。通过在胸前放置一个磁体，患者可以控制脉冲发生器，直到症状得到缓解。

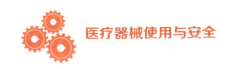

第12节

# 死亡证明书

　　所有可植入假体所装配的电池在尸体火化前都要取出，因为电池在火化过程中会发生爆炸。这对于火葬场工作人员是一个危险。在火化装有起搏器的尸体时，发生了很多起爆炸。医师要在死亡证明书上签字，以确认死者体内植入性的设备中所有电池已经取出。

# 第11章

# 组织与结石

在各种手术中常需要破坏身体中的某些组织。有时还需要击碎以一些譬如肾或胆囊中的结石之类的石块。

很多形式的能量都可以被用来破坏体内的组织或结石。在外科透热法手术（也可称为电外科手术或高频手术）中能量来自一种高频电流，激光手术是基于高度相干光。而超声刀使用的是高频声波。体外冲击波碎石术（Extracorporeal shockwaves lithotripsy，ESWL）依靠高频的机械冲击波将肾脏或胆囊的结石粉碎，从而使结石碎片可以通过人体自身的管道排出。近些年被大量使用的气囊扩张术是通过一种导管将机械能作用于组织。

冷冻外科手术是一种较少被使用的方法，它是将极端低温作用于组织以使其冷冻进而被破坏。而冷冻的对立面，即各种形式的热治疗方法，被应用于治疗各种不同疾病。电击可应用于治疗严重的抑郁症，这一方法被称为电惊厥疗法。很多恶性肿瘤患者接受了放射疗法。

上述方法的共同点是将如此众多的能量形式作用于组织以使其受到影响和破坏。对它们的应用必须十分小心以避免产生不良的效果。在这些方法中透热疗法是最需要小心谨慎的，因为尽管近年来技术水平不断提高，这种疗法引起的损伤却在增加。随着经验的积累，很多治疗流程已经被逐步修改以降低风险。

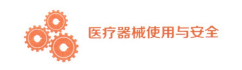

# 第**1**节

## 外科高频电刀

电透热疗法的技术很复杂，倘若没有专业的电气工程背景知识将无法理解该方法使用中所伴随的危险（原理窗中涉及了一些简要的描述）。本节主要概况基本原理而不需要理解细节问题。

在电透热疗法过程中，我们使用一个足够大的电流，通过在组织中传导时产生的热效应破坏组织（希腊语中：dia=through，传导，terme=heat，热量）。该疗法对组织的效果取决于热效应产生的温度。在低于50℃的情况下不会对组织产生不可逆的破坏。在50℃左右时开始出现组织凝固，组织受到破坏，其颜色逐渐由红色转变为灰色。在70℃左右时血液开始凝固。在达到100℃时组织中的水分开始沸腾并蒸发，即所谓干燥脱水，此时组织开始皱缩。在达到200℃时组织将被烧焦和碳化。组织中产生的热量取决于三个因素：电流密度的平方、通电时间和组织的电导率。前两个因素与产生的热量成正比，第三个因素与产生的热量成反比。

高频电刀电极的设计需要保证在需要被破坏的组织区域产生足够大的电流密度，同时使其他区域的电流密度较小。一种经常使用的方法是单极法，如图11-1所示。高电流密度在作用电极产生，而在电流回流到电透热发生器需流经的病人回路电极处电流密度则较小。双极法则是采用两个大小相似的电极，而没有大的病人回路电极。

对电功率的要求取决于应用的场合，在眼科手术中只需要很小的功率即可以满足要求。去疣手术需要的功率则高达几十瓦，一般手术需要50～100W。对功率要求最高的是泌尿外科中的膀胱手术，需要的功率达200～300W。

为防止电流引起心脏和肌肉收缩以及刺激神经组织，治疗中需要使用频率为0.3～5MHz的高频电流。然而如此高频的电流不像50或60Hz的工频

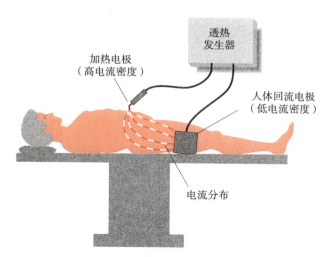

图 11-1　最常见的透热手术装置

电流一样只通过金属导体传导。它们可能产生完全不可预知的通路并对患者造成伤害。

无线电波可以不通过电缆从发射器发射到接收器。类似的，透热电流也可能传导到期望以外的部位——那些并没有通过电缆与高频电刀相连接的部位。换句话说，电能可以通过电容耦合传播，见技术窗 11-1。透热电流也很容易传导至手术台或其他连接患者的设备，比如通过加热电极传导至心电图监护仪。如果上述情况发生，那么患者身体与手术台或心电图监护仪加热电极接触的部位可能会被烧伤。

对这一问题可行的解决方法是确保正确的连接以形成期望的电流通路，使流经其他可能形成的通路的电流变得很低且无害。

## 组织效应的类型

组织可以被多种手段破坏。电透热法经常被用来代替手术刀来切割组织。在另一些情况下可能希望组织产生凝固效应。电灼疗法是一种特殊的电凝固疗法，使用电火花对组织表面进行打击以破坏表面细胞层。

各类组织破坏方法按需要选择的作用电极类型及透热电流波形（常量型

或脉冲型）分类。波形类型在一个标有切割（Cut）和凝固（Coag）标志的表盘上进行设置。有经验表明，当发生器以固定振幅产生透热电流时可以获得最佳的切割特性。而另一方面，当使用大振幅的间断脉冲波形时可以获得很好的凝固效果，此时发生器的输出电流为不连续的短脉冲。

### 技术窗 11-1　电容耦合

　　直流电只能通过金属或水之类的导体才能传播。另一方面，交流电还可以通过电容进行传播。电容从理论上讲是由两块平板或中间被绝缘层隔离的导体组成（见第 3 章）。交流电的电导率与电容量和交流电的频率成正比。

　　譬如频率为 0.5MHz 的透热电流对电容的通过能力是频率为 50Hz 的电源电流的 1 万倍。这也是在透热术需要的功率很低时可以在透热治疗期间不对患者直接设置病人回路电极的原因。人体和周围物体之间产生的一定程度的低电容足够将能量传导出去。

　　一个容性病人回路电极只是一小块固定在治疗椅座位下的平板。在这种情况下，透热电流可以通过患者与回流电极之间的耦合电容传导。如果根本不使用回流电极，那么人体本身与透热电流发生器之间的耦合电容将被用来传导电流，如图 11-2 所示。

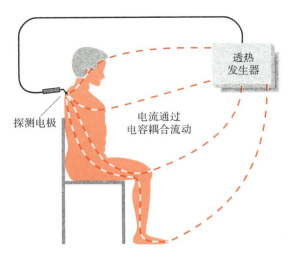

图 11-2　电容耦合

当回流电极直接与人体连接时，人体与周围物体之间的电容理论上是恒定的，通常进行操作时的情况便是如此。所以总会有一些透热电流通过这些物体（比如手术台或连接的心电图监护仪）回流至发生器。好在人体和病人回路电极之间的电导率要高的多，使绝大多数电流都通过这一回路传导。

然而当出现病人回路电极与皮肤接触不良或回流电极电缆损坏时，通过其他物体回流的电流比例将大增。如果有任何物体与人体之间的连接区域较小，在 1 平方厘米左右，则这一部位可能被烧伤。因此通过小的接触区域与其他设备连接比通过大的区域连接要危险得多。

组织效应并不是完全区分开的，即使在切割过程中也会有一些表面的凝固效应发生，而这也是我们所希望的。大多数发生器还有一项额外的混合模式，用以达到解剖和止血的手术效果。

## 切割

在切割过程中，加热电极周围的组织被加热到很高的温度，使组织中的液体蒸发并迫使其细胞相互分离，如图 11-3 所示。一旦开始气化，电流将通过电火花向组织传导，使组织可以被快速切开。

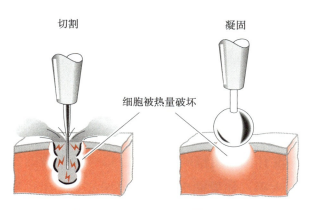

图 11-3 　 透热手术的两种类型

　　切割经常使用透热法进行而非解剖刀有两个原因。第一，透热法引起的出血较少，因为小血管在加热过程中被凝固了。第二，细菌和肿瘤细胞从手术区域向周围组织扩散的危险性更小，而使用解剖刀切割时可能出现这种情况。透热法切割过程中，细菌和肿瘤细胞都会被高温杀死。

　　透热法切割时使用一种小而薄的加热电极。电极可以做成薄刀片或电线的形状。电线可以被做成环状以套住和切割有蒂息肉，如图 11-4 所示，也可以用于切取组织切片，如图 11-5 所示。输出功率应设置在能达到适当的切割效果，产生适量的电火花，又同时避免电极黏附在组织上。

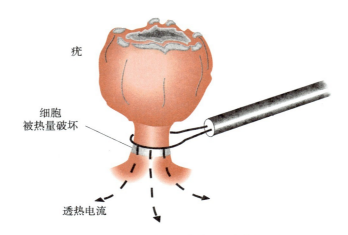

疣

细胞
被热量破坏

透热电流

图 11-4　使用透热线圈切除有蒂息肉

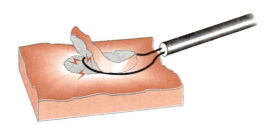

图 11-5　用透热线圈切割

　　设置表盘上并没有标示出精确的数字，每一种类型的发生器都必须逐一设置到合适的输出水平。如果输出功率需要增加到超出预期的水平，则可能表示电流并没有按照正常的方式回流到病人回路电极，出现这种情况时就需要进行检查。

## 凝固

在凝固过程中，组织并非像在切割过程中一样通过被分离而受到破坏，如图 11-3 所示。组织逐渐苍白，逐渐接近白色，并且脱水干燥。如果凝固过程在较高输出功率水平下持续进行，则该组织将碳化。

理论上有两种不同的方法可以达到凝固效果，单极和双极透热法。单极模式下的电流与切割时相似，如图 11-6 所示。即从一个相对较小的电极传导至一个大的回流电极。

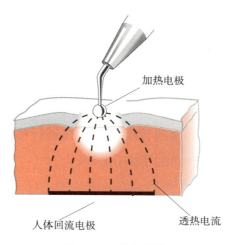

加热电极

人体回流电极　　　　　　　　透热电流

图 11-6　单级透热

为了凝固组织，在加热电极和该组织之间的接触区域会比切割组织时大一些。例如可使用一个球形电极或是薄刀片状的切割电极，此时片状电极将使用更大的表面积对组织施压。

单极透热法的一个弊端在于电流必须通过人体传导并回流至人体回流电极。因此可能难以准确评估探测电极的作用距离。

很多外科医生经常在需要凝固血管止血时使用止血钳或镊子作为加热电极。高频电刀的加热电极只需被压在这些手术器械上——有时它们被称为蜂鸣器。此时因为与组织之间的接触区域较小，就可以产生足够发生凝固效应的电流密度。这一方法似乎是可行的，尤其是止血区域是一个被钳住的小的独立区域的时候。但这一技术会产生不必要的大面积热损伤，因为透热电流主要集中在其周围区域而非血管本身。从技术角度看这种方法是不正确的。

透热疗法是日常使用中最有价值的方法。但除了把设备组装起来，如何处理设备的知识也是必不可少的。已经报道的事故大致分为以下几类。

---

**案例 11-1** **患者的唇部烧伤**

一位患者进行了扁桃体摘除手术。在手术过程中使用了电透热疗法。患者唇部受到烧伤。

加热电极未完全插入电疗笔内。于是加热电极非绝缘的裸露部分与患者的唇部发生了接触。

---

有些医生延长了加热电极的长度，尤其在进行咽喉手术时电极不能完全插入手持件的时候。这显然增加了烧伤的风险。

---

**特别提示**

千万不要将无法完全插入手持件的加热电极延长。应使用较长的电极，而这种电极也很容易购买到。

---

单极透热法的一种特殊形式是使用氩等离子凝固，即使用电离氩作为探测电极。正常的氩气流直接吹向组织表面，在其流出的金属管道和组织之间产生高电压。氩气在此被电离，其传播方式和光在空气中传播时一样。这种方法的好处在于凝固效应只在表面产生，最大深度为 3mm。而且由于未凝固组织的导电性能远好于已凝固的干燥组织片段，氩离子流可以不断地向未凝固的组织区域流动。因此此法可以形成大面积的组织凝固，甚至可以对大面

积的弥漫性出血止血。

在双极电凝固时，两个电极可能由相互绝缘的组织镊子的两个叉组成，如图 11-7 所示。通过组织镊子抓取部分组织，并在其两叉之间使用透热电流以达到凝固效果。电流并没有通过人体的其他部分，也不需要使用回流电极。双极凝固常用于需要高度精确定位的组织破坏，比如神经外科手术和微型手术。这种方法应更广泛地被应用。

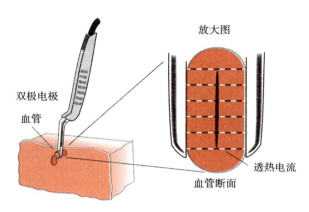

图 11-7　双极凝固

在需要凝固血管时采用双极法；单极法会因为电流通过血管周围的组织传导而产生不必要的热损伤。

病人回路电极在进行双极凝固治疗时不起作用，但仍处于连接状态，因为我们并不能完全预知在手术过程中只需要使用双极疗法。

在进行凝固治疗时的一个难题是医生很难知道是否已经产生了足够的热量。如果加热时间过长将导致凝固的组织黏附在电极上，并可能导致将电极从组织上撕裂时再次出血。一种巧妙的解决方法是配备一个可以记录整个过程通过组织中电流的发生器，当达到凝固效果时切断电流（组织反应技术）。这样一个负反馈系统减少了不同组织类型进行治疗时对功率设置调整的需求。

## 电灼

在去除皮肤表面如疣之类的病变时，加热电极在疣的表面上方来回移动——表面像被画笔刷刷掉一样，只是这里电火花代替了刷毛，如图 11-8 所示。

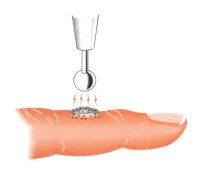

图 11-8　电灼疗法

透热治疗期间需要保持高度的警觉。在任何时候都要注意加热电极的情况，防止疏忽导致的误动作（如案例 1-20）。

**案例 11-2　有东西在燃烧**

在一场膝盖手术过程中医生突然闻到什么东西被烧糊了。随后发现是加热电极使消毒纸巾燃烧起来，而患者大腿内侧也被烧伤了。

一个可以激发透热电流的电透热仪器手柄滑落下来并被挤压在患者的两腿间。因此在无意中按下了触发按钮并激发了透热电流。

高频电刀上配备有声音警报器，透热电流一旦产生便会发出警报提醒使用者。在这次事故中由于制备骨水泥的通风系统和骨锯同时工作，没有人听到警报信号。

事后调查并没有发现高频电刀、病人回路电极和仪器手柄存在什么缺陷。这一事故发生仅是因为没有遵守加热电极在不使用时必须装入塑料套并保持在视野中的规定。

电透热疗法必须与通过电流加热线圈的电灼术相区别。电灼线圈将被加热至非常高的温度以切除组织片段。在电灼过程中组织主要是被加热，而非通电。

## 病人回路电极

根据使用部位和应用输出功率高低的不同，病人回路电极（或称分散电极、中性电极或患者极板）可以通过不同的方式设计。

### 容性病人回路电极

当只需要较低的功率（>50W）时，比如进行皮肤疣切除时，可以使用容性病人回路电极。透热电流不通过电缆回流至发生器，而是分布在身体表面一个很大的区域，所以不会发生热损伤。如上文所述，当治疗一位坐着的患者时，电极可以被放置在椅子的座位下面。

然而如果患者接触了手术台的一个很小区域，他可能会受到小的热损伤，感觉像受到了电击一样。同样如果触碰到患者，医师也可能会受到不舒服的冲击。直接对患者使用病人回路电极也是可以的，因为这样可以将透热电流直接传导回透热单元。

### 直接对患者使用回流电极

为了确定病人回路电极的正确使用位置，理解不同类型的组织具有不同类型的特殊电导特性是很有必要的。高度血管化的组织具有较高的电导率，可以在透热电流通过时产生较低的热量。脂肪组织的电导率较低，骨的电导率则更低。在这些组织中很容易产生较高的温度。

病人回路电极常由自吸附式导电箔片制成，有很好的吸附性能并且使用很方便。箔片必须很可靠地吸附皮肤，在使用之前必须剃除过多的毛发。

病人回路电极必须放置在相对靠近治疗区域的地方，如图 11-9 所示。比如在进行腹部手术时电极不能放置在小腿上。在这种情况下，在主要由导电性能很差的骨组成的膝盖处会产生不必要的高电流密度。电流将会向膝盖处

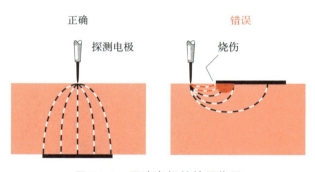

图 11-9　回流电极的放置位置

薄弱的软组织集中，导致温度过高并可能出现烧伤。所以病人回路电极应环绕大腿放置。同样，病人回路电极也不应该放置于前臂，以防透热电流经过肘部。

病人回路电极最好放置在手术过程中随时可以检查的地方，以便于监控其位置和使用，详见技术窗 11-2。

但是病人回路电极也绝不能放置在与治疗区域相邻的地方。这会引起病人回路电极边缘的电流集中，可能增加烧伤的风险，如图 11-9 所示。如果可能的话，病人回路电极应该放置在患者手术区域的背面，但不能在患者的正下方，因为这里的组织会在患者体重的压力作用下出现缺血而降低电导率，从而导致上文所述的热量增加。

 **技术窗 11-2** 　监控回路电极

因为患者与病人回路电极之间的可靠连接十分重要，人们已经开发出一些技术在两者接触不良时发出警报并切断透热电流。

一个较早的成熟设计是使用双电缆连接病人回路电极，如图 11-10 中的第一组图。当电缆与回流电极保持电气连接时，回路中会产生低频的检测电流。当病人回路电极没有连接或电缆断开时，回路断路，此时发生器会发出声音警报。这一方法的缺点在于不能保证电极和患者直接的可靠连接，因为病人回路电极并不需要与患者产生任何接触就可以使检测电流通过。

在一个更新型的设计中病人回路电极被分成两部分，两条电缆分别连接其中之一以使高频检测电流通过人体，如图 11-10 中的第二组图。这是在安全性上一个相当重要的改进，因为检测电流必须一直通过病人回路电极；当出现异常时发生器会发出声音警报并切断透热电流。

　　但是后者的设计并不能预防身体其他位置的烧伤。最安全的发生器设计是检测探测电极和回流电极电缆中的电流量是否相等，如图 11-10 中的第三组图。当两条电缆中的电流不相等时，说明产生了我们不希望出现的其他通路。这时发生器就切断电流并发出警报。

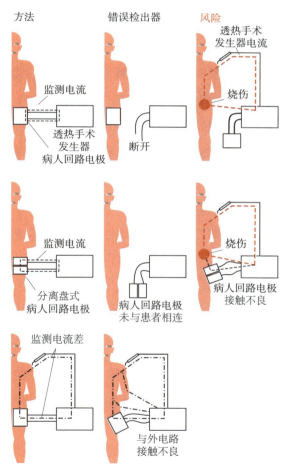

图 11-10　病人回路电极的接触质量检测系统

不要将人病人回路电极放置在骨突上。这是由于介于电极和骨之间的薄皮肤层具有很高的阻抗，而且人体这种区域的不规则轮廓也使其无法和周围皮肤具有良好的接触。

患者必须和手术台及其他金属物体绝缘；这可以通过铺至少 3 层棉布实现，这些棉布在治疗期间绝对不能弄湿。

---

**案例 11-3　腹部手术患者的烧伤**

在 1993 年，一位患者进行了腹主动脉瘤手术。手术期间流向下半身的血液被暂时截止。

手术结束后发现，患者的左臀部即病人回路电极放置处被烧伤。没有发现高频电刀和病人回路电极存在缺陷。

病人回路电极的放置使患者躺在电极上，而电极和手术台之间的组织受到挤压。这导致流向该部分组织的血液减少，而且在手术的大部分时段向该区域的整体血流被截断。由此导致的低电导率（对电流的高阻抗）引起了过多热量的产生。

这一事件引发了有关病人回路电极放置的国家法规的修订。

---

## 控制和颜色编码

一个高频电刀通过脚踏开关或位于加热电极手持件的开关进行控制。脚踏开关的设计必须做到不管发生器的型号和运行模式操作者随时都可以在不用看开关的情况下控制其启动。

- 左脚开关用于启动切割模式。
- 右脚开关用于启动凝固模式。

指示灯采用下列形式进行颜色编码。

- 绿色——电源开关打开。
- 黄色——切割模式启动。
- 蓝色——凝固模式启动。
- 红色——错误情况。

## 内窥镜检查时的透热治疗

由于多种原因，在内窥镜检查时进行透热治疗的烧伤风险最高。由于内窥镜直径很小，这使透热电缆很难对内窥镜外壳实现高频绝缘。而且因为透热电流在内窥镜附近由于电容耦合作用造成损失，所以又需要使用更高的输出功率。

透热疗法通常在柔性胃镜和结肠镜检查时使用。单极和多级电极都会被用到。如果有可能应尽量使用双极法，因为它导致烧伤的风险更小。

用于透热切割的内窥镜通常被称为电切镜，可以在理论上通过两种不同方式实现：即使用绝缘或非绝缘的外表面。不绝缘的电切镜已经被证明可靠性较低应避免使用。至关重要的是无论使用哪种类型，应使用其类型对应的润滑剂。非绝缘类型的电切镜必须使用导电润滑剂，绝缘型的则应使用不导电润滑剂以降低出现局部烧伤的危险。如果绝缘失效，绝缘润滑剂可以降低流过故障电切镜的漏电流。绝缘电切镜在使用前必须仔细检查，以保证没有产生漏电流而导致烧伤的绝缘缺陷，例如在尿道中，如图 11-11 所示，而且必须定期检查绝缘性。当使用外绝缘电切镜时仍会存在透热电流通过医生的手回流的风险，如图 11-11 所示。好在这一风险可以通过使用传导高频电流的 S 线避免（见下文）。

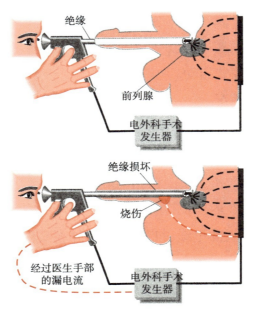

图 11-11　绝缘损坏的前列腺切除器

前列腺切除术通常会通过尿道进行，即所谓经尿道切除前列腺（transurethal resection of the prostate，TURP）。由于这项技术需要的输出功率极高，所以过程中应十分小心。仪器必须处在良好的工作状态。部分元件为一次性使用，不能多次使用。

**案例11-4　患者在经尿道切除前列腺时遭受电击**

在前列腺切除手术过程中，患者突然肌肉抽搐，随后发现非绝缘电切镜停止了工作。

临床工程学部门随后的调查表明高频电刀工作正常。然而本应一次性使用的电切镜线圈却被重复使用了，从而导致了电切镜套管短路，即它传导了透热电流。又进一步发现液体已经渗透到线圈绝缘与电切镜套管之间，可能导致进一步的潜在有害电流回路。

这一案例说明，除了非绝缘电切镜的使用有风险外，重复使用一次性部件也会造成危险。

在诸如膀胱等体腔内进行手术时，腔内必须充满低导电性液体以防透热电流短路。同理，用于冲洗组织碎片的液体也必须是低导电性的。以前一直使用 2.2% 的等渗甘氨酸溶液（等渗透压的溶液可以防止被细胞吸收）。但是如此高浓度的甘氨酸溶液可能引起心脏损伤，并已经有死亡病例的报道。因此可以使用甘露醇等溶液替代。

为防止透热电极刺入组织及治疗中产生的可燃气体燃烧造成伤害，有时会使用一种保护性气体。保护性气体围绕加热电极流动，其通常由二氧化碳或氩气组成。这种氩气的使用方法绝不能和上文中描述的使用电离氩气作为加热电极的技术相混淆。

## 透热损伤

当通过病人回路电极的电流不慎集中到电极的一小部分面积上流过时，非常容易导致热损伤。

当与人体的接触面积足够小时，任何诸如温度监控探针或者血流计之类的电导体都可能由于高频漏电流通过时产生的高电流密度导致热损伤。现代的监护用心电图仪都配有对高频透热电流阻抗极高的特殊输入保护设备（扼流线圈）。通过这种方法可以预防电极放置处的潜在烧伤风险。

液体流出弄湿了用于将患者与手术台、麻醉显示器架、扶手、蹬形件等设备绝缘的布料，这可能导致患者烧伤，尤其是在病人回路电极接触不良的情况下。

也有一些烧伤是高频电刀的不慎启动导致的（详见案例 1-20 和案例 11-2）。为了消除这一风险，电极在不使用时必须放置在绝缘套内并保持在视野内，以防此时电流会不慎流向患者。如果电极没有被正确放置也可能出现上述情况，比如电流会通过湿的手术单。为使来自外部的电干扰导致高频电刀不慎启动的风险最低（见第 3 章），只有在手术确实要使用它的时候才能启动高频电刀。

透热电缆必须拉直而不能盘绕，以防在其他电缆中产生感应透热电流，例如心电图仪电缆。透热电缆必须正确连接。

**案例 11-5　电缆的常见连接错误**

在结肠电切镜手术期间，结肠镜导管连接器的金属部分不慎接触了患者的皮肤，导致患者的这部分皮肤受到较轻程度的烧伤。

手术结束后发现本应和人体回流电极相连结的结肠镜地线被插入了到高频电刀的加热电极插孔中。这种错误的地线连结方式在大量结肠镜手术中很常见，但没有发生上述事故。这是由于发生器采用了浮地输出，这样就可以避免患者因这种错误而受伤。

大量与透热治疗有关的被解释为透热烧伤的伤害实际上是由其他原因引起的，譬如压迫性坏死和化学烧伤。其他方面，"间接"伤害主要由气体燃烧导致的爆炸或透热电流导致的其他人体连接设备不慎启动引起。更常见的是肌肉抽搐，在透热治疗期间其在患者和医生的身上都可能发生。

**压迫性坏死**

压迫性坏死很容易被错认为烧伤。当人体回流电极的使用不正确时，它可能在回流电极的位置发生。压迫性坏死也可能发生在许多其他地方，并被错误地认为是透热烧伤。

**案例 11-6　助理外科医生导致的压迫性坏死**

一位退休的神经外科医生在一家私人医院继续进行临床实践。一段时间后他发现在某天以后进行手术的 5 位患者都有严重的感染和未愈的溃疡，都被认为是透热烧伤。一位面朝下姿势手术的患者面部的坏死覆盖了颧骨，而仰卧姿势患者的坏死则覆盖了脖子。这位医生在他长期的行医生涯中从未遇到过这样的情况。

为此医院采取了一些行动。新购买了一台高频电刀，但并没有缓解这一问题。在高频电刀供应商的建议下又在部门安装了带地线的插座

（这似乎是一项近乎绝望的行为，因为这很难影响导致损伤的因素）。医院开始进行严格地例行检查，包括细致检查病人回路电极和电缆的放置。但问题并没有好转。

通过咨询临床工程师也没有发现设备的任何问题。头枕为了在高频条件下应用是由低电导率的厚橡胶制成的，很难想象任何重要的透热电流可以从中通过。他随后请求观察下一场手术，发现助理医生在手术期间将他的手重重地倚在患者的头部。

这个新来的医生同样也是前面所有五场手术的助理医生。通过建议医生每隔一段时间减轻患者头部的压力，避免了后来患者的损伤。

### 化学烧伤

手术中的化学烧伤是由于在病人回路电极放置处的皮肤受到化学作用导致的，且并不常见。要理解为什么这种损伤被错误地认为是由不正确的透热治疗引起的并不困难。

**案例 11-7　用汽油清洗黏着剂导致患者受伤**

在手术中使用到了病人回路电极（电外科板）。手术结束后病人回路电极上的黏着剂会残存在患者的臀部和大腿上。黏着剂使用汽油清洗掉。

第二天早晨，在病人回路电极放置的地方出现"烧伤"。伤口包括红斑和伤口中间破裂的"烧伤水泡"。

由于在手术完成后并没有立即发现烧伤，所以伤口不可能是由透热电流引起的。而用汽油清洗和摩擦皮肤被认为是最可能的原因。

很多液体和溶剂，假设它们立即蒸发，那么通常是无害的，但当使用不正确的时候也会导致化学烧伤。如果它们在病人回路电极和皮肤之间聚集且手术中没有被清理的话就属于这种情况。因此确保消毒剂和其他皮肤准备溶

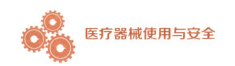

剂不在病人回路电极下聚集十分重要。

这种伤口看起来与一度或二度烧伤很相似。皮肤通常会在受伤两天之后出现褐色的斑点。化学烧伤愈合后通常不会留下永久疤痕。

### 爆炸

肠内可燃气体的爆炸是一种严重的并发症，但好在并不常见。与透热治疗有关的氧气引起火灾的风险在前文已经讨论过（详见案例4-2）。下面的例子强调的是在富氧环境中进行手术所面临的问题。

**案例 11-8　在喉部、气管和会厌处的致命烧伤**

一位 72 岁的老人在医院治疗肺炎。尽管使用了额外的氧气供给，他的血氧饱和度还是不够。为了用呼吸机辅助呼吸，需要进行气管造口（即在喉部的气管前开一个口）。在手术过程中发生了"高频电刀错误"，于是在气管造口周围出现了火焰。患者的气管、喉咙、会厌、口腔和唇部都被烧伤，患者也在几分钟后死亡。

在患者吸氧时进行透热治疗是一个根本性的错误。

同样的危险对于酒精等可燃液体也是存在的，它们可能在透热治疗过程中被点燃（见第 4 章及案例 4-9）。

### 气体栓塞

为了在各种内窥镜手术期间提高可视性，通常在手术期间会向体腔内吹入气体。这带来了气体栓塞的风险，因为气体的压力和内窥镜治疗的过程总会导致某种程度的血管损伤。

二氧化碳就是一种经常被使用的气体，因为它可以很快溶解于血液中并进入血管系统，所以二氧化碳的气体栓塞非常少见。由于可能导致火灾，氧气是绝对不能使用的。氮气也不适于使用，因为其在血液中的溶解率很低；

但是却可被用于氩气血浆凝固。

## 其他连接设备导致的伤害

高频透热电流可能通过电容耦合干扰其他设备，当患者的生命依靠诸如呼吸机或体外循环机等设备维持时可能造成极端严重的影响。下面的案例说明了在透热治疗时尽可能关闭或断开其他设备的重要性。

> **案例 11-9　失控的体外循环机杀死了患者**
>
> 当心脏手术完成后体外循环机中的血液流回患者体内且机器被关闭。机器通向患者的导管被止血钳夹紧以防已经充满空气的体外循环机将空气注入人体。
>
> 在体外循环机停止以后开始正确地使用透热治疗，这时循环机突然重新启动，推动空气冲开止血钳进入患者的动脉系统。最终患者死亡。
>
> 通过电容耦合作用，高频电刀干扰了体外循环机速度控制电路的泵电机调整速度，引起了泵的重新启动，尽管当时控制旋钮是在关闭位置。如果当时在透热治疗前将体外循环机的电源切断以防止其不慎重新启动，那么这一事故本可以避免。
>
> 透热电流不可能直接驱动电动机；但是它可以影响诸如电机控制电路等敏感的电子电路。

更糟糕的是，这次事故的有关信息没有做出满意的贡献，以至于同样的国家还发生了两次类似的事故——其中一场还是发生在同一家医院里。

起搏器也可能被透热电流损坏。装有起搏器的患者在手术之前采取一定的预防措施是必要的。必须准备好一个随时可以使用的外部起搏器以防患者自身的起搏器停止工作。为了消除风险，绝不允许在距起搏器 15cm 以内的地方实施透热治疗。病人回路电极手术区域必须与心脏在同一方向，以防止全部透热电流经过起搏器电极附近。透热电流的方向应垂直于起搏器机身和电极之间的连接线，以使它们之间的能量传递降到最低。同时应尽可能使用双极法，并将输出功率降至允许范围内的最低值。

其他设备对高频电刀的干扰也可能发生，致使高频电刀在没有任何人为操作时启动。例如手术台的远程控制已经表现出对某些制造商的高频电刀干扰，这主要是因为缺乏足够的电磁兼容性（electromagnetic compatibility，EMC，详见第 3 章）。

### 肌肉颤搐

尽管高频电流不会对肌肉或神经造成影响，但肌肉收缩仍时有发生。这种情况一般在电极接触手术区域后对高频电流进行微调的时候。

医生在手术过程中也可能受到电击。通常是因为在使用"蜂鸣器"——组织钳或止血钳作为凝固加热电极使用时接触了这些器械。因为手术手套太薄，高频电刀的不正确连接无法实现对高频电压的保护。手套的绝缘将因为破坏性放电失效。每次出现这种情况都应该向临床工程师咨询。这种电击有时在手术区域以外的地方也能感觉到。

| 案例 11-10 | 医生脚部受到电击 |
| --- | --- |

有一位医生习惯于采用单极透热法使用组织钳进行凝固治疗。一位助理医生有一次在医生还没有将加热电极接触上组织钳时就启动了高频电刀，同时这位医生无意中将她的脚靠在手术台上，因此她受到了通过她身体的电击。幸运的是，医生和患者都没有受伤。

高频电刀中产生的复合漏电流超过了限值。如果医生在高频电刀启动前已将探测电极和组织钳接触上，那么她就不会受到电击。而且如果使用的是双极透热法，情况会更好。

当使用绝缘内窥镜时可以通过电缆传导高频电流，即使用 S 线，此时肌肉颤搐就可以避免了。这一电缆连接的是病人回路电极和内窥镜的一个金属部分。

高频电刀中任何绝缘失效导致金属部件间击穿都会增加出现肌肉颤搐的风险。引起不正常肌肉颤搐的发生器都应送往临床工程部门进行检查。

近几十年的大量透热治疗事故促进了相关法规的修订。这显示出透热治疗事故预防的困难性，而透热事故至今仍在所有医疗事故中占有很大比例。

**特别提示**

在进行任何手术前，都应记得如下问题：

1. 检查电缆绝缘和电缆连接器的完好性。在连接高频电刀之前，检查确认高频电刀工作时会发出可以听见的信号。

2. 如果高频电刀配备有警报电路，先通过打开发生器确定警报器是否工作，然后根据其附带的操作手册进行测试。

3. 先将病人回路电极与高频电刀用电缆相连，再向患者使用。

当患者已经被放上手术台时，记得如下问题：

1. 患者的所有皮肤区域都应和任何金属部件完全绝缘。你可以通过使用三层棉质手术单实现，这些手术单必须有防水外套——它们绝不能在手术期间被弄湿。

2. 避免两部分皮肤相互接触，比如患者的手触摸到大腿或者脚踝碰在一起。

3. 选择下面有肌肉层的部分放置病人回路电极（避开骨突出部分）。病人回路电极的位置必须与手术部位相对靠近，且透热电流不允许通过肘部或膝盖。电极的位置必须与任何心电图仪电极保持至少 15cm 的距离，而且病人回路电极在整个手术过程中必须能容易检查。

4. 如果回流电极的位置毛发过多，应剔除。使用病人回路电极时应使其整个接触区域黏附于皮肤。

5. 将透热电缆远离患者和手术台，将它们悬挂在空中的拱形架上。不要将电缆缠绕起来，也不要使用悬垂钳接触它们，以防破坏绝缘。

6. 如果患者装有起搏器，那么病人回路电极的放置位置距离心脏的距离应远于距手术部位的距离。还要咨询心脏病学家出现起搏器并发症时的应对方法。

在手术进行中，也应记得如下问题：

1. 透热发生器只有在使用时才开启，不需使用时立即关闭。确保脚踏开关不会被错踩。

2. 让所有可燃消毒剂在透热治疗之前完全挥发掉。

3. 尽可能地使用双极透热法。（此举是考虑到降低烧伤风险和将手术区域内不必要的热损伤降至最低。）

4. 加热电极在不使用时存放在绝缘皮套中，并使其保持在视野中。

5. 如果患者在手术时被移动位置，应检查病人回路电极的位置。

6. 如果需要的输出功率增加至超出正常范围，应检查病人回路电极的位置和电缆的连接。进行手术的医生必须积极参与检查过程。

7. 在透热治疗时，除对维持患者生命不可缺少的设备外，其他设备的电源都需要断开。

最后请记住，如果发生了事故，所有的医疗器械都必须保持不变（设置不得更改），电极和电缆保持连接，同时联系负责的临床工程师。

不幸的是，最后一条规定经常被忽略，这导致了临床工程师很难甚至不可能确定事故的原因。这反过来可能导致后来的患者继续受伤。

# 第2节

## 激光手术

激光器发射的是一种很特殊、聚集成一束的、具有很高输出功率的很细的平行光束。因为这些特性，激光在医学上被广泛用于破坏组织表层。

由于使用区域的不同，输出功率的波动范围很大，大约相当于十或者几十瓦。因为在激光束照射目标组织期间产生的热量可以耗散，所以将输出功率分布于一个较大的区域上时产生的热效应比将功率集中于一个较小区域时要低。出于这个原因，实际的功率密度将比总体输出功率值更加重要。功率密度的单位是 $W/cm^2$。

## 效应

激光由于激光器的不同类型具有不同的特性，见技术窗 11-3。我们将它们分为热效应、光化学效应和光解离。

### 热效应

热效应来自组织中直接产生的热量。这种蛋白质的凝固和核酸的破坏过程被称为光凝固。如果输出功率密度上升到使温度接近 100℃，蒸发就开始了。在更高的功率密度下组织将被碳化。这种现象在手术使用中造成了一个问题，因为烟灰吸收激光而阻碍了进一步治疗。

当使用高功率密度的短激光脉冲时，热效应的过程将会导致爆炸式。在这种等离子形式的瞬间蒸发期间产生的迅速地、爆炸性地膨胀导致了机械声音破坏。激光切割手术即是基于这种机械声音破坏。但这种效应也有不利的一面，因为医生事先难以估计组织的实际破坏程度。

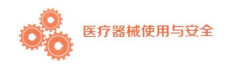

## 光化学效应

由于某些组织的选择性作用，可以使用能在目标组织中聚集并且对特殊激光具有高吸收率的特定药物。利用光动力治疗（photodynamic therapy，PDT）可以只对某些组织进行治疗而不损伤周围区域。

 **技术窗 11-3**　医用激光器的类型

二氧化碳激光器发射的激光频率在红外线波段，波长 10600nm，远大于可见光波长。水对于此类激光具有很高的吸收率，所以只能用于非常表层的凝固治疗。这种激光不能通过光纤传导。二氧化碳激光器被用于切割皮肤和表层血管凝固。其穿透距离最大只有 0.2mm。

饵激光器同样发射红外波谱的激光，在某些应用领域已经取代了二氧化碳激光器。

如果希望穿透距离深入至 5 ～ 7mm 应使用钕钇铝石榴石激光器（这种激光器由钕钇铝石榴石晶体组成，其中一些钇离子已被钕离子取代）。这种激光器发射的光波长为 1064nm，仍处于红外波段，已经接近可见光波长。这种光可被光纤传导并被用于多种内窥镜治疗中。通过在光纤尖端放置蓝宝石透镜其穿透深度可下降至 0.5 ～ 1mm，透镜可以将光线汇聚于焦点并在焦点以后大范围扩散。

氩激光器发射的光波长在 488 ～ 514nm，处于可见光的蓝绿光区。这种光在血液和其他色素中的吸收率很高（红色是蓝绿色的互补色）。

还有一些类型的准分子激光，它们发射的激光波长处于紫外光区，比如 351nm、308nm、248nm 和 193nm。这些激光的穿透深度非常浅，通过将其离散成短脉冲，可以通过光离解效应在薄的组织表层产生很高的能量。准分子激光可以切开包括钙化区域在内的很坚硬的组织，而且由于它不通过加热就能够切开组织，在手术中显得尤为重要。

染料激光器具有可以发射大范围光波长的能力，这种调节主要依靠在光产生处的染料在液体中的聚集程度来实现。

氦氖激光器可以产生很低的输出功率，发射波长为 632nm 的红光。它们被用于为其他设备定位，比如在治疗开始前为治疗用激光器定位。

其中一种光动力学药物是血卟啉衍生物（haematoporphyrin derivative，HPD），它可以在肿瘤中聚集。在经 635nm 激光照射后，药物会产生毒素从而杀死细胞。这种物质将在治疗后的 24 小时内发挥作用——辐射强度不足以立即杀死这些细胞。

**光解离**

光解离是在紫外线照射作用下使化学键断裂的效应。在医学使用中这种效应被称为光挥发效应，通过这种效应可以切除很薄的组织层且不流血或留疤痕。

## 风险

为了避免在危险输出功率的激光治疗中出现事故，一些严格的安全规定已经开始实施。尤其重要的是避免激光束直接照射任何人的眼睛，因为这会导致眼睛立即受到伤害。伤害分为三种不同类型。对于一个中等输出功率的激光器，它会破坏视网膜被照射的区域。如果色素区（视网膜的中心区域，用于感知颜色和锐化视力）被照射将导致视力的丧失。

第二种伤害更为严重：它发生于使用高输出功率产生可见光或短波长红外线时，会使组织快速蒸发以至于眼睛在冲击下爆炸。幸运的是这种事故很少见。

第三种伤害只出现于激光器发射紫外光时。它会导致角膜受到严重损害，长期则会导致晶状体浑浊和白内障。

出于上述原因，不管激光器产生的输出功率多么低，治疗室的每一个人都应戴好激光护目镜。这种眼镜对于特定波长的激光吸收率很高，但不会吸收其他波长的可见光。当然对于不同类型的激光器必须要选择好相应类型的护目镜。

**特别提示**

无论何时当新激光器或新护目镜第一次使用时，检查它们是否吸收正确的波长。

当使用激光对组织进行破坏时会产生一些有刺激性且难闻的气体（手术烟），这必须使用一种特殊的排气系统排除。

其他可能暴露在激光下的设备或物体必须是特制的。例如外科器械必须具有不反射激光的无反射缎面，而且所有可能被激光束照射的材料都不能是易燃的。但是并不要求所有情况都使用这种特殊的保护。在通常情况下，当激光器只需要很低的输出功率时就只需进行简单的防护。

气体、消毒剂和塑料必须选择具有不易燃的特性。气道允许的最高氧气密度为30%，但如果可能，氧密度应降至21%，与空气中密度相同。

**案例 11-11** **咽喉烧伤**

一位患者正在进行治疗声带病变的激光手术。患者按常规方法插入加强金属喉管，管口位置恰低于声带位置。为防止火灾危险，开始时将一条饱和的水带置于声带下方，但由于它会遮挡视线，手术时必须移开。麻醉药气体为每分钟6L氧气和5L一氧化二氮的混合物。激光器是二氧化碳激光器，功率为3W。

由于使用呼吸袋以增加气流，纯氧意外地填充了气管内的导管和喉部。同时激光器开始工作并点燃了气管内的导管。导管随后被移除并更换。患者的咽部和喉部受到了收缩性烧伤，所幸后来痊愈了。

使用这种氧气和一氧化二氮的混合气体麻醉剂显然是不恰当的，因为一氧化二氮也可以像氧气一样支持燃烧。

多亏了严谨的激光法规，事故并不常见。由于激光器类型的不同，相关法规也不同——激光器可以分为四种主要危害类型即激光危害等级（Ⅰ，Ⅱ，ⅡA，ⅢA，ⅢB和Ⅳ）。激光手术是一种安全的手术方式。

## 应用领域

组织穿透深度取决于激光的波长。因此激光器类型的选择也是为了得到合适的穿透深度。另一个需要考虑的因素是需要的物理效应类型。

## 眼科

糖尿病的并发症之一是视网膜处的血液循环恶化——人体为了代偿恶化形成了新的血管，导致了糖尿病增殖性视网膜病。但是新生血管并不正常且容易破裂，引起眼球玻璃体内进血甚至失明。通过激光凝固法可以摧毁这些新形成的血管，这可以延缓甚至暂时停止这一眼并发症的发展。

如果早期患上视网膜剥离，在视网膜开始膨胀进入玻璃体之前视网膜可通过光凝固法进行固定。激光产生的疤痕组织修复了视网膜到下面的组织层。

高眼压一直被认为是青光眼发展的原因之一，尽管一些青光眼患者在眼压正常时病情仍然发展。由于液体排出系统受损，导致角膜和虹膜之间的眼小梁网压力增加。在开角型青光眼治疗中通过激光凝固法在小梁网制造大量的小开口，这就是小梁成形术。这改善了液体排出系统。这种治疗通常开始时的结果是好的，因为可以充分降低眼压；但随着时间推移，效果会逐渐减退。

白内障术后的玻璃体和晶状体囊混浊也可以通过激光手术治疗。即使是一次治疗也可以产生显著的改善。

激光屈光术可以矫正眼睛的屈光不正。将角膜的中央部分暴露在准分子激光脉冲中——每次冲击可以切除 $0.2\ \mu m$ 的组织。用计算机控制的一系列这种脉冲对角膜进行照射，以规划眼角膜并改善患者的近视。在 $-1.5 \sim -15$ 度之间的屈光不正都可以通过这种方法治疗。散光，即角膜存在一些不规则的弧度并导致不能将光线聚焦于同一平面也可以通过激光进行治疗。但人们对这种治疗的长期安全性有些担忧。

## 肿瘤治疗

通过激光手术，一些不同类型的表层小肿瘤或它们的病兆可以被清除。在膀胱、生殖器官、呼吸道和皮肤的良性或恶性病变都可以通过激光手术取

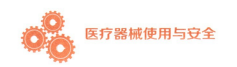

得良好的疗效。在食道和胃中的病变可以不进行开放手术。

通过其他方法难以根除的生殖器湿疣也可以通过激光手术治愈。激光方法在消除皮下病毒积累方面具有优势。宫颈细胞的改变也可以被清除，而喉部的癌症也可以使用激光手术。

在以前，血管瘤或烧伤痕迹如果不通过大规模的手术重建将留下难看的疤痕。但是现在，这些疤痕也可以通过激光手术清除。然而并不是每一种情况都会有效，治疗通常都会首先在一个小的区域进行测试以评估成功的可能性。

如果肿瘤扩散到组织深处，激光无法穿透将无法取得实际的治愈效果。在这种情况下，这种方法仍可以起到保守治疗作用。例如在食道肿瘤时，激光治疗可以保持食道开放。同理也可以减少大的呼吸道肿块，以防患者窒息。

## 伤口愈合

激光在细胞水平上的影响已经获得证实。某些波长的激光可以加快伤口的愈合。

## 循环器官

在标准的冠状动脉气囊扩张术（见下文）无法取得良好疗效的情况下，可以通过将经皮腔内激光血管成形术（percutaneous transluminal laser angioplasty，PTLA）与标准激光治疗流程相结合的方式进行治疗。将光缆引入血管并通过蓝宝石镜头聚焦激光照射狭窄处使血液凝块和纤维组织汽化，或者将激光聚焦到一个金属头上将其加热至400℃也可取得相同效果。这样，病变就被烧毁使血管腔扩大或重建，然而这种方法的有效性还在讨论中。

其他地方的血管狭窄也是很常见的，也可用相似的方法治疗。

## 皮肤科

除了上文讨论的血管瘤治疗，色素沉积和纹身也可以用激光加以去除。

激光将色素颗粒打碎，然后人体免疫系统就可以清除这些碎片。

## 激光碎石术

当其他方法失效时可以通过激光术击碎结石。对于胆结石，可以通过口腔胆道镜引入，也可以经皮导管通过腹壁引入。激光光缆可以通过上述任意一条途径引入直至与结石接触。对于输尿管结石，激光光缆则可通过尿道与膀胱引入。

激光脉冲由一台染料激光器以大约每秒 5 次的频率产生，直至产生 1000 ~ 8000 次脉冲。结石治疗后胆管需要进行 24h 生理盐水的冲洗，以清除残余结石碎片。

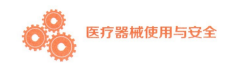

# 第**3**节

## 超声刀

在对高度血管化的组织比如肝脏、肾脏、大脑进行手术时，经常会发生出血并难以控制。在这种情况下可以使用超声刀。含水量高的组织质被击碎，而血管、皮肤和胆管则不受影响。

这种仪器是将 20 ~ 50kHz 的超声换能器连接到一个钛制圆锥形谐振器（手持件）以将超声波传导至组织。应持续加入生理盐水。这种方案一方面需要实现组织的声耦合，另一方面乳化组织碎片以便于通过谐振器内的管道排出。

两种装置负责粉碎组织。第一种，在紧挨钛尖后面的部分产生很高的加速度（>300000g），使小碎片可以随之一起摆动，而距离更远的地方则保持不动。这可以使脆性组织碎片化。第二种过程称为空腔化，微小气泡中溶解的气体和声压同步变化以击碎脆性组织。这种效果与组织含水量成正比，这也解释了组织质的选择性破碎，而纤维组织和大血管都不受影响。

通过选择合适的超声输出水平，可以将大脑、肝脏和肾脏的组织质从完整的血管网中分割下来（镂空）。血管则可以在之后捆绑起来或进行透热凝固。

# 第 **4** 节

## 碎石术

肾脏或胆囊结石是一种常见病。结石虽然可以通过常规手术移除，但会带来并发症的风险并且必须长期住院。现在通过微波击碎结石已经成为标准的流程，并可以使结石碎片通过人体自身管道排出。这种方法大部分用于肾结石，但也可用于治疗胆结石。

在体外震波碎石术（extracorporeal shockwave lithotripsy，ESWL）中，机械冲击波聚焦于结石上。冲击波可用各种方法产生，比如通过一个类似汽车火花塞的电极释放 2 万 V 的电压。放电在水中进行，可以制造一种突然的蒸发产生一种电液压冲击波。通过一个椭球面的反射，冲击波可以汇聚在结石处 $1cm^3$ 的范围内，如图 11-12 所示。患者通过一个压在其身上的装满水的气球与设备实现声学连接以使冲击波可以到达患者体内。需要 300 ~ 2000 次冲击才能使结石小到可以经输尿管排出。

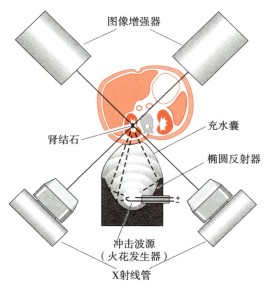

图 11-12 冲击波碎石术

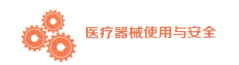

在双平面 X 射线透视检查的协助下，上述设备可以将冲击波聚焦于结石处。在治疗过程中需要不断检查以确认聚焦仍处于正确位置。通常在治疗过程中需要保持镇定，有时可能需要止痛药。

另一种不同的方法是经皮电液压碎石术（percutaneous electrohydraulic lithotripsy，PEHL），即在 X 射线透视检查的协助下经皮肤穿透将探头推进至结石处。探头上装备有两个相互绝缘的电极，并在它们之间进行一连串的放电。集成光学系统使内科医生们可以检查电极是否仍与结石保持接触。治疗结果可以立即证实，结石碎片可以通过冲洗或抽吸排出。

第三种可能的方法是经皮超声碎石术（percutaneous ultrasound lithotripsy，PUL），即在内窥镜可视化条件下通过探头将超声波作用于结石。

# 第 **5** 节
## 气囊扩张术

血管中的动脉粥样硬化引起的血液循环受阻可以通过血管成形术治疗。将一根尖端附有气囊的导管插入病变处，气囊在狭窄处充气以扩张血管——经皮腔内血管成形术（气囊扩张术，PTA，percutaneous transluminal angioplasty），如图 11-13 所示。这种方法通常可以代替开放式冠状动脉搭桥术，此时被称为经皮腔内冠状动脉成形术（percutaneous transluminal coronary angioplasty，PTCA）。这种方法的缺陷在于三分之一患者的冠状动脉狭窄会复发并需要再次治疗。可能在 1 年中要接受一次或多次重复治疗。放入支架（详见第 10 章）则减少了这一风险。通过这种治疗，患者的心绞痛有了很大缓解；而患者的长期存活率是否提高取决于患者本身的健康状态。气囊扩张术也可用于治疗包括食道在内的其他器官的缩窄。

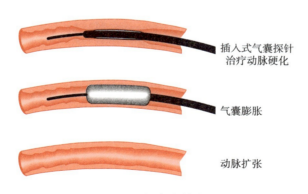

插入式气囊探针治疗动脉硬化

气囊膨胀

动脉扩张

图 11-13　经皮血管成形术

理解气囊扩张术固有的风险是十分重要的。气囊绝不能使用气体撑开，因为这可能导致爆炸。压缩空气具有爆炸性能量，一旦爆炸，能量会立即传送到所在器官。但是液体在压力下不会被压缩，因此当发生破裂时不会扩张。

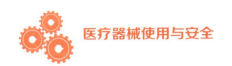

| 案例 11-12 | 胸膜内的空气杀死了患者 |

一位多年吞咽困难的患者接受了对食道缩窄的气囊扩张术治疗。在气囊开始膨胀的时候突然听到一声尖锐的爆炸声。当气囊被收回来以后发现它已经破裂了。

手术医生没有检测到任何指示食道破损的信号，但当天晚些时候患者出现胸部疼痛，X 射线检测显示空气已经渗透入患者胸腔。最后患者死亡。

在设备使用说明书上有明确的说明，气囊在使用时必须排净所有空气并使用生理盐水或对比剂。而这位医生并没有阅读使用说明。

# 第 6 节

## 冷冻术

当组织被冷冻到足够低的温度时将被破坏。这种治疗可以通过直接对组织使用冷冻剂实现，而更常见的方法是将一个冷冻探头作用于组织。冷冻探头由一个供冷却液循环的管型设备组成。冷冻后组织将进行解冻，而坏死部位则逐渐脱落。

这种方法有几个优点。这不会非常疼痛并且可以在局部麻醉下进行。相邻的组织、骨骼和血管可以经受住冷冻而不会坏死。因此这些组织可以在冷冻肿瘤切除后得以复原，并且愈合伤疤出奇的小。

## 机制

低温对组织的影响随组织冷冻速度的不同而不同。当冷冻缓慢时冰晶主要在细胞外形成，液体在渗透压作用下流出细胞，这将引起细胞内电解质浓度达到有毒水平。这将导致细胞死亡。

当冷冻迅速时细胞内外都会形成冰晶，从而破坏细胞结构。组织学上的冷冻伤口类似于一个有中央坏死和边缘有白细胞渗入的梗死。

在冷冻过程中由于冰晶的形成组织会变成白色。因此通过观察即可判断表面组织的治疗情况；但是判断深层的效果要困难得多。如果组织是均匀的且不包含可以导入热量的大血管，则可以认为冰的形成是以半球状扩展的；即作用于组织的深度大约是表层组织冷冻区域直径的一半。

破坏正常细胞需要至少 $-20\,^\circ\!C$ 而破坏肿瘤细胞需要至少 $-30\,^\circ\!C$。重复进行冷冻 - 解冻循环将增加所有细胞被杀死的可能性。

组织被破坏的程度过高以至于病理检查无从下手。这是这种方法最明显的缺点，因为这样无法通过病理学判断手术是否已经从根本上破坏所有渗入的肿瘤细胞。

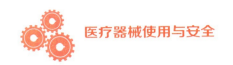

## 冷冻术的类型

最常用的冷冻剂是液氮，其沸点为 –196℃。液氮被密封保存在保温瓶内。在使用时通过浸入式加热器增加瓶内压力，以使氮上升并通过绝热导管到达冷冻探头尖端。这种设备价格昂贵但操作方便。

一种不太昂贵的替代方法是利用气体膨胀时温度的下降（紧闭嘴唇时吹到手上的空气会感觉冷）。使用沸点为 –89℃的一氧化二氮或沸点为 –78℃的二氧化碳在冷冻探头尖端快速膨胀或直接接触组织。但这种方法能提供的冷却量较少，只能对很小的组织区域使用。

为判断深层组织处的冷冻效果可以使用直线或弯曲的针形热电偶测量温度。另一种可能是测量组织的电阻抗，当组织被冷冻时其电阻抗会显著上升。而且冷冻效果还可以通过超声成像术进行监控。

## 风险

冷冻气体的释放会带来一种职业安全性危害。由于火灾的危险不能使用氧气。当大量氮气被释放时，手术室的通风系统必须足够高效以保证手术室空气中的氧气水平不致过低。使用二氧化碳时也是如此，必须防止手术室空气状况影响呼吸。一氧化二氮则必须由专门的设备排除。

## 应用领域

冷冻术的最主要应用是治疗肿瘤。这种方法尤其适用于保守治疗，例如缓解肿瘤切除导致的局部不适，再如长在令患者疼痛位置上的转移性肿瘤。这项技术对皮肤肿瘤的治疗尤其有价值，而且在体腔内治疗时还可进行可视化处理以直接检查冷冻进程。该技术也可以治疗包括前列腺在内的内部器官，冷冻程度可以通过超声成像加以监控。

冷冻术也被成功用于局部前列腺癌症的根治。这种方法对患者很温和，适用于无法接受其他方案的患者。

# 第 **7** 节
## 热治疗

热量可以通过多种方法传递至组织，比如使用高频电磁能量或超声能量。一种常见的错觉是鉴于上述两种方案都是对组织加热的，所以两者在治疗应用上没有差别。这种结论是无根据的，因为高频能量在过程中被原子和分子吸收，而超声波能量被组织通过机械振动吸收。这种机械振动，可能会更有效的消除局部疼痛的组织。

## 高频电磁能量

高频交流电在被组织吸收的同时会产生热量。很多情况下我们都会利用这种现象，例如通过对相应区域组织的热治疗与放疗的联合使用提高肿瘤细胞对放疗的敏感性，即高温治疗。将微波传导至肿瘤细胞可将其加热至43℃。这一温度被持续监控，并通过自动控制调节输出功率，以期达到希望的热治疗效果。

这种方法在治疗前列腺肥大（前列腺增生）时又被称作经尿道前列腺切除术（transurethral microwave thermotherapy，TUMT）。微波通过一个穿过尿道的仪器传导至前列腺区域。这种治疗通常会导致患者的前列腺收缩，从而减轻其排尿问题。这种方法比标准的前列腺手术简单并且住院时间短。但这种疗法是否具有长期有效性人们还有不同的观点。

有时一些从解剖学上看结构完好的心脏会由于功能失常使心动过速从而导致心律失常。这种结构可以通过在一个导管尖端上配备一个心电图探针来发现。通过在导管尖端使用射频能量并破坏不正常组织，即使用射频消融术，可以有效治愈这种心律失常。

使用电磁波（例如短波和微波）进行的热治疗有时被尝试用于治疗各种

关节和肌肉疼痛并改善关节的活动范围。一些国家不使用这种方法已经 20 多年了，因为他们认为这种方法没有疗效，而且它会引起几种类型的副作用。透热治疗不能用于有活动植入体的患者。

---

**案例 11-13　两种方法联合治疗杀死了患者**

　　一位带有深脑部神经刺激器的患者通过射频透热治疗慢性脊柱侧凸。在组织中的治疗能量加热了旁边的刺激器导线，造成了严重且不可逆的脑损伤。最后导致患者死亡。

　　当时刺激器和透热治疗设备都是正常工作的。设备之间的干扰导致了这一问题。需要指出的是即使刺激器被关闭或刺激器已被手术移除但导线仍然保留时也会产生类似的后果。

---

## 超声能量

　　超声波治疗已被证明在和体育运动相配合时对关节和肌肉疼痛具有良好的疗效。单纯的热治疗并不能持久地缓解疼痛或增加活动范围。

　　超声波在组织中产生的热量可能加快了血液流动，这有利于将疼痛释放物质从组织中排除。超声波也具有单纯的机械效应，例如可以治疗后加快清理组织瘀伤。多亏这种方法暂时降低了对疼痛的敏感性，可以使患者更充分地参与到随后的体育运动当中去。

　　超声治疗产生的热量会聚集于骨骼与软组织的交界面。因此治疗时应注意，以防高度局部化的温度升高可能导致的细胞损伤风险。

　　治疗过程中，尤其是水下治疗时，即使是治疗者也会暴露在大剂量的超声波中，而且有将手无意中浸入水中的危险。

# 第 **8** 节
## 电惊厥疗法

严重的抑郁症伴随的自杀倾向、厌食和妄想可以通过电疗法加以治治疗。在使用电惊厥疗法（electroconvulsive therapy，ECT）过程中，治疗电流通过在患者两边太阳穴上的电极传导通过患者头部。电流持续时间为 1ms、频率为 50HZ 的矩形脉冲。治疗时电流必须保持在 1A 以下，电能消耗为 15 ~ 25J。这种疗法会触发"癫痫"的大发作。

在治疗开始前会进行轻微的全身麻醉，并使用肌肉松弛剂以防止大发作期间肌肉收缩；否则患者可能因为背部肌肉收缩而椎骨骨折。整个疗程一般每周 2 ~ 3 次，共进行 6 ~ 8 次。

至于 ECT 为什么能缓解抑郁症一直没有神经生理学方面的解释。这种方法的缺陷在于会引起对治疗前一段时间内的记忆丧失——在某些情况下会导致治疗前几周内的记忆完全丧失。而且这种方法并不能防止抑郁症的复发。

在一般情况下，精神病科的医生会比患者及其家属更喜欢这种方法。

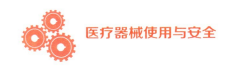

# 第9节

## 放 疗

放疗也称放射治疗，细胞中的遗传物质由于暴露在电离辐射中而受到破坏。如果辐射的剂量足够大，那么所有被辐射的细胞都会被杀死，即所谓致命剂量。在一场低剂量，或者说低于致命剂量的辐射后，细胞能够修复损伤并恢复活力。

仅仅通过手术很难不切除正常器官的组织就能将其中的肿瘤细胞完全消除。但是放疗利用了这样一个事实，即在受到低于致命剂量辐射的情况下，健康组织的自我修复能力强于肿瘤细胞。因此这种总剂量是经过很多小时或很多天进行的低密度剂量即长期放疗积累而成的，例如将辐射源置于肿瘤内部，或将外加辐射分散在一个更长的时间段，比如6周进行30次治疗——分次放疗。通过这种方法可以破坏癌细胞的渗透式生长模式，同时保留正常组织。

不同类型的正常组织以及不同类型的肿瘤组织对辐射敏感性大不相同。具有丰富上皮和神经组织的器官，如眼睛、脊髓、肾脏和皮肤对辐射的敏感性很高，但主要由肌肉和结缔组织组成的器官敏感性较低。通常最恶性、生长最快的肿瘤类型也最敏感。但这并不意味着它们是最容易治愈的，因为它们有易转移的习性，会向身体的很多地方蔓延。

### 辐射剂量

我们用戈瑞，简称Gy，来测量辐射剂量定义能量的数量，用每千克组织吸收的焦耳数来表示（J/kg）。

由于不同类型的电离辐射对生物组织的影响不同，引入另一种单位用于辐射防护，即剂量当量。这种测量单位是希沃特（Sv），它通过以Gy表示的辐射剂量乘以具体辐射类型的因子系数计算得到。1Sv是个很大的剂量，以大约 4 ~ 5Sv 辐射时 50% 的个体会死亡，因此在治疗时大多采用毫希（mSv）作为单位。

## 放疗设备

几乎所有的电离辐射使用的都是光子辐射（电磁量子）或电子辐射。光子辐射可以由 X 射线管、γ 射线设备（也称同位素机）或高压加速器获得。电子辐射则只能使用后两者。随着光子辐射穿透组织层，其强度也逐渐减弱，这与光线在海中会随着深度的增加变暗是同样的道理。另一方面，电子辐射也有明确的作用范围限制，就像一个铅球运动员投出的距离无法超过某个最大值。

在 X 射线管中使用高达 300kV 的加速电压产生的辐射能量很低且组织穿透能力弱。它仅限于治疗表层肿瘤。这种能量如此低的缺陷其原因在于大多数辐射剂量被皮肤吸收，而骨骼中的剂量也比周围软组织中吸收的高。这可能引发潜在的骨结构损伤，使得除其他风险外，还可能导致日后骨折。

对于深度较大的肿瘤可以通过使用远程放射单元治疗。一个这样的设备包含核反应堆中产生的钴 –60。这种可以以 1MeV（兆电子伏）的能量发出光子的同位素被放置在配备有巨大辐射屏蔽装置的治疗单元的头部。光子只能通过聚焦于辐射区域的准直系统以只照射需要治疗的身体部分。

近程放射治疗是另一种可以使肿瘤细胞获得大剂量的辐射同时限制周围组织暴露的方法。由放射性同位素组成的放射源被放置在肿瘤组织内部或十分靠近处。同位素可以包含在管子或针中，利用手动或自动远程传送系统引入到相应器官中，以减少医务人员的放射暴露。这种方法很适合治疗包括子宫肿瘤在内的空腔脏器。但这一方法并不仅限于这些应用，因为颗粒形、针形或线形的同位素可以直接植入肿瘤组织中，即间质植入。

高压加速器有很多种类型，比如直线加速器、电子感应加速器和回旋加速器。它们都可以将电子加速到极高的速度。通过调整电子加速能量水平可以选择组织穿透深度以及吸收最大剂量辐射的组织深度。最好的效果是身体深处产生效果而皮肤不受影响。这一点很重要，因为皮肤对辐射是相对敏感的。

## 剂量规划

放疗的目标是让肿瘤细胞获得尽可能大的辐射剂量而周围正常组织受到的辐射剂量尽可能小。不同类型的组织对辐射敏感度的变化和器官的重要性也必须考虑到。必须保护处于生育年龄的人的性腺不受不必要的辐射以防其遗传物质受到影响。为了达到最佳效果，必须将辐射种类、辐射能量、断层和辐射场分布做适当配合。辐射光束通常会从不同角度聚焦于肿瘤处，这样可以使辐射剂量在皮肤表面大面积分散又能集中在肿瘤内部。剂量规划基于高度复杂的计算机计算。这种计算会通过计算机断层扫描或磁共振（详见第7章）考虑身体外部轮廓和各种组织的密度。

在治疗期间也需要进行控制读取，比如测量人体的输出剂量并将其与整体输入剂量相比较。这些检查会在几周的治疗时间内多次进行。

为尽量减少在反复治疗中设备设置不正确的风险，现代设备都配备了电脑控制系统，即检查确认系统。计算机将检查所有的设置，通常每次治疗会多达 10 ~ 12 次，以在放疗开始前确认设置都在某些预先设定的范围内。

# 第 12 章
# 计算机在医疗保健中的应用

信息技术（information technology，IT）或医疗信息学已经在医疗保健中得到了成功应用。患者管理和实验室测试结果处理这些较简单的例程已经计算机化了。该技术也已经非常成功地应用在各种形式的麻醉和重症监护。计算机也长期被用来确定放射治疗肿瘤的最佳方案。

人们也经常探讨利用人工智能（artificial intelligence，AI）做医疗诊断的可行性——但这个词使人们对电脑的能力产生了一种夸张的印象，"医疗专家系统"这个术语更合适。人们已经证明，想要汇集患者所有必要的信息以建立一个计算机化的患者记录是一个棘手的问题。互联网作为信息技术最伟大的成就之一正在医疗中起到越来越重要的作用，并使人们能够通过电子邮件进行沟通。在我们继续描述这些应用之前，我们已经得到了一些有关计算机的基本事实。

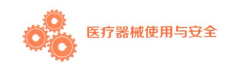 

## 计算机

　　一台计算机有两个主要组件：硬件和软件，其中硬件包括所有物理组件，具体说是各种电子部件和机械部件，而软件是控制计算机行为的程序。日常用户既不需要知道计算机的内部构造，也不需要知道计算机是怎样编程的。

　　在一个病房或在实验室中，工作人员可以通过一个终端和服务器访问中央计算机，如图 12-1 所示。中央计算机配备了一个存储器，这个存储器存储了数据库中的大量数据。这些数据可以迅速地从终端访问。数据库像一个卡片盒，卡片上记录着患者的信息。其他的数据库可能包含其他信息，如等待入院的患者名单和财务审计系统。几个数据库可以相互连接，使它们之间进行通信。多个用户也可以同时访问数据库。几乎所有的门诊数据都存储在这样的数据库中，而对于住院患者医疗的数据库也正在日益广泛的使用。

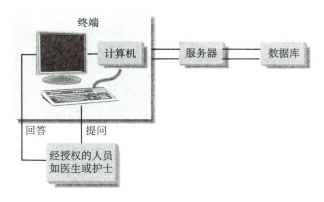

图 12-1　电脑终端

　　因此数据库是一个可以很容易检索的巨大存档。数据可能包括文本（如一个患者的病历）、数字数据（如实验室的数据）和图像（例如 X 射线图像）。通过分析这些数据可以收集有关患者的信息。因此，信息是这些数据的个人化说明。

网络把所有的终端和其他计算机系统的部件进行物理连接，从而使与中央计算机的通信成为可能。这个网络中，医生和护士可以在自己的终端即时访问患者记录。同样，用户（患者）可在自己家中或另一家医院中进行个人查询特殊检查，当他们可以被安排就诊时，患者可以即刻收到消息。一旦获得临床化学、细菌学和病理学实验室的测试结果，该结果可以在屏幕上显示出来。处方可以传送到药房终端，使工作人员尽快准备好药物以便患者随时去取。

掌上电脑是一个通过无线传输进行网络通信的轻便终端。特殊护理需要录入和保密，但这些电脑将使医生和其他人可以方便地得到患者的信息。同时他们也可以录入新的数据。

个人电脑是一个完整的不需要中央计算机帮助的独立操作单元。在个人电脑上，通过文字处理软件可以方便建立和编辑文本，也可以进行数值计算。在个人电脑上，用户可使用自己保留的小型数据库，省去了连接到中央数据库的需要。实际上大多数的个人电脑都可以连接到网络中，并可以访问大型数据库以及其他的个人电脑。在没有网络的情况下就需要调制解调器，以便个人电脑使用拨号连接的方式经电话系统连接到网络。

## 数据采集

在终端或个人电脑所做的工作有相当一部分是数据录入。大部分的数据需要手动键入（"输入"）。然而有一些工具可以使数据传输既方便又安全。血袋和样品可以在条形码阅读器的帮助下更安全地辨认——以类似于货物收银时的方式完成——从而消除了患者之间混淆的风险。条形码系统因而有助于降低混淆的风险，而混淆是医疗保健中的主要危害之一。

实验室分析仪可以直接连接到计算机上，使实验室检测结果的排序和计算可以自动完成。X 射线检查同样可以存储在数据库中，就像数码相机存储图像一样。较大容量的数据和程序可以通过 CD 或其他存储介质很容易地传递到个人电脑上。

　　另一种输入、存储和检索数据的方法是使用智能卡。这可能具有相当大的现实意义。智能卡和一个标准的信用卡大小相同。它配备有内存，可以存储相当于几千文字页才能容下的内容。用这种卡的优势很明显，患者可以随身携带关于过去和当前疾病的重要信息、过敏症状和使用的药物。理论上，患者在自己的钱包中可以携带有关自己生活的所有记录。智能卡的另一个巨大优势是保密性更高——因为患者本人携带着信息，敏感的数据理论上不需要存储在中央数据库中，在中央数据库中这些数据可能会通过网络被发送到错误的地方。这种做法的最大障碍将是说服所有患者总是携带自己的智能卡。

## 隐私保护

　　医疗数据决不允许经未经授权的人泄露出去。患者的记录可能包含敏感信息，如性病和精神疾病等。这些记录只能让少数被授权的人得到。如果保密性不足，可能造成患者不愿求医。因此在现在的程序中，任何人试图访问任何数据时都必须先检查他的授权情况。

　　人们设置了不同的授权级别，这样一来便会出现以下的情况，社会福利人员也许只能访问非常有限的信息，如地址、电话号码和病假时间。病房护士可以获得他们病房内患者更广泛的信息，而其他病房的护士却不能得到。另一方面，患者的医生有权访问所有信息。保密性通过授权码实现，授权码也可以结合身份证一起使用，也可以通过个人刷卡获得授权。每一次进入系统都应该记录在患者的记录中，最好是通过秘密的个人代码，这样可以很轻易地知道进入系统的是谁。

　　存储在一台计算机上的患者记录可以防止未经授权的人员访问所以很安全；但问题是这样系统就变得非常繁杂。所有这些要求需要达到一个平衡。为了增加问责性，所有进入患者记录数据库获取信息的人都会被自动登记。

# 第1节
## 患者数据

## 管理的数据

大多数管理程序可以在计算机的帮助下变得简单。利用患者的身份证号码、地址或电话号码可以很容易地访问病历资料。医疗中心和医院里的医生预约现在也可以通过电脑进行。

记录转诊和接下来的患者转诊也更加容易。由于计算机化，可以对诊断进行编译和统计处理，如某种疾病治疗的病例数，或每个病种的医疗保健成本。

## 实验室结果

计算机技术的应用已经在临床实验室特别是临床化学实验室的研究中起到了重要作用。收集样品时，在试管上贴上自动打印的条码标签并确保在整个实验过程中保持正确的样品辨识。打印结果通过累计结果列表的形式得到，在这张列表上已经记录了同一患者先前的同一检测结果。这样就为监测患者的病情变化提供了便利。

计算机技术还为实验室检测过程进行质量控制提供了手段。通过标准化控制生成的每日平均值报告可为提前发现试验方法的系统误差提供便利。

对于血库，计算机化已成为所有工作阶段的重要工具，囊括了从征集献血者到建立输血文档的每一个环节，以便每个血液单位从献血者到特定输血者都可以被追踪到。后者的实现对于追踪感染的传播非常重要。

## 麻醉和重症监护

在患者外科手术中的麻醉期间和手术后的重症监护期间会采集到大量的数据。即使在其他形式的重症监护过程中，如果没有电脑的帮助，存储大量信息将是很难处理的，如冠心病监护病房。此护理包括数据监测。

我们有以下几个原因说明计算机支持的必要性。创建日志是非常重要的，这就很像飞行记录器在飞机飞行期间记录下有关飞行员和飞机的行为数据。当在手术中出现并发症时，并没有时间记下血压、脉率、呼吸频率、药物注射和其他措施。而这种情况下很有必要记录下发生的一切，这可以通过自动化的数据采集实现，如图 12-2 所示。

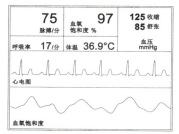

图 12-2　用于重症监护室的监测数据示例

图 12-2 中的第二幅图　通过显示屏上的简单选择，报警就可以被激活并设置报警阈值。划了一条斜线的铃铛表示血压报警功能已被关闭。"报警"列显示哪一项警报是开启的。上半屏幕上显示的是目前的值，例如和图 11-2 相同的参数值。

图 12-2 中的第三幅图　通过选择屏幕上的另一个选项，可以显示和回顾一个特定时期的发展趋势。相同的数据也可以用曲线的形式显示。

通过一个计算机化的患者记录可以更容易地评估是否某些参数发生了系统性的变化——计算机可以进行趋势分析。呼吸频率通常是不规则的，其取决于许多外部因素，心理因素也起着相当的作用。当哮喘患者进行治疗时，监测呼吸频率的缓慢变化是非常重要的。这种变化可以通过电脑检测，而通过反复评估呼吸频率进行检测要难得多。根据患者的病情（如脉率、血氧、呼吸频率、温度和血压）可以同时进行多个监测参数的趋势分析，图 12-2 中的第三幅图趋势分析提供的信息远远超过单一的测量。脉率的降低可能并不足以让人担忧，但如果同时出现血氧饱和度降低就可能是心脏衰竭的迹象。

另一个用途是用于监测体液平衡和计算所给药物所需的输液量和浓度。这减轻了人员繁琐的工作。

心电图读数往往在重症监护室获得。人们做出了很大的努力来开发各种自动心电图解释（见第 6 章）方法。尤其重要的是监视任何形式的心律失常。由于计算机的使用，如今这些已经可以很精确了。

## 放射治疗

在用放射线治疗肿瘤前必须完成剂量规划。确定肿瘤的位置并计算出最优化的光束的瞄准和调整，确保肿瘤获得最大的辐射剂量同时周围组织剂量最小。这种三维的计算（头尾向、中外向和腹背向）是非常复杂的，不利用计算机是不能完成的。

辐射剂量的规划要根据肿瘤的位置、沿各个方向的辐射光束周围的组织厚度以及组织的成分来确定，如组织中存在的骨头和空气的数量。为了这个目的，要利用由标准的 X 射线、计算机断层扫描和磁共振成像（见第 7 章）来获得图像。从这些数据中可以计算得到辐射场的最佳分配，包括适当的辐射类型、辐射能量、辐射场的形状和入射角。通过成千上万次的反复尝试，在最短时间内寻找到最佳的替代方案，这种优化问题得到了解决。为了防止剂量计算错误的安全特性也列入程序中。

即便用计算机进行剂量规划具有优越性，但也有发生意外的风险。

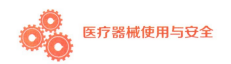

**案例 12-1** | **杀人的计算机**

　　一个患者已经从他的背部移除了肿瘤，需要进行一系列的放射治疗来摧毁任何剩余的癌细胞。用正常的剂量患者是不会感受到所进行的治疗的。然而突然有一天，患者感觉到了烧灼感。

　　辐射仪显示的代码表明剂量过低或过高。该代码和其他种类的错误代码通常每天出现 40 次左右，这种特殊的代码频频出现是由于辐射能量往往略低于预期的设定值。由于剂量总是太低，当这些代码出现的时候，操作员已经习惯了按一个键，然后继续进行治疗。其结果是，患者被灼伤了几次后，最终躲开了辐射束。

　　从辐射仪中没有发现故障，患者也被送回家。第二天患者开始咳血，有人错误地怀疑这可能是由于触电。患者的病情逐渐恶化，在治疗后 4 个月时死于辐射损伤。

　　第一个案例后的几个星期，类似的事件发生在另一名患者身上，这个患者在 1 个月后死亡。

　　该事件被人们所知后，在这两个致命案例或前或后在其他地方也发生了严重的辐射烧伤事故，类似的案件也见于报道。所有的这些案例中都使用了某种辐射仪和相同的计算机程序。这种错误只是偶尔发生，证据是这种仪器已经治疗了超过 500 例患者，仅杀死了两名患者。

　　这是一个非常隐藏的错误。它只会发生在一种情况下——当操作员按一定顺序按下了某些键，在这种情况下的辐射剂量会高出许多倍。直接的原因是一个编程错误。

　　这个例子也说明了另一个案例，由编程引起的间接故障——用这种方法编写的程序发生错误使得程序很难使用。没有人能一天管理 40 个错误代码，特别是如果一个错误代码有两个完全相反的含义，例如最坏的情况是产生了过低或过高的剂量。

# 第**2**节
## 专家系统

电脑可用于辅助诊断并能为治疗提供建议。这种程序被称为医疗专家系统。这一系统基于专家在特定情况进行评估的知识，系统尝试模仿非常有经验的医生解决问题的方式，包括使用一些简单的经验规则。该技术基于用户友好的人机通信，计算机进行提问或者建议进行某些检查，然后做出一些可能的诊断并给出每个诊断的统计概率。医生就可以通过这种方式得到做出决定的参考。

这种系统基于从各种疾病的大量病例中收集到的统计材料。对所有症状的百分比进行计算和加权并得到数值，这些数值表示应给予每一个特定症状关注的程度。对于每个患者可以得到对应的权重，就得到了患者可能患有某种疾病的概率。因此在一个儿童疾病专家系统中，与麻疹相关的头痛症状的权重是很低的，而在口腔黏膜疾病中科普利克斑点的权重是最大，因为该症状仅出现在该疾病中。

现在已经有了用于几种疾病组的专家系统，比如分为普通治疗、血液病学、风湿病、过敏症和肺部医学。用于评估体液和电解质失衡以及药物相互作用的程序也被设计了出来。例如一个系统可以处理 700 多内科病例和 7000 种相关的症状、体征和实验室检查结果。该系统的诊断能力和一个训练有素的医生一样出色。

当出现某些不正常的组合值时专家系统还可以提醒用户。用于外科手术和患者监测系统也已经被设计出来。如果一个患者正在接受心脏衰竭的治疗，并且血液测试表明血钾水平偏低，那么该程序立即触发报警，这个组合表示患者有心脏骤停的风险。医生就能立即给患者补钾，否则医生可能第二天看到测试结果后才能注意到。

当诊断一些罕见的疾病时，比如原本出现在热带的疾病发生在了热带以外的国家时，专家系统就会表现出其明显的价值。在培训医生时，专家系统会详细解释如何通过权衡各种症状而得出诊断结果的方法，这也具有非常特别的价值。不幸的是，迄今为止这些系统还没有广泛使用。

# 第 **3** 节
## 远程医疗

远程医疗是指将电信媒体（电话和无线电传输）用于医疗会诊。这样，经验丰富、专业的医生可以进行远程协作来帮助那些现场医疗护理设施不足的患者。

其优点是较高的护理质量，缩短住院时间，并且避免去医院进行不必要的专家问诊。这样的系统一旦开发完成可减少医疗保健费用。远程医疗可以用于整个国家的通信，并且应该具备在其他国家使用的能力，这也是很容易实现的。

这就意味着远程诊断和决策支持，可以在不确定的情况下给经验不足的人提供帮助。信息通过摄像机和电脑利用电话或互联网连接传输到接收者的显示器，两个用户可以用话筒互相交谈。这样，医疗链路上的距离就消失了。

最初远程医疗主要应用于放射科 X 射线图像的传输。在医院内的图像传输一直利用图片存档和通信系统（Picture Archiving and Communication System，PACS）。在这种类型的系统中，几个计算机化的工作空间或工作站相互连接并通过技术先进的网络连接到一个集中的图像数据库存档。这些图像可以进行高清晰度的传输。在放射科，远程医疗意味着医疗的网络已经覆盖到整个国家了。

在病理上，远程医疗的使用开始得更早。在显微镜上配备一台摄像机以传输组织切片图像。

远程医疗也在大多数医学学科的试验中广泛应用。比如远程皮肤病学、远程心脏病学和远程生理学。

从挽救生命的角度看，远程医疗最有用的应用之一是在救护车转运过程中。在刚一接触疑似心肌梗死的患者时医护人员就可以得到其心电图。然后这一心电图数据被传送到医院的医生那里，在医院进行详细分析。可以传输12个导联的心电图或仅传输所选择导联的心电图。如果有心肌梗死的迹象，医护人员可以按规程实施溶栓治疗。与没有这种治疗措施的情况相比，这种情况下死亡率可以减少约50%；如果2～3小时后到医院再进行该治疗，死亡率只降低约25%。

# 第**4**节

## 电子病历

常规的患者病历由成叠的纸张组成，具有显著的缺点即数据很难找到。一个新医生可能会丢失重要的信息，例如关于过敏情况和正在使用的药物。病历丢失——有报道说，在设立中央档案馆的大医院里，有高达 15～20% 的病例在需要的时候找不到，高达 5% 的病例从来没有被检索到。这些档案还需要大量的空间——据估计，每百万居民每年的纸张病历档案摞起来可达到 2000m。在计算机化以前，每百万居民的病历管理成本（编写、搜索和存档病历）大约达到了 10 万欧元。

一份电子病历包括：

- 患者管理部分（会诊咨询、付款等）。
- 医疗记录（医生用于介绍临床发现、测试结果、诊断、治疗等的案文）。
- 护理记录（描述实际护理的案文）。
- 会诊报告（临床化学和细菌学化验、活组织检查、放射性检查等结果）。
- 药房转介（处方自动传输）。
- 参考部分（实验室结果的正常值范围、药品单、药物相互作用、医学参考文献等）。

一份电子病历要求如下：

- 用户界面人性化，阅读便捷。
- 具有良好的信息保密、伦理的安全性。
- 便于跟踪和保证质量。
- 提取方便。

电子病历是患者护理的中枢。它具有很多优点，例如可以快速将病历显示在显示器上。病史、实验室检测结果、专家会诊报告和使用的药品都可以快速获取。图表格式中可以很容易看出变化趋势，例如用趋势曲线格式表示的近期血压变化。这种格式可以在患者呼叫时重新检索或当他们在线时观察到。另一个优点是患者不需要每次都必须从最开始重复叙述一遍自己的病史。获取患者本人或其他医学图像如皮肤损伤照片或 X 射线图像时也都很方便。

一旦这些系统得到充分发展，将使管理合理化，从而节省出时间真正用于患者护理。负责管理的护士数量可以减少，因为管理文档所需的时间减少了。这些系统拥有如此多的优点，因此它们现在通常应用于初级健康保健诊所和一些私人诊所。

但是电子病历也有一些缺点。当出现电力故障时将无法获取任何信息。系统的开发非常复杂并受到了很多医生和护士的怀疑。

对于住院患者医疗，系统必须能处理海量的信息，因而遇到了很大的问题。20 世纪 90 年代实际的合理化收益并没有达到预期值。很多尝试引入电子病历的医院最初都没有成功，因为它们极大地增加了工作人员的额外工作量。开发工作始于 20 世纪 60 年代，但直到 90 年代后半期，放弃纸质病历的进程才开始在一些地方进行。然而完全计算机化的病历最终被引入所有医院是必然的发展趋势。

# 第**5**节

## 健康保健的标准化

　　为了规范医学信息，广泛的国际努力正投入其中。全球国际标准化组织（International Organization for Standardization，ISO）和国际电工委员会（International Electrotechnical Commission，IEC）以及如欧洲标准委员会（European Comité Européen de Normalisation，CEN）这样的组织有责任进行协调努力。标准化的重要性有许多原因，包括使不同系统间进行通信并制订确保安全和医疗质量的规程。

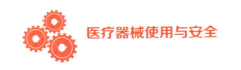
# 第**6**节

## 互联网

从保健的角度来看，互联网使得医院网络得到扩展，涵盖了整个世界。通过互联网可以连接到其他数以亿计的计算机。这个全球网络被称为万维网（World Wide Web）或简称为 www。每台计算机都有一个唯一的地址。这些计算机之间可以传输文字、图片、声音和视频影像。

除了正确连接的计算机，为了使用互联网还需要一个浏览器；浏览器是一个程序，它可以使用户从计算机接收和发送信息。浏览器可以将包含文字和图片的网页显示在电脑屏幕上。网页通常还包含超链接，以带下划线的蓝色字体出现。这些链接就像手机上的特殊按键，当被按下时就会拨打一个特殊的预先存储的号码。点击这个链接就会连接到另一个网页，这个网页可能是另一个人在世界某处的另一台计算机上制作的。

为了选定和优化信息检索，可以用特殊的目录或搜索引擎来访问所需的信息。目录是由学科领域构成的名单，而缺点是，他们并不能保持实时更新。

当使用一个搜索引擎时，用户输入一个或多个搜索词。搜索结果是包含这些检索词的网页列表。准确仔细选择检索词是很重要的，否则将会检索到太多的网址或者根本就检索不到。所幸借助搜索引擎网站的帮助功能，搜索技术很容易学习。

用户还可以订阅邮件来实时接收特定学科领域内的信息，以便这些信息始终都是最新的。但互联网存在一个问题，那就是用户很少能验证检索到的信息的可用性。

## 主页和网站

单一来源的网页组合被称为一个网站。每个网站都有一个特定的地址，这可能会以"http：//www"开头。网站入口的页面被称为主页。大多数组织和政府部门都有主页。这些通常是免费的，但也不是所有的都免费。一些和医疗相关的网站包含。

- 医疗产品。
- 药品和医疗器械安全报告。
- 科学期刊。
- 出版物。
- 医疗咨询。
- 护理信息。

在搜索引擎中输入这些词条时，可以发现特定网站。

## 电子邮件

互联网的巨大优势之一是可以将邮件投递给其他的计算机用户。电子邮件地址中有一个"@"符号。该符号的发音与英文单词"at"一致。原著第一作者的 e-mail 地址曾一度是：berril.jacobson@ labtek.ki.se。从地址本身往往容易看出邮件作者居住在哪个国家，有时甚至能看出在哪里工作。地址以 .se 结尾，表示瑞典的国家域名。.ki 表示该组织所属的领域，在这个例子中，其表示的是卡罗林斯卡医学院（Karolinska Institute）。这些地址在电脑屏幕上通常显示为带有下划线并呈蓝色的文字。

当一切都正常运行的时候，电子邮件只需要 1 分钟就能够发送到世界上任何地方的另一台计算机。甚至体积很大的文本文件、图片和声音剪辑也可以作为附件传输。同时也能以同样的速度收到回复。

电子邮件正在逐步取代普通的"蜗牛邮件"。不仅在住院患者医疗方面，电子邮件在医疗保健方面的优势也是明显的。当远离总部时，初级保健医生和护士可以利用笔记本电脑和调制解调器与他们的初级健康保健中心进行联系，并通过移动电话网络获取必要的信息。

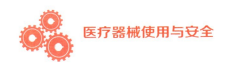

## 用户群

在互联网上有大量的新闻组，在里面任何问题都可以谈。这些功能作为开放的电子公告板，其他用户就可以利用它回答问题或参与讨论。参与这样的用户群通常是免费的，举例来说，这对医生的继续教育是很有价值的。在这些新闻组中会有一种归属感，大多数人似乎热衷于贡献和分享自己的经验。

# 第 **7** 节
## 信息技术的限制

现代计算机技术是 20 世纪最重要的技术成就之一。对于医疗而言，其特别之处还在于其彻底改变了传播知识的可能性。

不幸的是，这个免费的途径也有缺点。缺乏信息的大众不总是满足于好坏的分类。"网上医生"在其网站上挂出的信息可能是非常有能力也非常负责任的，给予患者非常大的帮助。但有些医生却非常遗憾没有做到这点，并且为了自己的利益给重病的患者提出了非常错误的建议。

---

**案例 12-2　网络可以杀人**

在互联网上一位 55 岁的患者询问有关皮肤问题的意见。一天前他的胸前出现了很多红色的宽条纹，并在上面长了很多充满液体的疼痛性水泡。他还表示，他近期接受了肾移植，最近必须每天服用一种特殊命名的药物。

起初他只是等待和观望，看水泡是否会消失，但他的儿子劝他在互联网上寻求意见。他向 17 个不同的医疗网站寻求帮助，这些网站总部都设在美国。有 10 名医生进行了回复，其中 3 人放弃给予解答，因为皮肤科不是他们的专业领域。有些答案在医学上讲是正确的，告诉患者要立即就医。但是有一位医生建议采用顺势疗法药物和维生素 C。另外两名医生则给出了完全错误的回答，并可能使患者丧命。

---

患者并没有死，而且在现实世界中他并不存在。他是由两名德国医生编造出来的，以检测互联网上提供的建议的质量。他们的结论是，消费者应该防范江湖医生和未经医疗培训的行医者，他们会在网络上进行会诊。

在医疗卫生的任何情况下，以及在任何组织内的每个级别中，问题的关键始终都是要进行负责任的行动。

# 第13章

# 责任 *

在航空史初期，每架飞机上都安置两名飞行员来提高飞机驾驶的安全性，但几次结果与预计完全相反。飞机失事的原因是因为飞行员不知道谁在真正驾驶飞机——双方都以为对方在进行驾驶。这些事故导致引出新的标准来防止责任划分不明而导致事故发生。飞行员应该明确到底是谁在驾驶飞机。

健康保健系统的责任分配仍然没有达到航空标准。责任分配不当是导致许多事故和险情发生的原因，这涉及整个医疗器械和健康保健系统。

随着技术的日益精密，事故的风险也在增加。设备越复杂就需要更多的人参与设备采购、培训、使用和维修。越来越多的患者在家中使用复杂设备，这对行政管理能力提出了更高的要求。

---

* 本章的编辑以 *Goran Liedstrom* 的讲座——"医疗规则参考手册"为基础。*Goran Liedstrom* 是瑞典人，非常出色地完成了两个瑞典语版本的编辑工作，为本章的编辑和插图 13-1 的设计提供了巨大的帮助。

**案例 13-1** **放射线设备压死患者**

> 一个患者正要接受放射治疗来治疗颈部肿瘤。由于机器支架损坏，包裹着钴辐射源的重达 1.5 吨的设备正好掉落在患者的右上臂和头上。患者被困在辐射源下，在等救援队带着起重设备前来营救的过程中伤重而亡。
>
> 临床工程师从未对该设备开展任何预防性维修和检验，因为他们认为这是制造商的责任。
>
> 制造商也从未承包维修的任务，也未签署过维护协议。

上述案件的调查结果表明，虽然设备缺乏保养不一定会导致事故发生。但是缺乏明确的责任分配仍是一个重要的问题。

在下面给出的案例中，缺乏清晰明确的责任分配无疑会造成患者的死亡。

**案例 13-2** **肾病患者在进行透析时死亡**

> 一位患者接受定期的血液透析治疗。治疗过程仅仅进行了半分钟他就失去了知觉，随后死亡。
>
> 在调查过程中发现，透析机按照往常的方法进行了消毒，使用了浓度为 2% 的甲醛溶液，但是在开始为患者进行治疗前没有把甲醛溶液排出仪器。
>
> 死亡的直接原因是甲醛残留物留在透析机内部。间接原因是，没有把检查漂洗的工作指定到个人。

**案例 13-3** **电脑程序未及时修正导致 33 例病患受到伤害**

> 用于肿瘤治疗的放射性辐射源有一个缺点，即它们在使用过程中辐射会不断减弱。必须按时更换新的辐射源。
>
> 在某家医院，他们用新的辐射源替换了上述的耗尽辐射源，但是没有及时修正用于辐射剂量计算的电脑程序，这导致了治疗时间的计算错误。在发现错误时，已有 33 位患者遭受了过量辐射。

尽管健康保健系统仍然有很多东西要向航空领域学习，由于欧盟的相关指令，事情还是正向着正确的方向稳步迈进。然而不幸的是，对医疗器械使用人员的能力要求却没有相应提高，因为这个问题已经超出了欧盟的规定范围。根据各方面要求，目前有必要对医疗器械进行评估，并且已经着手建立一种可以进行事故或险情报告的系统。现已汇集了更多来自其他成员国的人才和工作经验以提高工作质量。

现已修订了许多法规来实现欧洲国家内部的共同协作。协作意味着针对某一特定的工作，所有欧盟成员国均采用类似的要求。标准的统一带来极大的好处，根据医疗器械标准（Medical Devices Directive），医疗器械的设计和制造情况得到了改善。

欧盟已出台了质量认证体系，并将健康保健系统内的责任分配划分得相当清楚。在某些特定的情况下，各级管理者有权在特定的国家分派任务。欧盟还确定了组织的必备条件，即下令购置指定设备的任务授权给哪个管理人员，以及他们需要遵守怎样的规程。本章将介绍上述问题。各种人员分类的检查清单将会在下一章给出。

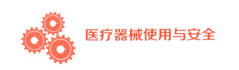

# 第1节

## 标 准

"标准"是指应如何设计和制造项目或者执行任务的书面协议。标准是对消费者大有裨益的。当人们在本国度假，他们知道他们的剃须刀或吹风机的插头应该插入墙上的电源插座。因为插头和墙上的插座都是按照标准制造的。但不同国家间的标准不全是一样的。比如欧洲大约有 20 个不同标准的插头，如果墙上的电源插座和插头的标准是统一的，那么相同的插头便可用于所有的欧盟国家。

由 CEN〔欧洲标准化委员会 Comité Européen de Normalisation（法语名称），or European Committee for Standardization（英文名称）〕和 CENELEC〔欧洲电工标准化委员会 Comite Europeen de Normalisation Electrotechnique（法语名称），or European Committee for Electrotechnical Standardization（英文名称）〕共同制定了统一的标准来指导制造商生产带有 CE 标识的医疗器械。如果制造商遵循所提供的标准，他们所生产的产品就能符合基本要求。这为制造商展示产品的实用性以及安全性提供了便利。

为医疗器械设立的统一标准对于消费者和使用者具有更高的价值，产品也因而变得更加安全。通过看标签，用户可以更容易地辨别该产品是否合法生产。如前文所述，张贴 CE 标识（见第 1 章）意味着制造商已根据指定用途的基本要求制造和调试了该设备。CE 虽然是欧盟统一使用的标识，但如今它已经成为了一个常用的国际标识。我们需要了解的是，CE 不是一个质量合格标识，而是表明了持有该标识的设备满足了所有基本要求。制造商担负了重大的责任，然而用户也同样责任重大——要按照医疗器械的设计目的合理使用而不能偏离。

不仅设备有制造标准，人们还制定了很多标准来规范一些流程的具体实施。例如 ISO 14155 标准用于评估医疗器械的新旧程度，这是根据质量评价体系得出的独立评估。

当工作人员根据现行标准执行自己的任务时，他们对自己做出的任何行为都要负责；对于标准的任何固执行为都必须有非常合理的解释。

# 第**2**节
## 医疗器械

在医疗卫生系统中，工作人员每天大部分时间面临的具体工作都不涉及与医疗器械有关的复杂设置的详细知识。而真正有必要掌握或至少应该熟悉的是医疗器械的基本使用规则，例如将若干不同的设备连接在一起或者将不同的设备连接到同一位患者身上时的规则。根据医疗器械的使用情况，可分为三个不同的大类。

- 有源可植入医疗器械（90/385/EEC），如起搏器。
- 普通医疗器械（93/42/EEC），如 X 射线器械、牙科器械、残疾人辅助器械以及一次性耗材。
- 体外诊断医疗器械（98/79/EC），如试剂和某些分析用品。

根据设备使用过程中的风险医疗器械又可分为四大类。在特定产品的使用过程中，如果使用者容易受到的伤害越严重，就越需要重视该器械的构造和用途的详细规定。

- Ⅰ类包括最低风险的产品，如可重复使用的手术器械和障碍辅助工具等。大多数产品属于这一类。
- Ⅱa类包括大部分的诊断器械，如心电图仪、超声诊断仪和脉搏血氧仪等。
- Ⅱb类包括大部分的救生器械，如培育箱、呼吸机、灌注设备和输液设备。
- Ⅲ类包括与中央循环系统相关的产品，如人工心脏瓣膜、与中枢神经系统相关的产品、展现生物效应的产品如铜质宫内避孕器（避孕环 intra-uterine devices，IUDs）。

制造商负责将产品分类并标注 CE 标识，必须按产品所属的类型验证其是否满足产品等级的要求。他们还必须指明使用该产品可能会带来的风险以及任何"副作用"。IIa 类以及更高类别的产品需要经过其中一家"指定机构"即指定的独立测试机构来完成这项任务。只有这样，产品才可以被授予 CE 标识。许多认证机构都是国际性组织，并且在每个欧盟国家中都有由政府设立的专门主管机构对其进行监管。在英国这个机构是药品和保健产品监管署，在法国是联邦卫生和社会安全保障部，在荷兰是医疗督察署，在意大利是卫生部。

因此制造商要承担很大的责任。一旦其生产的产品不符合要求，即使该产品是已被 CE 标识认证的，主管机关仍将会限制甚至禁止该产品的使用并告知欧盟委员会。

任何为 CE 标识的医疗器械包装、加工、贴标以及投放市场的人都将承担与原始制造商相同的责任。

尽管生产公司在产品的整个生命期内承担责任，用户仍应根据产品的使用说明正确使用并维护产品。同时也必须有专业人士按照要求定期维护产品。

如果用户按照以下方式使用产品，责任将可能会由用户承担。

- 用于非预期的目的（包括重复使用一次性器械，即使是消过毒的）。
- 使用未经制造商批准的附属产品（例如在输液泵上使用不合适的输液管）。
- 使用尚未通过批准的产品，即使产品本身贴有 CE 标识。

对于已经到达使用寿命的医疗器械，其处理方法不可影响环境。一些设备存在传染风险。一些有传染性的血液或者其他液体有时会沿着设备内部流入，而医护人员无法对其进行清理。这样的设备必须送往医院医疗器械科进行进一步处理。对于可能含有诸如充电电池等对环境有害成分的设备必须进行妥善处理。

# 第 **3** 节

## 质量管理

"质量管理"表示对于改善卫生和医疗服务以及提升资源利用率的一系列努力。"质量管理"意味着质量保证。然而"质量保证"这个词也不是十分合适，因为医疗过程永远也不能保证绝对安全。因此"质量提高"这个词汇便成了一个具有同等概念也更切合实际的词汇。医疗卫生系统只有通过不断努力才能得到改善。

可以基于国际认可的 ISO 9000 标准建立质量管理体系。例如在达到一定要求的情况下，临床化学实验室在通过权威机构的审查后可以获得认证。

在各医疗专科中，临床实验部门十分广泛地应用了国际标准。因此它也成了被普遍认可的实验室，它符合 ISO/IEC17025 标准和医学实验室的 ISO 15189 标准。这两个标准之间的区别是，15189 是使用专门适用于医学实验室的术语编写的，而 17025 标准则不是。

建立质量保证体系的目的是实现既定程序和目标，借此防止发生错误。本书将以负责任的态度并结合常识着重强调如何在提供保健和医疗服务中真正实现质量保证。

从临床科室的层面上看，质量保障的责任主要落在医院管理部门和医院或病房的负责人身上。每一个操作程序必须保证记录在案，以便发生事故或险情后调查发生原因。

然而从实际应用的角度来看，最重要的目标不是在会议中简单地填写表格，而是让医护人员在工作中时刻保持积极、负责任的态度。

质量管理进程可以通过多种方式进行，通常首先由较小的质量小组开始。不同类别的人员针对存在的若干健康管理问题会面并展开讨论，问题包括很多内容，例如有关不同种类的设备的使用问题。首先提出了很多关于改进工作流程的建议。主要目的并不是简单地讨论一个已经发生的事故，而是试图预测可能会发生的情况。然而隐患往往是很难预测的，所以管理人员具

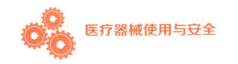

有非凡的想象力是非常必要的。

质量保证的过程不仅仅包括描述和消除医疗技术设备的风险，在大多数与技术设备有关的事故中，技术问题是最需要讨论的。

质量保证过程的最终目的不是为了找替罪羊，而是为了开发"使医疗事故变为医疗资产"的工作程序。通过对事故的原因进行了解以防止其他类似错误的发生，这将会是一笔财富。我们的目标是在第一时间把工作做好。然而这个目标即使在我们很熟悉的情况下也是很难实现。

**案例13-4　用手术代替普通检查**

一位有听力障碍的老年妇女打算做胃镜以检查自己的肠胃问题。当在候诊室听到"下一位"时，她认为护士助理正在看着她，她就在助理的陪同下走进了检查室，在检查室里，她告诉工作人员她的听力很差。根据患者事后描述，当时一名牙医和一名口腔外科医生走了进来，并没有介绍他们自己就把她扶上了牙科椅，并把绿色的手术布盖在了她的脸上。她表示抗议，但是随即医生告诉她必须通过嘴进行。在为她进行局部麻醉时她并没有感到惊讶，因为以前做胃镜检查时也是这样。

接下来，口腔外科医生在患者的颚骨上进行外科手术。因为医生的手指一直在她嘴里，患者一度试图反抗均未成功。当原先认为的下颚骨损害并没有找到时，医生扩大了切口。由于仍然没有发现病变，医生询问了患者的名字，结果发现弄错了患者，最后医生缝合了伤口。

在手术室里面的所有人都认为他们是在给颚骨病变的患者实施手术。

该患者最后被转移到胃镜室，并进行了原先计划的检查。

患者通常非常渴望合作，也总是想快点接受检查。患者的混淆是一个众所周知并且经常发生的错误。如果患者仍然被混淆，这意味着质量保证系统的严重缺陷。在这种情况下通常只需要在手术开始前询问患者的姓名和身份证号码就可以解决问题。

必须对每个关于事故或者存在险情的报告进行跟进和讨论。如果不这样做，那些报告人将会失去参与到这些质量保证过程中的兴趣。

# 第 **4** 节
## 风险管理

特定风险的大小在一定程度上取决于将会出什么样的差错，也在一定程度上取决于发生差错的概率以及后果的严重性。

风险 = 概率 × 后果

如果一颗巨大的彗星击中地球，即使导致人类灭亡，对每一个个体而言，被彗星杀死的风险依旧很小，因为一颗彗星在人的生命周期中进入地球轨道的概率是极低的。尽管几乎所有人都患过感冒，但是感冒导致的死亡风险仍然非常小，因为因感冒导致严重后果的概率极低。然而吸烟带来的风险是极高的，因为太多人吸烟，而一个广为人知的事实是吸烟会导致严重的疾病或使其恶化。因此在进行风险分析时，我们必须考虑到可能存在的导致风险增加的因素。例如。

- 设备故障（组装或者生产失误）。
- 不清楚或很难理解的、甚至是不正确的使用说明（incorrect instructions for use，IFU），或者根本未提供任何使用说明。
- 设备使用的培训不充分。
- 维护不当。
- 管理不当。

必须权衡设备使用的风险和带来的效益。一些危险的情形如下。

- 功能失效（除颤仪、输液器、呼吸机、婴儿培养箱）。
- 机械方面（设备部件的掉落、托举患者、电源供电设备零件间的挤压损伤）。
- 气体（气体麻醉剂泄漏、气体错误、爆炸）。
- 火（氧气、加热元件、短路、透热疗法易燃性的溶液）。
- 加热设备（电热垫、血液保温、保温箱）。

**373** ◁

- 电力（电击、在靠近心脏处与设备连接产生的漏电流、透热治疗）。
- 化学品（刺激性或致敏性物质）。
- 电磁辐射（X射线和同位素检查）。
- 非电磁辐射（激光、超声）。

导致事故发生的一个常见原因是医疗器械的使用不便。不幸的是，人体工程学设计常常有瑕疵。因此培训显得至关重要。在一些医院里，工作人员必须持有"操作执照"才可操作一些特殊的设备。这就意味着如果工作人员想要在无人监管的条件下使用设备必须通过特定的考核。这些仪器应包括输液泵和高频电刀。此类培训经常在医院临床工程部门、制造商或者代理商的协助下进行。老员工也应该参加培训。然而有人认为颁发"操作执照"也有可能是一项危险的行为，因为它可能会令持证人高估自己的能力——大部分车祸都发生在刚刚拿到驾照、经验不足的年轻人身上。在医疗保健领域这个道理是一样的。

**特别提示**

不要因为你已经获得了某种设备的"操作执照"就认为你可以处理所有情况。有疑问时要毫不犹豫地询问那些更了解设备的人员。

# 第 **5** 节
## 责任的类型

责任可分为多种类型。尽管不同的责任之间是有关联的，下面将讨论五种不同的责任，这五种类型的责任为我们提供了一个理解所涉及重要问题的框架。

## 法律责任

每位公民都应维护他们所居住国家的法律。国与国之间的法律会有不同，但是国家间的法律都有相似的潜在关系。所有国家均有涉及医疗器械的法律，在欧洲有专门的"医疗器械法令"。为确保这些法令的正常运行，欧洲国家政府任命了一个主管机关来专门规范医疗器械相关问题。

## 政治责任

人们选举出政治家，政治家反过来必须对医疗卫生的资金分配负责任。对政治系统来说，提供这些资源并且保证健康保健的落实是其必须承担的责任。这不是一件容易的事情，因为它受到经济和其他条件的制约，而这些制约会影响到资源的可用性。

## 行政管理职责

一旦资源被分配到医疗卫生部门，对这些资源进行有效的管理是至关重要的。这些工作由当地医保部门或者医院的行政管理层进行，包括工作的规划、领导和组织，以及监测工作表现。在管理层次体系中，监管者必须受到管理者的亲自提拔，必须得到其他培训人员的辅助。这样的专业培训在医疗器械投入临床使用前需要经常组织进行。

整体行政管理的职责在于医保部门主管或者医院院长。主管不可能亲自监督所有工作，因而责任需要和组织中的其他人共同承担。当责任转移给其他人时，最重要的是让每个人明确各自接受并承担了什么责任。在英国的护理层次中，责任从总护士长转移到病房护士以及其他人。其他国家也许会有其他的组织形式。

## 医疗和其他专业的管理职责

照顾患者是医疗专业的责任，即医生、牙医和护士的责任。同时他们也承担规划、培训以及组织的行政责任。高级管理职位设立在那些提供医疗诊断、治疗和护理的单位。如果部门主管或者病房主管获得了医疗资格认证，那么他就可以执行医疗和行政管理责任。除了正常的工作，部门主管或者病房主管需要监督分配给他们的人员并保证医疗任务正确执行。这也包括确保医疗器械的正确使用，从而为患者提供最大的保障。

**案例 13-5**　**婴儿被电灼伤**

在新生儿部门，一名女婴身上连接着一台输液泵和一台心电监护仪，其中输血泵工作在电池供电模式下，而心电监护仪使用胸部电极与婴儿连接。当母亲抱起婴儿时设备连接就断开了，母亲把婴儿放回床上后，找儿科护士助理重新连接监控器。

当护士连接电缆时，她没有收到心电监护仪的信号，因此尝试把电缆一端的插头与不同的插孔相连。片刻之后，女婴身边出现了烟雾，护士还闻到了烧焦的气味。电极已经部分熔化，此时女孩已经被严重烧伤。

调查结果表明，护士将心电仪的电极连接到了输液泵的电源上。由于输液泵在电池模式下运行，它的一端连接在一个有电的墙壁插座，而另一端没有连接。根据输液泵的说明，在不使用时电源线必须盘绕在电缆支架上，决不允许连接在电源上。这条指令在一起在美国发生的类似事故后被添加进去——由于两个呼吸暂停监控电极被直接连在了电源上，一名 23 天大的婴儿被电死。

调查发现，医院管理层做出的正式决定是——至少 5 名医生需要承担此事故的医疗管理责任，另外 3 位医生负行政管理责任。此外，该部门主管负总的行政管理责任。首席主管护士负有行政责任，病房的护士长负有人员指导和训练的责任以及确保安全条例得以严格遵守的责任。而多人负有责任反而导致没有人真正为此事负责。

患者转院可能出现责任划分的漏洞。许多国家的卫生部门已经颁发了法令，指明了患者移送其他医疗机构时医生需要承担的责任。负责转移的医生的责任是确保患者被送到接管他的医生那里。如果患者在转移过程中需要任何形式的技术支持，如使用家用氧气瓶和呼吸机，则有必要确保指定医生承担其继续治疗的责任。

## 个人责任

每个管理者必须对自己管辖领域内的工作负责。医生为患者负责也就意味着为患者的安全负责。根据医生操作守则，每个医生必须根据科学知识和有效的治疗手段为患者提供临床咨询或治疗。这种义务是道德责任的一部分，而在正式责任和道德责任之间存在一个灰色地带，如图 13-1 所示。

照顾已故患者的亲属就是一个关于道德责任的例子。亲属必须受到尊重和关心，可工作范围却模糊不清。患者死亡后医生不再需要照顾患者，死者家属也没有因为自己的病情咨询医生。但是医生和其他医疗部门仍然照顾着死者的亲属。

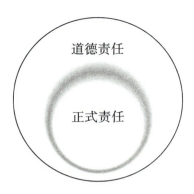

图 13-1　正式责任和道德责任之间的灰色区域（以 goran liedstrom 命名）

在医疗系统工作的每个人都必须有能力执行分配给他们的任务。论及医疗器械，工作人员在独立连接医疗器械前必须在医学技术设备上进行功能测试。如果有人认为他们缺乏必要的能力时应该通知主管人员，而主管人员必须在培训完成前承担责任。

随着医疗器械的技术复杂性逐渐提高，并非每个人都能正确使用所有设备。在医院里，护士和其他工作人员都在为使用特殊的医疗器械而接受训练，有时可以指定某个人负责特殊器械。

## 义务

不同程度的过失会导致相应的制裁，无论是根据刑法处以罚款、服刑，或者被民事法庭追究承担损害赔偿的责任。针对那些违反医疗责任的人员，专业团体或健康保健机构的纪律委员会会决定其受到什么样的处罚，如严厉谴责、警告、吊销营业许可证等。

任何关于事故或险情的调查都是最让人不安、不愉快的事情。不幸的是，它常常导致许多人相互指责。事实上，每个人都必须尽一切所能，在第一时间避免事故的发生。

# 第6节

## 委 派

在一些国家的法律上，区分好"命令某人执行特定任务"和"委派一项任务"十分重要。这取决于相关人员的资格。

可以根据医护人员水平的不同进行分类。每个人获得的资格与所受的教育或培训有关，大多数医护人员获得了两方面的资格认证。接受教育可以获得文凭或大学学位。与之相对，不同等级的培训有很大不同。有些人培训只是为了承担某项特殊的工作，而有些人会花费甚至几年的时间接受大量的培训以获得一个专业资格认证，从而证明他们在特定临床领域具备相应的能力。这实际上就是工作人员的"上岗许可证"。

医疗卫生中的许多任务都需要工作人员确保准确、安全。通常工作人员是在当地医院或者医疗公共机构接受这些任务的培训，也就是说工作人员并不具备任何正式的资格认证，但是他们都拥有多年的专业经验。这些没有证书但已具备实际操作能力的工作人员是具有非正式资格的工作人员。

对于任何像医院这样的复杂组织，这些相关的资格对其顺利运行都是非常重要的。在完成入职培训并达到必须的能力水平后，医护人员可以在一定条件下执行特殊的工作。

**特别提示**

委派工作有如下限制：

- 只有具备正式资格的人员才可以进行任务的分派。因此非正式资格的工作人员不可以进一步委派接受的任务。

- 只能在同一个组织内部进行任务的委派；任务不可被委派给另外单位的人，因为该委派人没有正式的责任。

- 被委派的任务由个人承担，这项工作的接管者或者继任者不一定会自动承担这项委派的任务。

- 委派人必须保证任务被委派给具有实际能力的工作人员。

- 接受任务委派的人必须认定自己有能力接受并且愿意接受该任务。

- 必须明确说明委派任务的持续时间和程度。所委派的任务可能仅仅针对某个事件，可能有完成时间，也可能是无限期的。这种委派可以随时撤销。

- 委派应以书面形式进行，如果有事故发生，这样做对双方来说都是有益的。这种授权可以用简单的形式完成。

- 现行的法律可能会禁止委派某项任务，比如药物的处方和处理。而在涉及医疗器械的处理时，却不存在这样的限制。

一个对整体管理负责的人，不能通过非正式的手段委派责任。

**案例 13-6　空气注入输液管**

一位患有肾盂肾炎的 9 个月大的女孩正在通过输液泵接受抗生素治疗。突然输液泵报警表示输液瓶要空了。

一名儿科代理助理护士断开输液泵。为了不浪费输液管中的剩余药液，这名护士在输液管上推进了 50ml 空气。由于输液管上方没有密封的盖子，她索性让输液管呈开放状态。

当她告诉值班护士她刚才所做的一切后，值班护士迅速赶往病房并封闭了开放的输液管。但是空气已经注入了静脉。患者出现了长达半小时的呼吸困难，所幸她幸免于难。

这名儿科助理护士未被授权操作输液泵，因而这项工作超出了她的工作职责。

**特别提示**

工作监督必须和工作委派区分开来，工作监督的责任仍由主管承担。

# 第 **7** 节

## 采　购

随着医疗技术的日趋复杂，对于医疗管理的责任人来说，在购买新器械时已经不太可能预见医疗和经济后果了。技术的评估必须有临床工程师的参与，因为他们经常能够获得不同医院、测试机构对国内外的产品评估的报告。而至于使用者，像医生、护士、实验室工作人员都应参与器械的选择。

采购设备时在获得提案和撰写合同时必须考虑到设备所有的功能。购买前必须制定需求明细：一份详述必要设备性能的清单，包括用途、功能要求、使用频率和使用年限。许多情况下需要明确设备要达到的标准。在标准评价过程中重要的是标明"范围"部分，它描述的是标准的涵盖范围。技术上的要求需要选在给定的标准水平以上，必须加以详细规定。把需求分为"必须拥有"和"必须实现"将对选择有所帮助。同时采购流程应该满足现行公共采购的标准和规则。

正如第 1 章中所讨论的，新的设备必须经过医院临床工程部门的初步检查和登记。仪器安装后必须指导工作人员如何使用设备。

在指导课上，临床工程师同时可以确认随仪器附带的使用说明书（instructions for use，IFU）容易理解和适用。同时也必须把设备的预防性维修和维护规划在内。

超出负行政管理责任医生职权的任务必须有临床工程师参加。

所有的使用人员必须清楚了解每个设备都具有一个批准标示（在欧洲通常由 CE 标识识别），这说明该设备已经通过了初步检查并且是定期维修的。有一种简单的管理方法就是给所有满足要求的设备一个资产标签即一个设备编号。如果设备有这样的标识说明该设备可以放心使用。

应该为已购买的每一台复杂的设备建立工作日志。日志可用于详细记录运行维护、数据校验、偏差校准等措施。

当医院正在试用或者借用一种新型设备时也存在着特殊的风险。该设备必须通过医院自身临床工程部门审核才能批准投入使用。

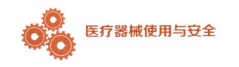

# 第8节
## 章程与其他规定

有很多不同类型的章程：法律、法规和规定需要遵守，以及必须遵循的一般性准则，即必须有很好的原因解释为什么不做。从实用的角度来看，在日常运行中规定某种规则来规范某种行为显得没那么重要。但一旦发生事故，此类章程将会对结果产生一定影响。

所有国家的法律中都有关于医疗器械使用的规定。遵守法律的重要性是显而易见的，如不遵守法律就要受到相应的法律惩罚。我们可以通过了解基本原则，吸取他人的经验教训来避免以上提到的各种风险。读这本书中的例子应该对你有所帮助。

近年来人们对于寻找事故责任人的兴趣在不断下降。一名美国空军官员也改变了对待事故的态度。他宣称，没有飞行员的失误，只有系统的故障。所有的错误必将促进更好的工作流程的形成以预防类似的事故发生。

通过列出工作人员的职责以及他们所处的职位，各国医疗卫生领域内的医疗器械责任得以明确。部门负责人对其管辖领域内的工作负主要责任；其他情况下，如合格的护士、物理治疗师或职业治疗师要对患者的护理负责。这些针对医疗器械的负责人员必须确保以下几点。

- 只使用合适的产品。
- 在使用前检查产品。
- 人员有资格使用该产品。
- 定期保养该产品。
- 具备用户手册和技术文档。
- 当超出保质期、已损坏或已无法保证无菌时合理地弃置产品。

# 第 9 节
## 总负责人

对医疗技术设备负责的官员数量越多，最后无人承担总的责任的风险越大，最终致使事故和险情的发生。与书中前面所提到的例子不同，下面将要描述的案例是由许多发生在不同国家医院里的各种事故汇集而成的。

图 13-2 给出了假定在这种设定条件下的医院组织可能会出现的混乱。尽管这对于任何一家组织良好的大医院来说都很典型，在大多数医院都可以看到这样一个类似的组织结构表。但如果是另外一种情况，即没有定义责任途径，就可能使管理者将责任归咎给下属。本章构成的案例不同于所有前面章节中其他历史案例；在此我们考虑到了管理职责。实际上医生和护士经常遭受指责，他们不得不承担所有的法律和道德的责任，尽管通常错误出在管理者身上。

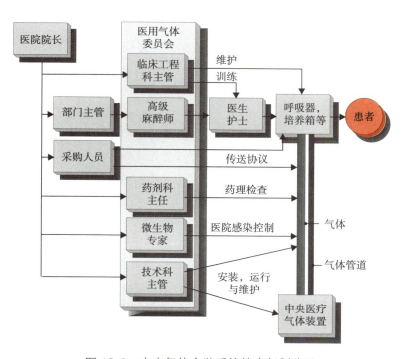

图 13-2　中央气体安装系统的责任制分配

**复杂的责任分配**

在现代化的医院里，医疗气体通过气体管道被分流到需要气体的各个地方，像手术室、产科部门或者其他患者护理部门。这些气体管道不能使用和工业安装手法相同的方式进行安装，并且所有医院都会收到中央气体装置安装的详细说明。

患者在全身麻醉下像往常一样连接到呼吸机的气体混合器获取氧气。最初氧气含量被定位在 40%。突然患者出现青紫，尽管进一步开放了氧气阀，患者的病情还是迅速恶化。患者被立即连接了另外一台呼吸机，但是患者还是遭受了永久性脑损伤。

调查结果显示，这是因为针形阀上的氧化物造成了气体混合器停止工作。本应防止事故发生的过滤器由于制造缺陷发生损坏，因而使氧化物堵塞了气体混合器。

在事故发生前对麻醉机的例行检查中，临床工程部门曾经在过滤器上发现了大量的残渣。这些情况曾经汇报给了高级麻醉师，然而却没有引起重视。（临床器械部门的负责人和高级医生间的关系不好，因为他们在之前很多场合关于各种采购的问题都提出了相反的意见。）

在事故发生前的几个星期中，医院对配气系统做了些小改动，更新了医院的一部分医用气体管道系统。

三家供应商都提出了医用气体管道方案。其中一家小公司比其他两家便宜。通常情况下轻微整修都由医院采购官员决定，这一次他们出于经济成本的原因，选择了安装小公司的医用气体管道网络，但没有核查这家公司是否了解医用气体管道的现行规范。

医院技术部门负责人向高级麻醉师发出了书面通告，在通告中提到了管道的改造计划（医院并没有按规定设立医用气体委员会）。由于管道的更新在夜间进行，只需要在晚上很短的一段时间内关闭气体供给即可。有关更新管道的通告被搁置在了一摞文件的最下面。而且最终其书面批准报告也没有发往医院技术部门。

调查结果并没有解释为什么存在缺陷的气体过滤器会被安装在气体混合器内。

图 13-2 显示了一个医院气体分配系统责任分配的例子。但未能分清当事人的责任，忽略了医用气体委员会的建立，同时还未能确保落实现有的相关规定，因此医院院长对事故负有很大责任。

采购官员也负有很大责任，因为他未能根据现行规定从医院技术部门获取信息。医院技术部门负责人对采购人员选择最便宜供应商的建议口头表示：如果在安装时没有在焊接过程中使用保护气体，对于造成的后果他将持保留意见，而采购官员未能认识到这一点的重要性。他甚至忽视了确认供应商是否有足够的资质进行管道更新。

部门负责人没有履行自己确保落实法规的义务，特别是关于建立医用气体委员会这一条。

高级麻醉师没有对临床工程师提出的关于供气系统内存在残渣的警告报告给予足够重视，因而没有履行自己的职责。另外他也没有核查麻醉护士的能力就把进行麻醉的任务指派给她，而忽视了麻醉护士缺乏经验的问题。她显然没有足够的经验对出现的情况做出迅速充分的反应。

临床工程部门负责人的失误在于他在门诊主任没有注意到供气系统内的碎片时没有及时向上级报告他的观察结果。技术部门负责人本应该监督安装和坚持获得高级麻醉师的关于管道更新的书面批准。

唯一不用对这起事故负责的是药剂科主任和医院特殊微生物专家，因为在此情况下，他们没有收到任何关于管道系统更新的通知。没有合理的途径来使他们意识到风险，因此不追究其事故责任。

上面的案例可能已经被放置在混合气管道周围。根据案例 4-6 和案例 8-4 的报告，混合气体会导致悲剧的发生。另外两起事故也必须引起重视，它们涉及同一欧洲国家的 4 位患者。首先涉及的两位患者在麻醉状态下接连死亡，具体是由氧气和一氧化二氮气体管道在维修时弄混导致的。而且第一位患者的死亡也没能阻止第二位患者死于致命的麻醉。除了这两例全国闻名的事故，在事故发生后不久在其他医院发生了相同的情况，同样导致两人死亡。

这个例子也说明了在官方的事故或险情调查报告中有些问题并不经常得到披露——在这样的事件背后通常会有个人冲突——正如这个案例中高级麻醉师和临床工程部门负责人之间的矛盾。由此可以看出，这种矛盾冲突往往容易致使人们忽视安全问题。

没人会故意犯错误，但是每个人都会犯错误。认识到这一点正是航空业实现其优秀安全标准的奥秘所在。在医药领域中，只有领会到那些本不应发生的事故中的丰富信息才能改善我们的工作，而这些信息必须从引起事故的人们身上才能获得。通过惩罚是不可能实现这一点的，但通过宽恕或许可以。

# 第 **14** 章

# 备忘清单

在航空史上，要求飞行员在起飞和着陆前使用备忘清单是在提高安全性方面影响最为深远的一项措施。一部分空难的发生正是由于飞行员们没有遵循这一简单的要求所导致。然而对于在全世界拥有每年数百万客流量的民用航空业来说，空难是极罕见的——2004 年没有一名乘客死于空难。备忘清单非常有价值。在医疗卫生事业中，如果各个级别的员工都使用备忘清单，将会有不小的收获。

医疗卫生事业中，备忘清单的使用已经得到普及。但是这些清单大都被用于特殊用途，尤其是在诸如麻醉等设备密集型的专业领域中。使用麻醉技术可能会导致一些不良后果如缺氧性脑损伤或死亡，这已达到共识。虽然这种情况并不常见，但一旦发生就会带来巨大的痛苦。全世界的麻醉师们都在商议如何才能最妥善地处理这个问题，后来许多团体都得出了这样的结论：备忘清单是最为行之有效的方式。举一个例子，大不列颠及爱尔兰麻醉师协会（Association of Anaesthetists of Great Britain and Ireland）出台了一份名为《麻醉器械备忘清单》的文件，在其中详尽地描述了如何处理 11 个独立的设备区域。但是即使列写了备忘清单，人们有时仍然不遵从清单上的指令。

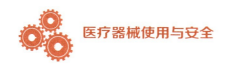

| 案例14-1 | 火化过程中遗体爆炸 |
| --- | --- |

　　一个人去世以后，爱他的人们总希望他们死去亲人的遗体能够得以体面地处理，他们最不想听到的坏消息之一就是遗体在火化过程中被炸得粉碎。然而不幸的是这种事情时常发生。如果死者生前在体内植入了起搏器或者自动心律除颤仪而且在火化之前没有被取出，就可能导致遗体爆炸。当然媒体自然不会报道某个人在火化中突然爆炸的事件，但这样的爆炸案件在火葬场的报告中占有很大的比例，通常还会造成一定程度的破坏。

　　如果有一个负责的医生正确填写死者的死亡证明和备忘清单，那么这种事故就不会再发生了。

　　比起上述备忘清单，下面列出的备忘清单种类更加大众、更具有一般性。这些清单更注重提高管理的效率，而不再是针对特定的医疗过程。这个列表总结了本书的前几个章节，并且对于各领域的工作人员，也为他们列写适用于自身的备忘清单提供了有用的建议。这里的备忘清单只适用于处理医疗器械的流程。

　　备忘清单里提到了医疗器械的资产标签。前文已经提到，一个有着资产标签的医疗器械意味着它具有以下几点特征。

- 交接时进行过检查和核对。
- 在医院的医疗器械数据库中注册过。
- 安装在确定的部门中。
- 附有用户手册。

# 第**1**节

## 医院（保健院）院长

在一个团体中，这个团体的主要责任由职位等级最高的人承担，不能把全部的责任都委托给职能较低的人员。而作为一个医院或健康保健院的主要负责人或领导者，需要考虑以下内容。

1. 是否所有的部门负责人和其他领导者都清楚自己的职责和职责分配？

2. 是否有医疗器械的购入、安装、操作、维护和培训的工作人员对该器械的文字记录？

3. 是否针对患者的活动建立了多部门（如医用气体分配、传染病控制中心、防火、同位素使用和辐射防护等）合作的小组？

4. 医疗器械的所有权和维护义务是否明确？明确仪器的所有权能够避免医疗器械成为两个部门间的"无主之地"。例如使用于放射科和门诊的便携式 X 射线设备。

5. 是否明确划分了临床工程、医院产业和技术工程部门分别负责的领域？通常情况下医院工程部门负责医院内的永久性设施，而临床工程部门主要负责临床上使用的医疗器械。例如气体装置和呼吸机之间的界限就在于墙上的出气口。当某个器械有一部分功能是由外部机构提供的话，一定要格外注意。

6. 诊所和实验室的负责人是否知道内部制造医疗产品的规章制度？

7. 是否存在检查操作的步骤使得私人矛盾被及早发现？

8. 对于偏离惯常常规的情况是否有相应的应对措施？

9. 是否有医疗器械的质量管理系统？

10. 是否对高管职位的人员开展了现行相关章程的培训？

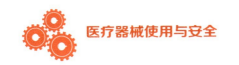

# 第2节

## 采购官员

1. 当购入医疗器械时该设备是否有清晰详明的需求说明，其中列写了功能、医学、技术要求以及需要达到的标准？需要区分开"需要具备"和"应当具备"的清单。

2. 下订单购买医疗器械之前是否要向涉及器械使用的工作人员确认器械能否满足需求说明中所要求的内容？这些工作人员包括部门主管、各类使用者的代表和诊所或医院的技术部。

3. 购买器械的成本中是否包括了相应耗材和维修所需要的费用？是否分析了设备的寿命周期成本（life cycle cost，LCC）？

4. 供应商是否进行了令人满意的风险分析？

5. 在保修期和超出保修期的范围内是否都制定了设备维护和培训的计划？

6. 是否遵循了有关公共财产采购的法律？

# 第 **3** 节
## 部门主管或病房主管

1. 医疗器械的训练、维护和操作责任是否已经书面委托给计算机工作人员？

2. 所有新购入的设备是否都经临床工程部检查并附上了资产标签？

3. 诊所内所有的设备是否都能使用？

4. 所有工作人员是否都合格？是否有考核工作人员使用医疗器械的例行检查？

5. 每次使用医疗器械前是否都要检查设备受损或污染？主管是否知道他们要确保所有的设备都定期接受维护？

6. 是否只要有需要就能进行医疗器械的功能性检查？

7. 是否所有的工作人员都知道，由内部人员自行修改或制造的器械必须经过专门的医疗技术人员的安全检查，得到书面批准后才可被投入使用？

8. 是否考虑了风险分析的实用规程？

9. 所有的医生、护士和主管是否都知道若在使用设备期间有事故发生或即将发生，要严格遵循程序行事，以便在最大程度上保障设备设置保持原样，配件不受损伤，设备隔离并将事故上报？

10. 是否存有书面、权威、清晰无误的分工表，以保证工作人员均可各司其职？

11. 不适合的产品是否报废？

12. 工作人员们是否知道紧张的工作和私人矛盾会导致事故发生？

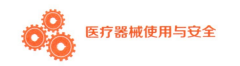

# 第**4**节
## 护士长

1. 是否所有的设备在使用前都经由临床工程部检查并附上了标签？许久没有使用的设备可能存在安全风险，需要交给临床工程部重新进行检查后方可重新投入使用。

2. 所有的下属工作人员是否都接受了操作相关领域器械的培训？

3. 每个工作人员是否都能明白用户手册里的内容？

4. 当有多个人操作一台仪器时，是否每个人都有明确的责任分工？在使用前需要经过消毒的仪器常需要多人共同承担责任，如麻醉机、呼吸机和透析仪。

5. 多人操作时，操作人员之间是否能进行良好地沟通，以防程序步骤的遗漏或工作气氛紧张？

6. 所有的下属工作人员是否都知道若在使用设备期间有事故发生或即将发生时，如果可能的话要将所有的设备设置保持原样，记下当时的设备设置，并保障配件不受损伤，设备隔离以及将事故上报？

# 第**5**节

## 使用者

1. 你有足够的能力使用设备吗？你可能需要将用户手册重复读若干次，然后必须在老师和得到训练授权的同事的指导下进行实际操作。

2. 你知道对于设备的操作存在哪怕是最细小的疑问都必须告诉你的直接上级吗？如果你没有接受必要的资格和培训请拒绝使用设备。

3. 你是否检查过新设备是否被批准投入使用？通常情况下设备上如果有资产标签，它就是被批准使用的。但是可能有局部的其他系统是被使用过的。

4. 你是否知道在使用设备前要确认设备中所有的损坏处和故障处都已经修好了？你是否知道设备需要进行定期维护？例如如果器械中的电气电缆损坏了，要马上报修。

5. 你是否知道每一次在使用一件复杂而精密的医疗器械之前都需要做功能测试？

6. 你是否意识到工作紧张和工作人员之间的矛盾可能导致事故，因此你必须采取措施来避免这类事故的发生？

7. 你是否知道当事故发生或即将发生时，如果可能的话，所有的设备设置都要维持原样，你要记下这些设置，保障所有配件不受损伤？设备必须隔离，并且在一些国家需要贴上"禁止使用"的标签？最后必须将事件和相关情况上报，以便当类似事故发生后能得到整改，并采取适当的措施以避免更多的事故。

前往医院就诊的人们往往没有别的选择，如果他们没能得到医治，最终的结果很可能是残疾，有的甚至更加严重。每年都有大量的患者去医院或者诊所求医、就诊。在英国每年约有 3 亿人次前往国家公共医疗卫生服务机构的普通家庭医生求医问诊，而医院仅有 900 万人住院和 1200 万人新门

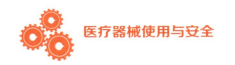

**案例14-2　事故报道拯救生命**

一位患心律不齐的患者进行了植入式心脏除颤仪（ICD）的植入手术，以防止他因心室颤动而突发心脏病猝死。当时他的病史显示进行这项手术没有什么大碍。

完成手术一段时间以后，他到医院的心脏病门诊进行复查。令医护人员惊讶的是，测试显示 ICD 中一点剩余的能量都没有了，尽管根据使用历史 ICD 中应该仍有剩余能量。最后 ICD 不得不被取出并被替换。

这件事被上报到国家卫生部和 ICD 的制造厂家。总结各地甚至国外的报告可以发现这次事故并不是一次孤立的失误。这些报告最后要求整改 ICD 制造和生产流程，升级软件以检查电池电流消耗情况，以及在患者进行复查时应能反馈电池电压余量记录，还要求做出在特定条件移植和重新安装 ICD 的临床建议。

由此可见，报告一次医疗器械事故能帮助更多患者免受不必要的伤害。

诊的接待能力。相比较之下，英国只有区区 6000 万人口。

为了增强医疗过程的安全系数，英国卫生部发表了一篇名为《前事不忘，后事之师》（ *An organisation with a memory* ）的文章。文章鼓励医疗卫生业的工作人员能够从过去的事件中吸取教训。文章还提到，每年有大约 400 人在有关医疗器械的事故中受重伤或者死亡，这意味着每 100 万居民里就有 7 个人在这类医疗事故中伤亡。也许其中很多事故确实是无法避免的，但有评估显示，一半的事故其实都是可以防患于未然的。

虽然医疗器械事故的死亡人数远低于吸烟和车祸，甚至比估计最准确的被动吸烟死亡人数都要低许多，但是作为完全可以避免的事故，死伤人数实在太多了。必须通过一切必要手段遏制医疗器械事故的发生。

# 索 引

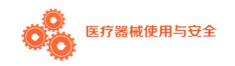

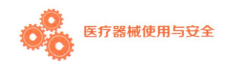

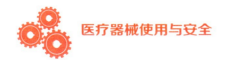

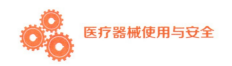

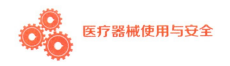

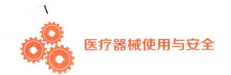